増補新版

ヨガ呼吸・瞑想百科

200の写真で見るプラーナーヤーマの極意

B・K・S・アイアンガー　沖 正弘 監訳

Light on Pranayama

The Yogic Art of Breathing　B.K.S. Iyengar

白揚社

本書は1985年小社刊行の『ヨガ呼吸・瞑想百科』の増補新版です。

LIGHT ON PRĀNĀYĀMA

by B.K.S. Iyengar

Published by George Allen & Unwin Ltd., 1981

愛する妻ラママニに捧ぐ

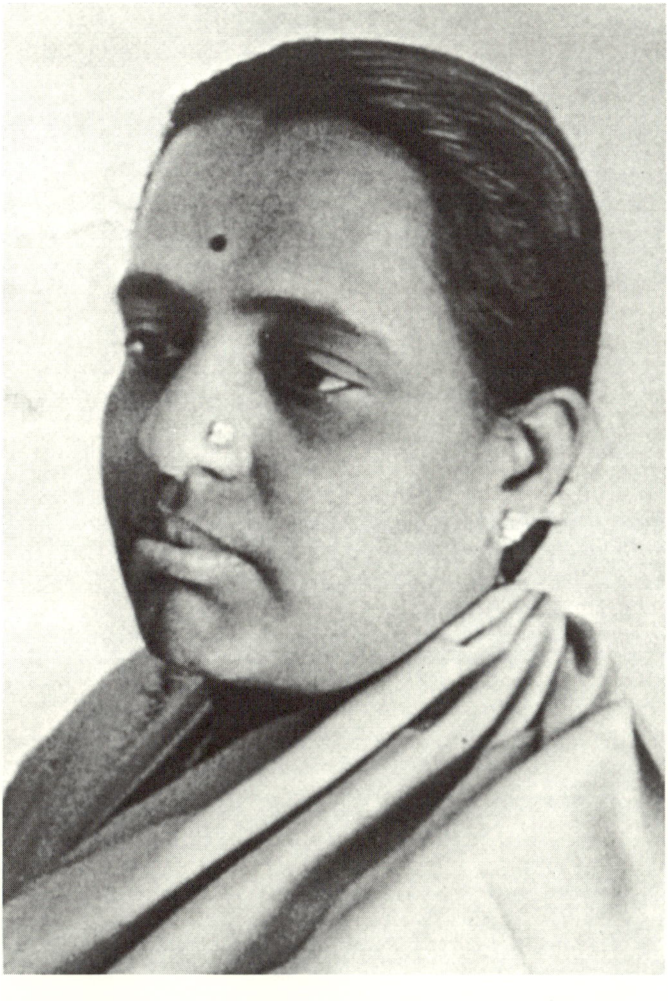

祈りの言葉

風神パヴァナの子、気の神、猿族の王ハヌマーンを、われは敬う。
彼、５つの面をもち、われらの内に住む。
５つの風と化し、あるいは精気となりて
われらが肉に、心に、魂に充てり。

彼、ラーマ王子と女神シーターを妻せたり。
躍動する精気プラーナを
万人の中に住む神に結ぶ
万能の医に幸いあれ。

われ、偉大なる賢者パタンジャリの前にひれふさん。
その『ヨガ・スートラ』こそ、心に静謐をもたらせしもの、
その『マハー・バーシャ』こそ、言葉に明晰をもたらせしもの、
その医書こそは、肉体に静浄をもたらせしものなり。

ヨガある所、
栄あり、成功あり、自由あり、
そして歓びあり。

目　次

I　プラーナーヤーマとは何か？

II　プラーナーヤーマの基本

『ヨガ呼吸・瞑想百科』を讃える

T・クリシュナマチャリア

B・K・S・アイアンガーによって書かれたこの『ヨガ呼吸・瞑想百科』は、昔の科学的知恵であるヨガを現代的に表現したものである。

この本は、各種の吸気と呼気の方法、息の止め方、息の繊細な働きと、深紅の色をした液体（生命）の流れを扱っている。この液体（生命）は、神経経路（ナーディ）と神経叢（チャクラ）のネットワークをたえず流れている。

してはいけないことと、しなければならないことを具体的に列挙して、5つの形をとる宇宙エネルギーを活発化する方法を述べてあるので、プラーナーヤーマを熱心に学ぶ人にとっては、とても価値のある本である。

ヨガという大きな宇宙において、貴重なひとつの宝石となるこの『ヨガ呼吸・瞑想百科』は、医学者たちも無視できない内容なので、興味を示すことは確かであろう。

1979年6月1日

推薦の辞

ユーディ・メニューイン

前著『ハタヨガの真髄』で身体の修練に光を当てたアイアンガー導師が、今度はさらにむずかしいプラーナーヤーマに光を当てられることになった。このプラーナーヤーマというのは、地球上の生命を決定づける気の動きにほかならない。師は、まさに我々の存在そのものの霊妙不可思議な相へと歩を進められたのである。師が我々素人の手に与えてくださろうとするこの本は、病気の医学ではなく健康の医学にかかわるものであり、精神と身体と心を理解させ、我々をいやすと同時に勇気づけてくれる。したがって、ある意味では、西洋医学を学ぶ者の中でも、とくに優れた人たちが手にするより以上の情報、知識、知恵が、ここに総合されているといえるだろう。我々ひとりひとりが全一感をとり戻せるというだけではない。生きていることのあらゆる過程に、力強い展望が与えられるのである。

古代インドの哲学に、生命は土に始まり土に還るばかりでなく、気に始まり気に還るのだという教えがある。つまり、物質は火の助けを得て熱や光や放射に変わり、我々はそこから力をとり集めているというのである。アイアンガー導師の教えは、こうした見方に立っている。ただし力というのは、たんに物質がその姿を変える変形作用であるにとどまらない。気と光が物質になり、物質がまた気と光に戻る——そうした変形の全過程が力になるのである。事実、アインシュタインはここから物質とエネルギーの方程式を完成したのであり、これを人間に関する、生命の顕現にかかわる方程式に翻訳することもできる。最も大きなエネルギーを生み出すのは、原子爆弾でもなければ核分裂でもない。光とパワーをもった人間の輝きこそが、まさにエネルギーの源である。

古代インドの経典の考え方を基本としたこの論考は、鍼やマッサージから音楽療法にいたるまで、あらゆる施術を融和させる輝かしい指導原理をもたらすものと私は確信している。これによって、種々の療法に必ずや優れた相乗効果が生まれるにちがいない。またこの論考は、空気や水を敬うよう我々に教えている。我々は、これらをなくして生きていくことはできない。にもかかわらず、普段我々はあまりにこれらを粗末に扱ってはいないだろうか。

わが師アイアンガーはこの本を著すことで、我々西洋社会に生きる者に生命の新たな次元、より広大な世界を開示した。師はこの本を通じて、皮膚の色を超え、信仰の壁を超えて、人間の尊厳と人生の目的に即した生命の祝祭に参加するよう呼びかけているのである。

日本語版の刊行に寄せて

世界中のどの民族よりもヨガを愛する日本の皆様のためにこの『ヨガ呼吸・瞑想百科』を翻訳してくれた、沖ヨガ道場の方々に、また出版を可能にして下さった白揚社の方々に感謝している。

この本は、呼吸法について初めて、最も具体的に書いたもので、日本語で出版されるということは、ヨガの道を歩む者にはとくに、また一般読者にとっても喜びであり、恩恵をもたらすと確信している。この本が、ヨガ実践者の魂に燈火をともし、高潔に輝くための指針となるよう祈ってやまない。

B・K・S・アイアンガー

序

私の最初の著作、『ハタヨガの真髄』（白揚社刊）が、世界中のヨガの熱心な生徒さんばかりでなく、この高潔な科学、技、哲学に興味を示した多くの人たちの心をもとらえ、その人生を変えてしまった。この『ヨガ呼吸・瞑想百科』もまた同じように、多くの人に読まれ、その知識の高揚に役立つことを望んでいる。

パタンジャリとプラーナーヤーマを発見した古代インドのヨギたちへの敬意の念をこめながら、単純明快で繊細でそして完全なプラーナーヤーマを世界の皆さんと共有したいと考え、この本を書いた。

健康を維持するために、各種の体操、運動、スポーツが工夫されてきたが、それらは、骨、関節、筋肉、細胞、内臓といった身体の物質面からの必要性に応じて編み出されたものであり、インドの学者たちは、この鍛錬を「物質を征服する」と形容している。このことについては、前著『ハタヨガの真髄』で十分に述べてあるので参照していただきたい。

つい最近になって、西洋の学者たちが、呼吸、血液循環、消化、吸収、栄養、分泌、神経の働きを理解するために、インドで発達したこのヨガに注意を向け始めた。身体のこれらのものは、普通考えられているより繊細であり、また未知の部分も多い。これらを扱うことを「生命を征服する」という。

ヨガは８つの段階に集大成された自己確立のための修業であり、その８つの段階とは、ヤマ、ニヤマ、アサナ、プラーナーヤーマ、プラティヤーハーラ、ダーラナー、ディヤーナ、サマーディである。この本では、人体の不随意組織を健康でバランスのとれた状態に維持できるようにするため、プラーナーヤーマに重点をおいた。

私の家庭では、私をヨガへと導いてくれるヨガの先生も知人もいなかった。子供のとき、いろいろの病気で苦しんで、健康を回復したいという望みが、運命的に1934年にヨガへと導いてくれた。そのとき以来、ヨガは私の生命の道であり、いろいろの苦難を乗り越えての毎日の訓練、学習、体験が、私に現在のような正しい生き方を教えてくれた。

初めのうち、プラーナーヤーマの練習は私にとって苦しみの連続であった。毎日アサナの練習に没頭していたので、たった数分のプラーナーヤーマで身体中が震動して困った。毎朝早く起きて練習したが、呼吸のリズムを一定に保つのはたいへんな緊張であった。たった３～４回するかしないかというのに空気を飲みこんでしまうのである。しばらく休んで再び練習し、これ以上続けられないところまで続けた。なぜできないんだろうと自問しても答えはない。導いてくれる人は誰もいなかった。失敗とまちがいの繰り返しは、私の身体や心に何年も苦痛をもたらしたが、まっしぐらに、向上のために練習を続けた。今でも、毎日１時間はプラーナーヤーマを行うが、それでも不十分と思っている。

プラーナーヤーマは、無限の可能性をもっている。身体と心の密接な関係を追求するので、精神身体学ともいえる。一見簡単でやさしそうにみえるかもしれないが、一度座って実践に入ると、むずかしいということがすぐわかる。また、プラーナーヤーマの繊細な部分は少ししか知られておらず、まだまだ研究の余地が残されている。今までのヨガの教本がプラーナーヤーマの実際的なやり方よりも、その効果について述べることに重点をおいてきたのは、昔はプラーナーヤーマというものは広く知られ、大部分の人が行っていたからかもしれない。プラーナーヤーマ中の多くの動きは、果てしなく繊細である。たとえば相反する２方向に皮膚をかすかに動かすことなど、不可能と思われるであろうが、ヨガでは可能なのである。練習によって皮膚は動くようになり、これがプラーナーヤーマで重要な役割を果たすのである。このようなことはプラーナーヤーマを体験した人でないとわからないのである。皮膚が最高度に働いたときに、吸気、呼気、クンバカの動きと同調し、エネルギーの流れに最も調和がとれるのである。

現代の科学者は、コンピュータを用いてヨガの直感的知識の効果を証明した。プラーナーヤーマの効果は幻想ではなく実際的なものである。近い将来、科学と実験に基づいた客観的知識と、技と実践に基づいた主観的知識が、プラーナーヤーマとその効果の研究のために、お互いに協力し合うであろうと確信している。

科学技術の発達により、現代生活は際限のない競争の社会となり、男女ともにストレスをかかえているので、バランスのとれた生活を維持するのがたいへんむずかしい。神経系や循環器系に悪影響を与える心の病気が増大している。そのような中で、人々は麻薬、タバコ、アルコール、節制のないセックスなどに救いを求め、それらの中毒になってしまっている。これらは一時的に自分を忘れるにはいいが、原因は解決されず残り、病気は再び戻ってくる。

これらの問題から人間を救い得るのはプラーナーヤーマだけである。プラーナーヤーマは、論争や討論で学べるものではなく、忍耐強く、注意深く実践することによってのみ修得できるのである。初めは、風邪、頭痛、精神不安定などの病気を治す効果を示すことに始まり、最終的にはプラーナーヤーマは人生の霊薬となるのである。

この本は、プラーナーヤーマの理論、方法を扱っている前半と、魂を昇華することについて述べてある後半に分かれている。後者では瞑想と深いくつろぎについて述べ、前者では、プラーナーヤーマをヨガの各種行法といろいろな角度で結びつけるように努めた。プラーナーヤーマは、人間の身体と魂を結ぶ橋であり、ヨガという輪の中心である。

上達の秘訣をできるだけ出し、読者の疑問と混乱を取り除き、最高の効果を上げるよう努めた。説明を詳しくしたので、未体験者でも、副作用の心配をせず行うことができる。探求者を注意深く、かつ大胆にしてくれる本である。プラーナーヤーマは、すぐれた指導者のもとで習うことが一番いいことではあるが、この本を読むことによって、初心者でも十分独修できるよう、努力して書いたつもりである。

付録では、5つの段階的課程を示し、各人が自分の能力に応じて実習できるようにした。指定した期間内に、指定した基準に達しない場合は、もっと時間をかけてよい。

この本が皆さんの身体の安定、心のバランス、自己の平静のためにお役に立てば幸いである。プラーナーヤーマは奥の深い行法であり、私の知識は限られているので、いかなる提案もありがたく受け取らせていただきたい。この本を読んで感じたことを教えていただければ幸せである。

『ヨガチューダーマニ・ウパニシャッド』では、プラーナーヤーマは高貴な知恵であり、繁栄、自由、法悦への王道であると述べている。

最後に、この本に賛辞を下さった私のグル、T・クリシュナマチャリア導師、推薦の言葉を書いてくれた音楽家ユーディ・メニューイン、そして原稿作製に協力してくれた私の子供ギータとプラシャンおよび弟子の皆さん、出版にたずさわって下さった人々や、いろいろのすぐれたアイデアを出して下さった方々に心より感謝の意を表したい。

B・K・S・アイアンガー

I

プラーナーヤーマとは何か？

1　ヨガとは？

1　誰も、永久で絶対なる本質の源を知らないし、宇宙がいつ存在し始めたのかも知らない。神と自然は人間が出現する以前から存在していた。人間は発展するにしたがい、自らの開発に努め、能力を開花させていった。そして文明が生まれた。それとともに言語も発展し、こうして、神（プルシャ）、自然（プラクリティ）、宗教（ダルマ）、ヨガの概念が発達した。

2　これらの概念を定義づけるのは困難であるが、人々はそれらを各自の理解能力に応じて解釈した。そして、世俗的な喜びに耽ると、自分が神および自然から離れてしまうことに気づいた。すなわち喜びと苦痛、善と悪、愛と憎しみ、永遠なことと一時的なことの両極のえじきになった。

3　両極の奴隷になった人間は、人格神（プルシャ）の必要性を感じた。それは、至高のものであり、苦悩に影響されないものであり、さまざまな行動とその作用に左右されないで、喜びや悲しみから解放されたものであった。

4　人間は、完全なるプルシャ（神）の中に具現化された、最も高邁な理想を求めるようになった。それに伴い、永遠なる存在（イーシュヴァラ、統治者、グルのなかのグル）を、自らの関心、集中、瞑想の対象とすることにした。この神へと近づこうとする探求の過程で行動規範が考案され、それによって人間は、自然、同胞、自分自身と調和をとり、平和に暮らすことができた。

5　人々は善と悪、徳と悪徳、道徳と不道徳を区別するようになり、正しい行動を総合的にまとめた行動律（ダルマ）が生まれた。S・ラーダークリシュナン氏は、「人類を支持し、持続させ、支えるのがダルマである」と説いた。このダルマが、民族、社会階級、信仰に関係なく、人間をより高い生活に導くのである。

6　ダルマに従い、自分の中の神性を体験するためには、身体を健康で、強く、清潔にしておくべきであると人々は気づいた。インドの先覚者たちは神性の追求の過程で、経典（ヴェーダ）の教えの本質をぬき出し、ウパニシャッド（奥義書）とダルシャナ（哲学）にまとめた。ダルシャナには、サーンキヤ、ヨガ、ニヤーヤ、ヴァイシェーシカ、プールヴァ・ミーマーンサー、ウッタラ・ミーマーンサーの学派がある。

7　サーンキヤ学派は、すべての創造物は25の本質的な要素（タットヴァ）によってつくられるとし、創造主（イーシュヴァラ）を認めていない。ヨガ学派は創造主を認めている。ニヤーヤ学派は論理を重んじ、理性と類推を基本とした思考の法則を扱っており、推論の結果、神を認めている。ヴァイシェーシカ学派は、空間、時間、原因、物質のような観念を重んじ、ニヤーヤ学派と補足し合っている。ヴァイシェーシカ学派はニヤーヤ学派の神のとらえ方を認めている。プールヴァ・ミーマーンサー学派は、神の一般概念を扱っているが、行動（カルマ）および儀式を重要視している。ウッタラ・ミーマーンサー学派は、ヴェーダの考え方を基礎とし神を認め、精神的知識（ニヤーナ）を重んじている。

8　ヨガは自己（ジヴァートマー）と神（パラマートマー）の結合である。サーンキヤ哲学は理論的であるが、ヨガは実践的である。サーンキヤとヨガが結びつくことによって、思考と生活が結びついたので、人間と宇宙に関する理解がダイナミックになった。行動なき知識および知識なき行動は役に立たない。これらは一体化しなければならない。したがって、サーンキヤとヨガはいっしょに学ぶべきものである。

9　ヨガの伝承、とくにヤージュニャヴァルキヤ法典によれば、身体の健康、心のコントロール、平和成就のためのヨガを最初に提唱したのは、ヒラニヤガルバ（黄金の胎児）の状態にあった創造主（ブラフマー）である。パタンジャリがこれを体系化し、警句の形で『ヨガ・スートラ』として著した。これは、散漫的記述というよりむしろ指示的に記述されている。つまり方法と目的をはっきりさせている。ヨガの８段階を総合的に実践すると、身体、心、自己が個的存在を失い、創造主と一体になる。これが統合に向けたヨガ（サンヤマ）である。

10　『ヨガ・スートラ』は196の警句、４章よりなる。第１章はヨガの理論を扱っている。これば心の安定をすでに得てはいるが、その安定を維持するためにすべきことを怠っている人たちのために書かれた。第２章はヨガの方法を扱い、とくに初心者の実践の仕方について述べてある。第３章は精神的鍛練と、求道者が真実追求の過程で得る力（シッディ）について述べている。最後の第４章は世俗の束縛からの解放、あるいは自由について述べている。

11　ヨガという言葉は、「結ぶ」「つなぐ」という意味のサンスクリット、ユジ（yuj）に由来しており、瞑想のために意識を集中することである。ヨガは、矛盾のため散漫になっている心を、反省的で一貫性のある状態にする方法であり、これが、人間の魂と神の一体化である。

12　自然が人間に残してくれた３つの性質、すなわち、悟り（サットヴァ）、行動（ラジャス）、不活発（タマス）がある。陶工がろくろ（クラーラチャクラ）でつぼをつくりあげるように、時というろくろ（カーラチャクラ）の中で、人はその３つの基本的な性質を混合し、形成し、そのどれが強いかによって個性の違いが出る。

13 人間には心（マナス）、知性（ブッディ）、自我（アハンカーラ）が天賦されており、これらをまとめて意識（チッタ）という。意識は思考、理解、行動の源である。意識は、無知（アヴィディヤー）、自己中心（アスミタ）、執着（ラーガ）、嫌悪（ドヴェシャ）、生への本能的執着（アビニヴェシャ）の５つの苦痛を体験する。これらは、やがて５つの異なった意識の状態に発展する。すなわち、鈍い状態（ムーダ）、ゆれている状態（クシプタ）、部分的に安定している状態（ヴィクシプタ）、ひとつのことに集中している状態（エカーグラ）、コントロールされている状態（ニルッダ）である。意識は火のようなものであり、欲望（ヴァーサナー）があれば燃え、なければ消える。欲望がなくなったとき意識は純粋になり、悟りへとつながる。

14 パタンジャリは、悟りへの段階として、８段階を設定している。このことについては「２　ヨガの段階」で述べる。鈍い状態の意識は、ヤマ、ニヤマ、アサナを通して浄化され、心は活発化してくる。アサナとプラーナーヤーマによりゆれている心がいくらか安定してくる。プラーナーヤーマとプラティヤーハーラにより意識は注意深くなり、エネルギーの集中化ができるようになる。その後、ディヤーナ、サマーディによりその状態に抑えられる。修業を重ね技術が進歩するにつれて、より高い段階の修業が大切になってくるが、基本的な段階を無視したり怠ってはいけない。

15 未知なるアートマー（本当の自己）を探求する前に求道者は、自らの心身、知性、自我などの既知のものについて学ばなければならない。既知のことを総合的に完全に知ると、ちょうど川が海に流れこんでいるように、既知は未知へと流れていく。その瞬間に求道者は最も高い法悦状態（アナンダ）を体験する。

16　まずヨガは、身体の健康、強化、征服に取り組む。次に身体と心の分離を取り除き、最後に求道者を平和と純粋の世界に導く。

17　ヨガは自分の内部にある神性の見つけ方を体系的に教えている。それは徹底的で効果的なものである。求道者は、外側にある身体から内なる自己に向けて、自分自身の謎を解明していく。身体から神経へ、神経から感覚へと進み、そこから、感情をコントロールする心へと入っていく。心の次には、理性を導く知性へと進み、知性から意志を経由し、意識（チッタ）へと向かう。意識の先にある最終段階は、本当の自己、絶対なる存在（アートマー）である。

18　このように、ヨガは求道者を無知から知へ、暗闇から光へ、死から不滅の世界に導く。

2　ヨガの段階

1　ヨガは8段階よりなる。その8段階は、ヤマ、ニヤマ、アサナ、プラーナーヤーマ、プラティヤーハーラ、ダーラナー、ディヤーナ、サマーディである。これらが互いに関連し、総合されたものがヨガであるが、便宜上段階ごとに取り上げる。

2　木は根、幹、枝、葉、樹皮、樹液、花、果実よりなる。そのひとつひとつは、それぞれ別個のものであるが、それひとつでは木になりえない。ヨガの段階も同じで、それぞれがひとつであると同時に、それひとつではヨガとなりえない。ヤマの普遍的な道徳律は木の根にあたり、ニヤマの戒律は幹である。アサナ（体位法）は、いろいろな方向に出ている枝である。プラーナーヤーマは、木全体に酸素を取り入れる葉である。プラティヤーハーラは、ちょうど樹皮が外敵を防ぎ内部を護っているように、エネルギーが外部へ流出しないようにする。ダーラナーは肉体と知性を結ぶ樹液である。ディヤーナは花であり、やがてサマーディという果実となる。木の最終的産物が果実であるように、ヨガの実践の頂点にくるのが、真の自己を認識すること（アートマー・ダルシャナ）である。

3　ヨガの8段階を実践すると、自分自身をより深く広く理解できる。求道者は肉体という既知なることから、未知なることに段階的に進む。つまり、肉体を包む皮膚から心へと進み、心（マナス）から知性（ブッディ）、意志（サンカルパ）、識別智（ヴィヴェカ・キャーティ、プラジュニャー）、真実・非真実の識別（サド・アサド・

ヴィヴェカ)、そして最後に絶対なる自己（アートマー）に到達することになる。

ヤマ

4　ヤマは、万人に共通する道徳律である。この戒律は階級、時、場所を超越した永遠なものである。この戒律の基本的な誓いは、非暴力（アヒンサー)、真実（サティヤ)、不盗（アステヤ)、節制禁欲（ブラフマチャリヤ)、無欲（アパリグラハ）である。非暴力はいかなる肉体的精神的思考、行為においても、物や人を傷つけることをしないことを意味する。憎悪や遺恨が消滅すると、すべてを受け入れる愛が残る。ヨガの求道者は徹底的に真実を求め、自分自身に対して正直であり、思考し語ることはすべて真実である。求道者は欲望をコントロールし、自分の欲するものをできるだけ減らす。不盗を守り心豊かな生活を送っていると、必要なものは自然と求道者のところにもたらされるようになる。節制は、セックスの行為はもちろんのこと、想像さえも禁じている。この戒律により真の男らしさ、女らしさが形成され、神性を見る能力が身につく。欲望というのは、ひとつの欲望が満たされれば次の欲望が起こり、欲するものが得られない場合には悲しみに変わる。欲望が増せば正しい行為も損なわれる。だから我々は、生活を維持する最低限以上のものを欲してはいけない。

ニヤマ

5　ニヤマは自己浄化のための規律で、清浄さ（シャウチャ)、満足（サントーシャ)、厳格さ（タパス)、聖典の学習（スヴァーディヤーヤ)、神への献身（イーシュヴァラ・プラニダーナ）からなる。求道者は、肉体および感覚は欲望に影響されやすいこと、そしてそれが偏見を生み出すことを知っているので、この戒律を実践実行する。内なる浄化と外なる浄化があり、その両者を同時に進めなければならない。外なる浄化は、行為習慣を正し、自分の周囲の環境美化につとめる。内なる浄化は欲望（カーマ）、怒り（クロダ）、貪欲（ロバ）、思い込み（モハ）、自惚れ（マダ）、悪意または妬み（マーツァリヤ）の６つの悪徳の根絶を意味する。これらの悪徳は、よき建設的な思考のみをもつことによって根絶され、その建設的な思考は神性につながる。

満足を学べば欲望は少なくなり、気持ちが明るくなり、心のバランスが得られる。厳格さは身体を律し、困難や逆境にも耐えられるようにするので、心が内なる神に向けられることになる。学習とは、真実と自己完成の探究によって自らを教育することである。求道者は最終的に、すべての行為を神に捧げ、「御心のままに」という天命を待つ気持ちになる。このように、ニヤマとは乱れた心を平穏にし、求道者とまわりの人たちに平和をもたらす。

アサナ

6　アサナについて説明する前に、プルシャとプラクリティのことを知っておくべきである。プルシャ（サンスクリットで「人」の意）は魂の普遍的法則であり、それ自体では行動を起こすことはできないが、自然（プラクリティ）に生命を吹き込み活性化させる。プラクリティは物質の普遍的法則であり、その３つの質あるいは発展に向けた力（グナ）の働きを通じて、知性（ブッディ）および心（マナス）を開発、啓蒙する。

プルシャとプラクリティはともに働き、物質界を動かす。両者には始まりもなく、終わりもない、つまり無限のものである。プラクリティは５つの粗大な元素（パンチャ・マハーブータ）、すなわち土（プリティヴィー）、水（アープ）、火（テージャス）、空気（ヴァーユ）、空間（アーカーシャ）よりなる。これに対して、また５つの微細な元素（タンマートラ）がある。匂い（ガンダ）、味（ラサ）、形（ルーパ）、触（スパルシャ）、音（シャブダ）がそれである。これらの粗大な元素と微細な元素は、悟りの質、活動の質、休止の質の３つの質あるいは発展に向けた力（グナ）と混じって宇宙知（マハト）をつくる。自我（アハンカーラ）と知性（ブッディ）と心（マナス）は意識（チッタ）、つまり宇宙知に対する個人知をつくる。宇宙知は、宇宙の根源であり、創造の源である。そこから物質界の諸現象は進化発展していくのである。器官には、耳、鼻、舌、眼、皮膚の５つの感覚器官（ニヤーネンドリヤ）と、足、手、発声器官、排泄器官、生殖器官の５つの行動器官（カルメンドリヤ）がある。プラクリティ、５つの粗大な元素、５つの微細な元素、自我、知性、心、５つの感覚器官、５つの行動器官、プルシャがいっしょになってサーンキヤ哲学でいう25の要素（タットヴァ）をつくる。陶工がいなくては水差しをつくることはできず、石工がいなければ家を建てることはできない。それと同じように、太古の力であるプルシャがタットヴァと結びつかなければ創造は起こらない。宇宙に存在するすべてのものは、プルシャとプラクリティを中心に展開しているのである。

7　生命は、身体、感覚および行動器官、心、知性、自我、魂の総合されたものである。心は肉体と魂とのかけ橋である。心は、目に見えないものであり、触れることのできないものである。心を通して大志を抱き、それを成就するための道具としてアサナで鍛えた肉体を使う。

8　インドの古典医学（アーユルヴェーダ）によれば、肉体は７つの要素（ダートゥ）と３つの気質（ドーシャ）よりなる。この７つの要素は肉体を支えている主要素である。それらは乳糜《にゅうび》（ラサ）、血液（ラクタ）、筋肉（マーンサ）、脂肪（メダ）、骨（アスティ）、骨髄（マッジャー）、精液（シュクラ）である。これらは、炎症および病気から身体を護っている。

9　乳糜は、胃液が食物を消化する過程で生み出される。血液は筋肉をつくり出し、また身体全体をも活性化する。筋肉は骨を保護し脂肪をつくり出す。脂肪は油を出し身体を堅固にする。骨は身体を支え骨髄を生み出す。骨髄は身体に力強さを与え精液をつくり出す。古い教典によると、精液は生殖するためだけではなく、ある種の生命エネルギーの形で、身体の生理的、心的、知的相を通って身体の細部にいきわたる。

10　３つの気質（ドーシャ）とは、生命気（ヴァータ）、胆汁（ピッタ）、粘液（シュレスマ）のことで、この気質がバランスよく体内にいきわたると健康になり、アンバランスになると不健康になる。生命気は呼吸、動作、排泄と生殖を司り、また身体の各部の機能の働きを調節する。胆汁は渇きと空腹をつくり出している。すなわち、食物を消化し、それを血液に流し込む。また平常体温を維持する働きをする。粘液は関節と筋肉をなめらかにし、傷の治りをうながす。固形状、液体状、ガス状の排泄物が順調に排泄されないと、病気が起こり３つの気質のバランスが崩れる。

コシャ（身体の相）

11　ヴェーダーンタ哲学によれば、魂を覆う３つの枠もしくは身体（シャリーラ）がある。シャリーラは、互いに重なり合い影響を与え合う５つの相（コシャ）からなる。

３つのシャリーラとは次のようなものである。

①ストゥーラ　粗大な身体、もしくは解剖学的な相。
②スークシュマ　生理的、心的、知的相からなる微細な身体。
③カーラナ　いわゆる原因の身体、もしくは精神的相。

ストゥーラ・シャリーラ〔粗大体〕は栄養の相（アンナマヤ・コシャ）である。スークシュマ・シャリーラ〔微細体〕は、生理的相（プラーナマヤ・コシャ）、心的相（マノマヤ・コシャ）、知的相（ヴィニャーナマヤ・コシャ）からできている。生理的相は、呼吸器、循環器、消化器、神経系、分泌腺、排泄器官、生殖器官からなる。心的相は、個人の経験から引き出されたものでない自覚、感覚、動機を司る。知的相は、個人の経験から引き出された理性と判断を司る。

カーラナ・シャリーラ〔原因体〕は至福の相（アナンダマヤ・コシャ）からなり、この相の存在は深い眠りのあと目覚めたときとか、瞑想の対象と一体になったときに体験できる。

これらの相と枠を包んでいるのが皮膚である。皮膚は引き締まっているべきであり、ほんのわずかの動きにも敏感に反応しなければならない。身体の表面の皮膚から一番奥の魂まで、あらゆる相は互いに混じりあっている。

人生の目的（プルシャルタ）

12　人生の目的は４つある。それは、ダルマ、アルタ、カーマ、モクシャである。ダルマは義務である。義務なくして、また道徳律なくして、精神生活の開眼、体得は不可能である。

アルタというのは、自立した人生を送るため、より高い目標を達成するために、富を獲得することである。アルタは永遠の喜びをもたらすことはできない。だが、栄養不良の身体では、悩みと病気の温床になってしまう。

カーマは、健康な身体によりもたらされる人生の喜びを意味する。『カタ・ウパニシャッド』では、「虚弱な身体では絶対なる自己を経験することはできない」といっている。

モクシャは、解放を意味する。賢者は、力、喜び、富、知識は過ぎ去っていくものであり、決して自己解放をもたらすものではないと悟っている。また賢者は、３つの質（グナ）、サットヴァ〔悟り〕、ラジャス〔活発〕、タマス〔不活発〕を超え、それらにとらわれないよう努める。

13　身体にはブラフマンが住んでいる。身体は、前述の人生の４

つの目的を成就するために、重要な役割を果たす。聖人は、肉体はいつかは滅ぶものではあるが、修業を通して悟りを得るための道具なので、いつも最高の状態にしておかなければならないことを知っていた。

14 アサナは、心身を浄化するのみならず、心身を保護し、いやすことに役立つ。アサナには無数の種類があり、筋肉、消化、循環、腺、神経、および肉体の他の組織に必要な要求を満たす。

アサナは身体だけでなく、精神にも変革をもたらす。健康であるとは、身体、心、精神の微妙なバランスがとれているということだ。アサナを実践すると、身体の不具合や心の乱れがなくなるばかりでなく、精神性の門も開かれる。

アサナは健康、美、強さ、堅固さ、軽さ、言語表現の明快さ、神経の平穏性、幸福感をもたらす。アサナの実践は、果物のなる木の生長にたとえられる。木が健全に、健康的に生長すれば、おいしい果実がなる。同様にアサナを実践すれば、精神的に目覚め、あらゆる二元性から解放される。

15 アサナとプラーナーヤーマはいっしょに行うべきであるという誤った概念がかなりある。初心者がアサナに意識を集中すればするほど、同時に呼吸にも集中するのはむずかしいというのが、私の個人的体験である。逆にアサナ中に呼吸の細かい動きに意識を集中すれば、バランスおよびアサナの深さを損なう。リズミカルな呼吸の技術を学ぶ前に、アサナで安定と平静を体得すること。身体の動きは、ポーズごとに変化する。アサナにおける柔軟性が少なければ少ないほど、肺の動けるスペースは小さくなり呼吸も短くなる。柔軟性が大きくなればなるほど肺の許容量は多くなり、呼吸も深くなる。アサナを完全にマスターすれば、プラーナーヤーマ実践中、身体が安定しているということが体験できるであろう。ポーズが完全に行えるようになってから、プラーナーヤーマを始めること。アサナを完全に行えるようになったら、プラーナーヤーマの呼吸法は、自動的に行えるようになる。

プラーナーヤーマ

16　プラーナーヤーマは意識的に、息を吸う（吸気）、息を止める（クンバカ）、息を吐く（呼気）の時間を延ばすことである。吸気は宇宙エネルギーを受け取る行為であり、クンバカはそのエネルギーを活性化することであり、呼気はすべての思考と感情が空になることである。肺が空になるということは個々のエネルギーを、つまり「私」を原初のエネルギー、つまりアートマーに捧げることである。プラーナーヤーマの実践は、安定した心、強い意志および健全なる判断力を養うのに役立つ。

プラティヤーハーラ

17　プラティヤーハーラは、心と感覚をコントロールすることである。心はいつでも２つの相反した働きをする。ひとつは欲望、感情に負けてしまうことであり、もうひとつは絶対なる自己（内なる神）に結びつくことである。プラティヤーハーラは欲望、感情を和らげ、感覚を内に向け、神に近づけさせる。

ダーラナー、ディヤーナ、サマーディ

18　ダーラナーは、一点あるいはひとつのことに意識集中することで、心は動かず、冷静でなければならない。そうすると心が内面に向き、絶え間なくあふれる知性を総合し、すべての緊張を取り除くことができる。その状態が長く続けば瞑想（ディヤーナ）になる。この瞑想状態は記述しがたく、体験しなければ理解できない。

19　ディヤーナの状態がとぎれることなく長く持続されると、サマーディに入る。そこでは、自己と瞑想の対象が一体となる。

20　サマーディにおいては、求道者は自分の肉体、呼吸、心、知性、自我を意識しなくなる。求道者は無限なる平和な世界に住むことができる。この状態では、単純明快で、人間性と直結した知恵、知性、純粋性が光り輝いてくる。求道者は自分自身が悟りを得るのみではなく、真実を求めて来るすべての人たちを光へと導く。

21　ヤマ、ニヤマ、アサナ、プラーナーヤーマは、行動のヨガ（カルマ・ヨガ）に不可欠である。それらは、神を喜ばす行為を成就できるように心身を健全に保つのに役立つ。プラーナーヤーマ、プラティヤーハーラ、ダーラナーは、知識のヨガ（ニヤーナ・ヨガ）にあたる。ディヤーナ、サマーディでは、求道者の心、身体、知性は自分の内にある神という海に吸収されてしまう。これが献身と愛のヨガ（バクティ・ヨガ）である。

22　ニヤーナ、カルマ、バクティの３つの流れは、ヨガという本流に流れ込み、区別がつかなくなる。このように、ヨガの修業のみが、あらゆる種類の探求者を鈍い状態（ムーダ）からコントロールされた状態（ニルッダ）へ、そして自由へ、最高の幸福へと導くのである。

3　プラーナとプラーナーヤーマ

1　神について説明するのが困難であるように、プラーナが何であるかを説明するのはむずかしい。プラーナは宇宙のあらゆるところに充満しているエネルギーである。それは物理的、心的、知的、性的、精神的エネルギーであり、宇宙エネルギーである。すべての震動エネルギーはプラーナである。熱、光、重力、磁気、電気もプラーナである。プラーナはあらゆるものに含まれ、潜在しているエネルギーであり、危機に直面したときに最も多く放出される。プラーナはあらゆる活動の原動力であり、創造し、保護し、破壊するエネルギーである。精力、力、活力、生命、精神はすべてプラーナである。

2　ウパニシャッドによれば、プラーナは生命と意識の基本である。プラーナは魂（アートマー）であり、神である。宇宙のすべてのものの命の呼吸である。宇宙のすべての存在はプラーナによって生まれ、生き、死ぬときは宇宙の呼吸に溶解する。プラーナは人生という車輪の中心である。すべてのものはプラーナの中で存在する。プラーナは、生気を放出している太陽、雲、空気（ヴァーユ）、土（プリティヴィー）、およびすべての物質に充満している。プラーナは存在（サト）であり、無存在（アサト）である。あらゆる知識の根源である。サーンキヤ哲学でいう宇宙の精神（プルシャ）にあたるので、求道者はプラーナに慰安を求める。

3　プラーナは呼吸と解されているが、呼吸はプラーナが人間の身体の中に現れたひとつの形にすぎない。プラーナはたくさんの異なった形をとる。呼吸が停止すれば生命の営みも停止する。古代インドの賢人たちは、身体のすべての機能は、５つのタイプの生命エネルギー（プラーナ・ヴァーユ）により活動していることを知っていた。それらは、プラーナ（ここでは特定のプラーナをさす）、アパーナ、サマーナ、ウダーナ、ヴィヤーナである。これらは、すべての存在の基本である宇宙の生命エネルギーが、異なった形をとったものである。神はひとつであるが多くの名前がついているように、プラーナにも異なった名前がついている。

4　プラーナは胸部に入り、呼吸をコントロールする。また、プラーナは大気の生命エネルギーを呼吸する。アパーナは、下腹部で動き、尿、精液、排泄物をコントロールする。サマーナは胃の中で消化を助け、腹部臓器の調和を維持し、身体の肉体的相の働きをも統合する。ウダーナは咽喉部全体に機能しており、声帯、空気、食物の取り入れをコントロールする。ヴィヤーナは、食物、呼吸からエネルギーを引き出し、動脈、血液、神経組織を通し、身体全体に分配する。

5　プラーナーヤーマでは、プラーナ・ヴァーユは吸気により活動し、アパーナ・ヴァーユは呼気により活動する。ウダーナはエネルギーを脊椎下部より頭脳に上昇させる。ヴィヤーナはエネルギーを転化する媒介的役割を果たすので、プラーナとアパーナの活動には不可欠である。

6　ウパプラーナ（ウパヴァーユ）として知られる補助的なプラーナがある。ナーガ、クールマ、クリカラ、デーヴァダッタ、ダナンジャヤと呼ばれる各ヴァーユがそれである。ナーガはげっぷにより腹部の圧迫を取り除き、クールマは瞼の動きを制御して異物が眼の中に入るのを防ぐ。また虹彩の大きさを調節するので、視界の光量を加減できる。クリカラは、くしゃみやせきにより異物が鼻から喉の方に入っていくのを防ぐ。デーヴァダッタはあくびをし、眠りに誘う。ダナンジャヤは痰を出し、身体を養い、死後体内に残り、ときとして死体をふくらませたりする。

7　アーユルヴェーダ医学では、3つの気質（ドーシャ）のひとつであるヴァータはプラーナの別名であるといっている。『チャラカ・サンヒター』はヴァータのことを、ヨガでいうプラーナのように説明している。プラーナの働きは、呼吸をするときの肺の動きでのみ感じ得ることができる。

チッタとプラーナ

8　チッタ〔心、意識〕とプラーナはいつも協力している。チッタのあるところにはプラーナが集まり、プラーナのあるところにはチッタが集まる。チッタは2つの強い力で動いている乗り物で、2つの力とはプラーナとヴァーサナー（欲望）である。車は力のある方にひっぱられる。ボールが地面にたたきつけられたら跳ね返るように、求道者は、プラーナとチッタの動きに応じて活動する。呼吸（プラーナ）がいきわたると欲望がコントロールされ、感覚はいつもチェックされ心が静かになる。欲望の力が強くなると、呼吸が乱れ、心が動揺してくる。

9　『ハタヨガ・プラディーピカー』の第3章には、チッタとプラーナについて次のように書かれている。呼吸とプラーナが静かであればチッタは安定しており、精子（シュクラ）が無駄使いされないので、求道者の高められた精力はより高い潔い目的のために昇華される。そのとき、彼はウールドヴァ・レトゥス（ウールドヴァとは「上に」、レトゥスとは「精液」という意味）という状態に至る。これは性エネルギーと意識を、純粋な意識へと昇華させ得た状態である。

プラーナーヤーマ

10　プラーナとは「息」「生命」「活力」「エネルギー」「力」という意味で、複数形で使われると、ある種の生命エネルギーとか、エネルギー（プラーナ・ヴァーユ）の流れを指す。アーヤーマとは「伸ばす」「拡張」「長さ」「幅」「規則的」「コントロール」という意味である。つまり、プラーナーヤーマは呼吸を長くし、コントロールするという意味である。『シヴァ・サンヒター』はプラーナーヤーマはヴァーユ・サーダナーであると述べている。ヴァーユとは「息」、サーダナーは「求道」「探求」という意味である。パタンジャリは、ヨガ経典の中でプラーナーヤーマのことを、統一姿勢で吸気と呼気をコントロールすることと説明している。

11　プラーナーヤーマとは、呼吸器官を意識的、規則的、集中的に動かし、拡張する各種の方法である。それは長く、コントロールされた微妙な流れの吸気（プーラカ）と呼気（レーチャカ）、止息（クンバカ）から成り立つ。吸気は身体の組織を刺激し、呼気は汚れた空気と毒素を吐き出す。クンバカはエネルギーを全身に分配する。プラーナーヤーマの動きは、肺と肋骨を水平に拡げる（ダイリギヤ）、垂直にもち上げる（アーロハ）、円周方向に拡張する（ヴィシャーラタ）ものからなる。各種プラーナーヤーマの過程と技術については後の章で述べる。

この呼吸法の訓練は精神集中を助け、求道者の真の健康と長寿を可能にする。

12　プラーナーヤーマは心身をひとつにするたんなる習慣的呼吸ではない。訓練された吸気により十分な酸素が入り、求道者の体内で繊細な化学変化が起こる。アサナはプラーナの流れの障害を取り除き、プラーナーヤーマは全身のプラーナの流れを調整する。また、求道者の思考と欲望と行動を制御し、自分自身を統制するために必要な、心身の安定と強大な意志力をもたらす。

4　呼吸器官

「体内に呼吸が存在するかぎり、生命もまた存在する。呼吸が去れば、生命もまた去る。だから呼吸を整えなさい。」
——『ハタヨガ・プラディーピカー』２章３節

1　平均的な人は通常の呼吸で約500cm^{3}の空気を吸い込み、深呼吸では６倍の約3000cm^{3}の空気を吸い込んでいる。肺活量は各人の体質によって異なる。プラーナーヤーマの練習は求道者の肺活量を増大させ、それによって最大限の空気を吸い込むことができるようになる。

2　『ハタヨガ・プラディーピカー』の第２章の始めには、プラーナーヤーマについて次のように記されている。

　アサナが確実にできるようになってから、指導者のもとで、摂生しかつ栄養ある食事をとり、自己コントロールをしながら、プラーナーヤーマを行うべきである。呼吸が乱れると心も不安定になり、呼吸が整うと心も安定する。平静で安定した状態を保つために、ヨギは呼吸を制御することを学ばなければならない。体内に呼吸が存在するかぎり、生命もまた存在する。呼吸が去れば、生命もまた去る。だから呼吸を整えなさい。

3　プラーナーヤーマを実践すると、ナーディ〔エネルギーが巡る体内の管状の器官〕が浄化される。体内には数千のナーディがあり、そのほとんどの源は、へそあるいは心臓の周辺にある。プラーナーヤーマは、ナーディを健全な状態に保持し、その衰えを防止し、頭脳の働きをよくする。というのは、プラーナーヤーマの呼吸では、下部横隔膜の動きは両側骨盤近くまで至るので、上部横隔膜と胸部、首の呼吸関連筋肉をリラックスさせる。首の筋肉がリラックスするということは、顔の筋肉がリラックスすることであり、顔の筋肉がリラックスすれば、感覚器官すなわち眼、耳、鼻、舌、皮膚の緊張が取り除かれるので、脳の緊張が取り除かれる。脳の緊張がとれると、集中、安定、平静が得られ、脳の働きを活発にする。

なぜさまざまなプラーナーヤーマがあるのか？

4　筋肉、神経、臓器、腺などの身体のあらゆる部分が刺激されると、全身はより健全に、より調和よく機能する。だから、身体のすべての部分に刺激を与えるよう、さまざまなアサナが工夫されてきた。また、人それぞれ、環境、体質、性質、心身の健康状態などが異なるので、各自の状態に応じて病気を治したり、調和をもたらすよう、いろいろのアサナが編み出された。同じような理由から、プラーナーヤーマも必要性に応じて工夫され発展してきた。

プラーナーヤーマの４段階

5　『シヴァ・サンヒター』の第３章に、プラーナーヤーマには次の４段階（アヴァスター）があると記されている。

①初めの状態（アーランバ・アヴァスター）
②熱心な状態（ガタ・アヴァスター）
③熟知の状態（パリチャヤ・アヴァスター）
④完了の状態（ニシュパティ・アヴァスター）

6　最初のアーランバ・アヴァスターは、実践者がプラーナーヤーマに興味をもち初め、学びたいとあせり、結果を早く望むために、努力の度がすぎて、身体が震え、汗をかく状態をいう。しかし、根気よく続けると、身体の震えや発汗は止まり、第２段階のガタ・アヴァスターという状態に至る。

ガタとは素焼きの水がめのことで、身体を焼成前の水がめにたとえている。焼成前の水がめはすぐ毀《こわ》れてしまう。安定させるためには、プラーナーヤーマという火で焼かなければならない。これが次の段階のパリチャヤ・アヴァスターである。

この段階では、心身の５つの相（コシャ）と３つの身体（シャリーラ）が混合され、統合される。この状態が熟知の状態であり、自分ひとりでプラーナーヤーマを行うことができる。そして自分の質（グナ）をコントロールし、行為（カルマ）の原因を自覚することができる。この第３段階からニシュパティ・アヴァスター、つまり最終の仕上げ段階に入っていくのである。

努力が実り、カルマの種は燃焼し尽くし、自分の質（グナ）の枠を超え、グナーティータの状態に到達する。至上の精神を体得することによって、生きているあいだに（ジーヴァナ）完全なる自由を得た（ムクタ）人、すなわちジーヴァナ・ムクタとなるのだ。そこで至福（アナンダ）を体験するのである。

呼吸器官

7　プラーナーヤーマの効果を伝えるために、呼吸器官の構造をある程度知っておかなければならない。それについてこれから説明するが、第１図から第17図にわたって、プラーナーヤーマに必要と考える筋肉や肋骨、そしてそれらの働きを書いておいたので参考にしてほしい（p. 35–44）。

8　人間の身体に必要な基本的なエネルギーは、主に酸素とグルコース〔ブドウ糖〕により供給されるといわれている。前者は老廃物を酸化させ排出するのに役立ち、一方後者は、呼吸によって酸素とともに運ばれて細胞に栄養を与える。

9　プラーナーヤーマの目的は、呼吸器官の働きを最高の状態に保持することである。呼吸器官が健全に機能すれば、身体の循環機能も健全に働く。循環機能が不健全であれば、消化排泄は円滑に行われない。そうなると毒素が蓄積され、身体中に病気が広がり、常に体調が悪くなる。

10　呼吸器官は、身体、心、知性の浄化の門であり、プラーナーヤーマがその門を開く鍵である。

11　単細胞のアメーバからあらゆる種類の動物に至るまで、呼吸は生命を維持するのに不可欠である。水と食物なしで数日間生きることは可能であるが、呼吸が止まれば生命は消滅する。重要な教典のひとつである『チャーンドーギャ・ウパニシャッド』には次のように書かれている（7章15節）。

　車輪の輻《や》（スポーク）がこしきと切り離せないように、生命のあらゆる活動から呼吸を切り離すことはできない。生命は呼吸とともに回転し、生物に生命を与える。呼吸は我々の父であり、母であり、兄弟姉妹であり、師であり……つまりブラフマンである。このことを知っている者こそ最高の言葉が語れるのである。

12　また、『カウシータキ・ウパニシャッド』には次のようにある（3章3節）。

　おしが生きていけるように、我々は言葉がなくても生きることができる。盲人が生きられるように、眼が見えなくても生きることができる。つんぼの人が生きているように、耳が聞こえなくても生きることができる。世間には子供じみた者がたくさんいるように、知性がなくても生きることができる。手足がなくても生きることができる。しかし、呼吸をしなければ、どんなことがあっても生きていけない。呼吸、つまり気息とはすなわち叡智であり、それにより我々は身体を維持しその働きを高めている。気息とはすなわち叡智のことであり、叡智とはすなわち気息のことである。なぜなら両者はともにこの身体の中に住み、ともにそこから出ていくからである。

13 我々人間の呼吸は、母親の胎内から出てきたときに始まり、生命が終わるとき止まる。母親の子宮内にいる間、酸素は母体の血液を通じて供給されるので、胎児の肺は活動する必要がない。出生後の呼吸は、脳の指令により始まる。

14 生命あるかぎり、呼吸は絶え間なく新鮮な酸素を供給し、細胞内の二酸化炭素を排出することが使命であり、このために呼吸は自ら深さ、速度を神経組織を通して調整する。

15 ほとんどの人たちは、呼吸は無意識的なもので、意志で支配することができないと思い込んでいるが、これは誤りである。肺と神経系の長期的な訓練により、プラーナーヤーマでは、呼吸の長さ、速度、質を変えることが可能で、呼吸の効果を上げることができる。有能なスポーツ選手や登山家、ヨギたちの肺活量は一般の人よりずっと大きいので、普通の人の体験できない喜びを得ることができる。よりよい呼吸は、より健康なよりよい人生をもたらすのである。

16 呼吸という行為は、ふつう１分間に16回から18回、息を吸って吐く（肺をふくらます）ようになっている。生命に息吹を与える酸素を含んだ新鮮な空気が、肺に吸い込まれ、代謝によって生じた二酸化炭素を排出する働きを呼吸というのであるが、柔らかい蜂の巣状の肺のふいごは、肋骨と横隔膜の働きによって呼吸を繰り返している。肺が自分の働きで呼吸するのではなく、肋骨や横隔膜や関連筋肉の収縮、弛緩によって呼吸を繰り返すのである。これらの器官は、脳内の呼吸中枢器官から神経系を通じて送られた刺激により動かされる。この呼吸と脳の相互作用があるので、人間の心の３つの作用、つまり思考、意志、意識が制御できるのである。

17　１回の呼吸は、吸気、止息（クンバカ）、呼気の３つからなる。吸気とは、肋骨やその関連部位を積極的に拡げ、肺を新鮮な空気で満たすことであり、呼気とは、逆にその部位を収縮させ、弾力性を帯びた肺が縮んで、空気が少しずつ出ていき空になる状態をいう。クンバカとは、吸気、呼気それぞれの後にくる休止状態のことである。この３つの過程が呼吸の１サイクルである。呼吸は心臓の鼓動〔働き〕に影響を与える。クンバカの時間を長くすれば、心臓の鼓動は遅くなるので、心臓の筋肉に休息を与える。

18　呼吸の仕方は次の４つに分類できる。

①鎖骨呼吸　首の周辺にある呼吸関連筋肉のみが活動し、上肺部だけで呼吸する。
②肋骨呼吸　中肺部のみが主に活動する。
③横隔膜呼吸　下肺部のみが活動し、上・中肺部はあまり活動しない。
④全体呼吸　上・中・下肺全体で呼吸する。つまり、これがプラーナーヤーマで、肺全体が効率よく働いている。

プラーナーヤーマの吸気では、腹部前面と側面の筋肉を意識的に収縮することによって、横隔膜は一瞬下がるが、すぐ上に上がり横に拡がっていく。腹部の筋肉は、下は骨盤から上は肋骨に連絡しているからである。この動きが、内臓をもち上げ、胸部をさらに拡げる。すると横隔膜がいっそう拡がり、下部肋骨が上がり、同時に横隔膜がさらに上がるので、肋骨間の筋肉が連鎖的に活動し、浮肋骨はカリパス〔球、円筒、穴の直径など、ふつうの物差しで計りにくいものの寸法を計る計測器〕のように動き、その他の肋骨は脊椎と胸骨を支点にして、バケツの取っ手のように上下に動くようになる。そして各肋骨は上に上がりながら、円型に拡がっていくのである。最後に肋骨間の筋肉と、上部肋骨、胸骨、鎖骨と頸骨、頭蓋骨に関連する筋肉が活動を始め、上肺部に空気が満たされるのである。すでに拡がっていた胸部は、そのときさらに上と前へ拡がる。

19 この一連の腹部、胸部、首の動きは、各々の動作が次の動作への準備段階となっており、その各段階が的確に行われることによって、肺全体に空気がいきわたる。つまり、肺のすみずみにまで空気が入りこめるよう、空間をつくっていくのである。

20 まず最初に、とくに注意して、骨盤のすぐ上の下腹部前面を意識しなければならない。そのためには、あたかも皮膚から筋肉、筋肉から内臓へとマッサージしていくように、下腹部を背骨の方へ引き入れ、かつ横隔膜の方へ押し上げるようにする。この腹壁の表面から内への意識的動作は、眼に見える動きなので意志で左右することができる。次に、下胸部を上げると同時に、上胸部をその部分の皮膚や筋肉といっしょに拡げる。吸気が終わりクンバカが始まると、拡がっていた横隔膜はリラックスし始め、もとの形に戻る。そして、弾力性をもった肺はゆっくりしぼんでいく。呼気の初めには、横隔膜は一瞬緊張し、ちょっと上がったあとに静かに下がっていく。

21 入ってきた新鮮な酸素は、肺胞に送り込まれる。肺の働きであるガス交換を行うのがこの肺胞であり、肺胞をとりかこんでいる膜組織が、酸素を血液へと送り込むのである。新鮮な酸素を取り入れた血液は、心臓左部（左心室）から動脈系を通って身体のすみずみの細胞に、毛細血管を通じて運ばれる。身体の各部の毛細血管網で、酸素と二酸化炭素とのガス交換その他を行った血液は、静脈系を経て、心臓右部（右心房）に戻り、さらに右心室から両肺にいき、ここで二酸化炭素を放し酸素を取り入れて左心房に帰ってくる。……そして左心室にいき、そこから動脈系を通って……このように、血液を送るポンプの役目をしているのが心臓である。心臓は周期的に収縮、拡張を繰り返して、全身に血液を循環させている。その拍動は、1分間に60～80回の割合で行われ、1回の拍動で、60～70mℓの血液を左右の心室から送り出している。このように、体内の老廃物を排出するために、我々の身体の内部ではいろいろな器官が働いているのである。したがって、その器官を正しく働かせるためには、正しい呼吸法が必要である。正しい呼吸を保持するためには、まず肺を護っている肋骨や横隔膜、加えて呼吸に関連した部分、つまり、動力、あるいは制御室（神経系）、ふいご（肺）、ポンプ（心臓）、水道管（動脈、静脈）が、スムーズに協力し合うことが必要である。

胸郭

22　胸郭は脊柱、胸骨、肋骨で形成され、中に肺と心臓がある。先半分を切り取ったとうもろこしのような形をしており、上端は狭く下端は拡がっている。上端は鎖骨についている首の筋肉によって閉じられているが、中に喉と肺をつなぐ器官が通っている。

肺と気管支系

23　呼吸器の主体である肺は左右に分かれているが、その左右の肺の形と大きさには差異がある。たいていの人の場合、にぎりこぶしぐらいの大きさの心臓が左側にあり、その分だけ左側の肺が小さいのである。左肺は2葉、右肺は3葉に分かれ、上端がとがった円錐形をしており、下は凹面になって胸郭の中に納まっている（図5参照）。

24　肺は肋膜という膜組織に包まれており、胸郭いっぱいに拡がっている。肺自身には自活動力がなく、肋骨や横隔膜の拡大収縮により、肺も拡大〔吸〕収縮〔呼〕する。

25　右横隔膜のドームは左側より高く、その下には内臓のうちで最も大きい固形状の肝臓がある。肝臓は、左横隔膜下にある胃や脾臓よりもずっと硬く、圧縮しにくく、下垂しにくい。息を吸いきったとき、たいていの人が右横隔膜の下に抵抗を感ずるが、これが肝臓である。左右の肺に等しく空気を満たすことが、プラーナーヤーマの目的であるから、右側の胸部および横隔膜の動きにはとくに注意する必要がある。

26　肺胞と気管を結ぶ気管支〔枝〕は、肺全体に伸びていて、樹木をさかさまにした形をしている。その根にあたるのが食道であり、そこから気管という幹が伸び、２つに枝分かれして左右の肺に入り〔気管支〕、さらに横隔膜と胸郭のくぼみに向かって上下方に伸びながら、左右に拡がっている〔気管支枝〕。

27　喉にある気管は、長さ約10cm、直径2.5cmほどの管で、２つに枝分かれしてそれぞれ左右の肺につながっていることは前項でも述べた。その先端は、さらに細気管支と呼ばれる無数の空気の通路に分かれている。それらの先には、肺胞と呼ばれる小さい空気の袋があり、それはちょうどぶどうの房のような形をしている。左右それぞれの肺には、約３億もの肺胞があるといわれている。その表面積は約70～90m^{2}もあり、人間の皮膚の表面積の40～50倍にあたる。

28　肺胞は細胞の集まりであり、不完全なしきりによって分かれたきわめて小さい袋状の部屋のようなものである。その細胞と細胞の間の空間は液体で満たされている。肺胞の外側には毛細血管が網の目のようにはりめぐらされ、ガス交換は肺胞の中の液体を通じて、血管内の赤血球および血漿《けっしょう》の間で行われる。

29　肺胞の壁の外側には毛細血管が網の目のように流れている。肺胞の壁は非常に薄く、この壁を通して肺胞の中の酸素が血液に入り、血液の中の二酸化炭素が肺胞に排出される。つまりガス交換がここで行われるのである。

脊柱

30　背骨（脊柱）は、木の幹のようにしっかりしていなければならない。脊柱は33の脊椎骨で支えられている。首にある７つは頸椎と呼ばれ、その下に12の胸椎があり、肋骨とつながって胸郭を形づくり、肺と心臓を護っている。上から左右それぞれ10個の肋骨は身体の前面で胸骨とつながっているが、下から左右それぞれ２個は浮肋骨と呼ばれ、胸骨から離れている。胸椎の下に５個の腰椎があり、その下には仙骨（１つに見えるが癒合した５個の椎骨からなる）があり、さらに尾椎がある。尾椎は４個の椎骨からなるが、通常最後の３個は癒合している。尾椎（尾骶骨）の下端は内側に少し巻いている。

胸骨

31　胸骨は３つの部分（胸骨柄、胸骨体、剣状突起）からなっており、肋骨により垂直に支えられている。プラーナーヤーマ実習中、胸骨と脊椎を支点として、肋骨をバケツの取っ手のように動かし、もち上げ拡げるが、このとき胸骨もよくもち上げ、肺がよく拡がるよう練習しなければならない。

32　内肋間筋の働きで、肺が横に拡がる空間がつくられる。とくに後ろ側の内肋間筋がたるんで下がらないよう、注意しなければいけない。また、背中の皮膚の動きが肋間筋肉に協力しないと呼吸が浅くなり、酸素の吸入が減り、身体が弱くなり、抵抗力も減退する。

皮膚

33　ドラム奏者がよい振動音を出すため、太鼓の皮を締めるように、またバイオリン奏者が澄んだ音色を出すため、弦を締めるように、ヨギはプラーナーヤーマ実践中に、肋間筋肉を最高に働かせてよりよい呼吸ができるように、自己の皮膚の働きを調節しなければならない。

34　浮肋骨（第11、12肋骨）は前面で胸骨についてないので、カリパスのように拡がり、胸に空間をつくり出す。厚い中部肋骨は斜めに拡がり胸郭をもち上げるが、第１肋骨には影響しない。肺を空気で最大限に満たすには、注意と訓練が必要である。上部肋間筋と胸骨上端を使う練習をするとよい。肋骨の内側を意識して拡げると、肋間筋肉を伸ばすことができる。

横隔膜

35　横隔膜は、大きなドームの形をした筋肉状の、腹部と胸郭内空間を仕切る壁であり、胸郭下部の円周辺に沿い、後面では腰椎に、横では下部６つの肋骨に、前面では胸骨の短剣状をした軟骨（剣状突起）につながっている。その上に肺と心臓があり、その下には右側に肝臓、左側に胃と脾臓がある。

補助の働きをする筋肉

36　喉、上半身、脊椎、腹部にある呼吸に関連した筋肉は、横隔膜の働きを補助する。その他に首の筋肉、とくに胸鎖乳突筋の役割が大切である。これらの筋肉は、静かな呼吸のときはほんのわずかの働きをするだけであるが、呼吸の速さや深さが増すと活発になり、クンバカしたときには硬直する。これらの補助的役割をする筋肉の働きには個人差がある。また、同じ人においても、呼吸の力強さ、効果、緊張度など、時と場合によって異なる。

37 すべての人が呼吸しているのであるが、そのうちどれだけの人が注意深くまた正しく呼吸しているであろうか。誤った姿勢、変形したりおちこんだ胸、肥満、感情の不安定、各種の肺異常、喫煙、呼吸関係筋肉の不均衡な使い方などが、異常な呼吸、つまり本来もっているはずの能力以下の呼吸をしているのである。だから、各種の不快感や不能感が生じる。弱い呼吸と悪い姿勢が、我々の身体にいろいろな細かい影響を与え、呼吸が苦しくなり、肺の働きが不十分になり、心臓病が進行するのである。プラーナーヤーマは、これらの異常を前もって避け、発見し、治す働きをするので、人間は健康でかつ完全に生きることができるようになるのである。

38 太陽の光があらゆるところにいきわたるように、空気も肺のすみからすみまでいきわたらなければならない。胸を上げ、横に拡げること。胸骨が垂直で、肋骨が両横に円周状に拡がっているとき、その肺は最高に空気で満たされている。

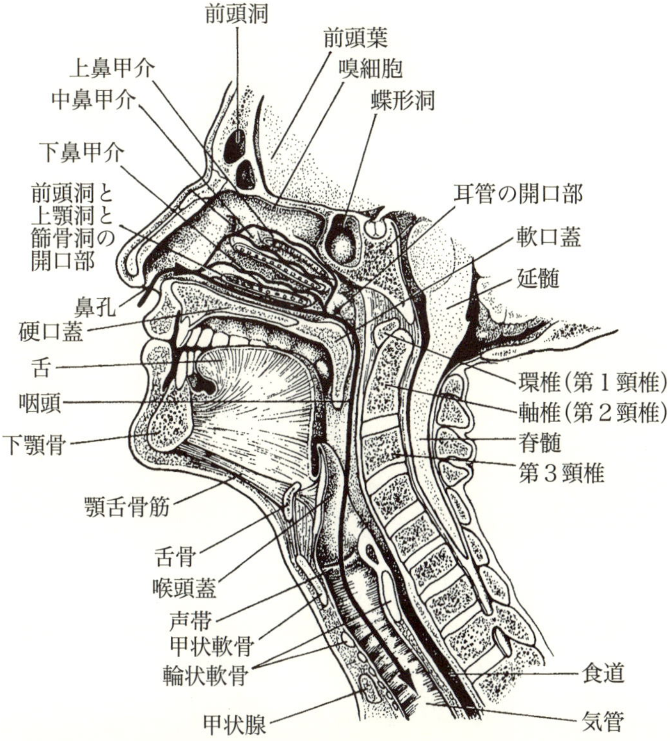
前頭洞
前頭葉
上鼻甲介
嗅細胞
中鼻甲介
蝶形洞
下鼻甲介
前頭洞と
上顎洞と
篩骨洞の
開口部
耳管の開口部
軟口蓋
延髄
鼻孔
硬口蓋
舌
環椎（第１頸椎）
咽頭
軸椎（第２頸椎）
下顎骨
脊髄
第３頸椎
顎舌骨筋
舌骨
喉頭蓋
声帯
甲状軟骨
輪状軟骨
食道
甲状腺
気管
空気の通路

図１　呼吸器の断面

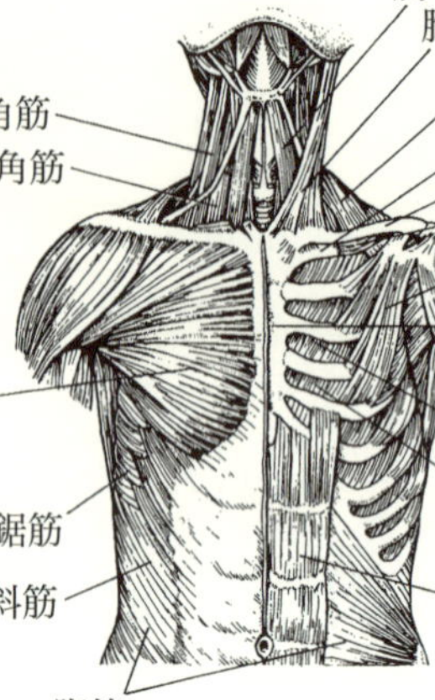

図２　上半身の主要筋肉（前面）

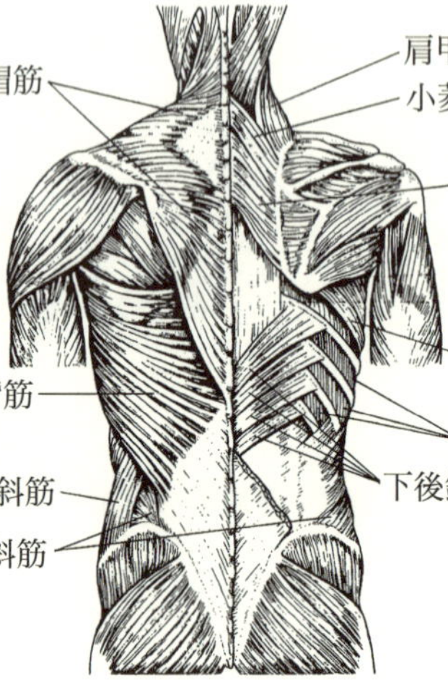

図３　上半身の主要筋肉（後面）

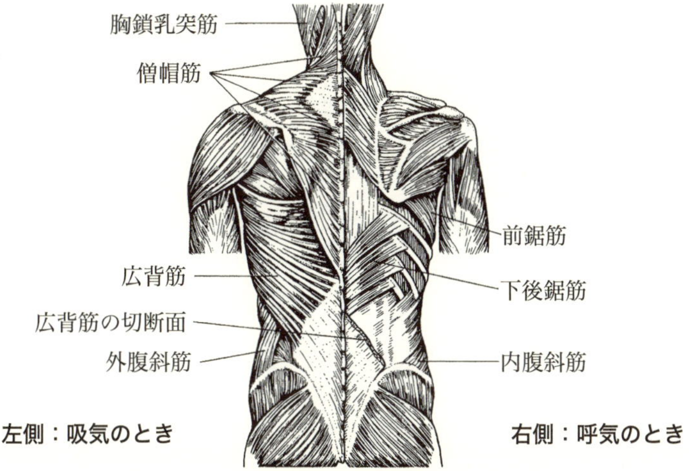

図４　呼吸に使われる主要筋肉

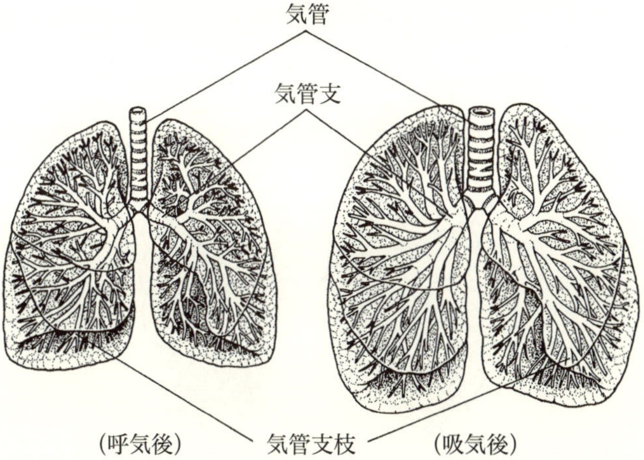

図５　吸気と呼気のときの肺の動き

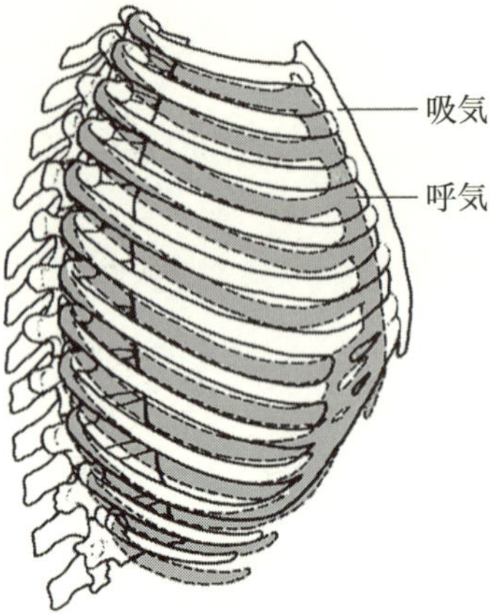

図６　呼吸のときの胸郭の動き（側面）

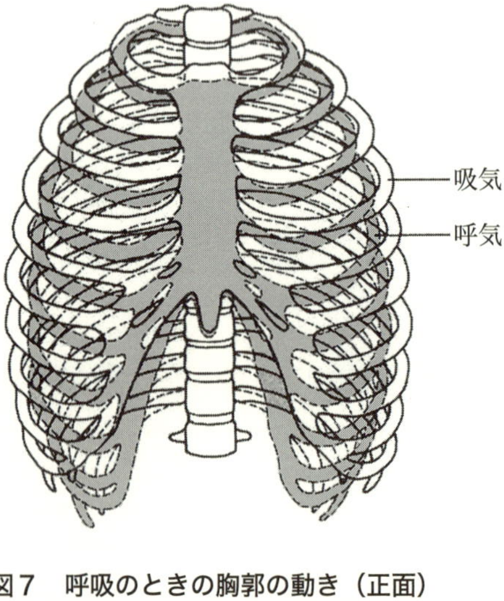

図７　呼吸のときの胸郭の動き（正面）

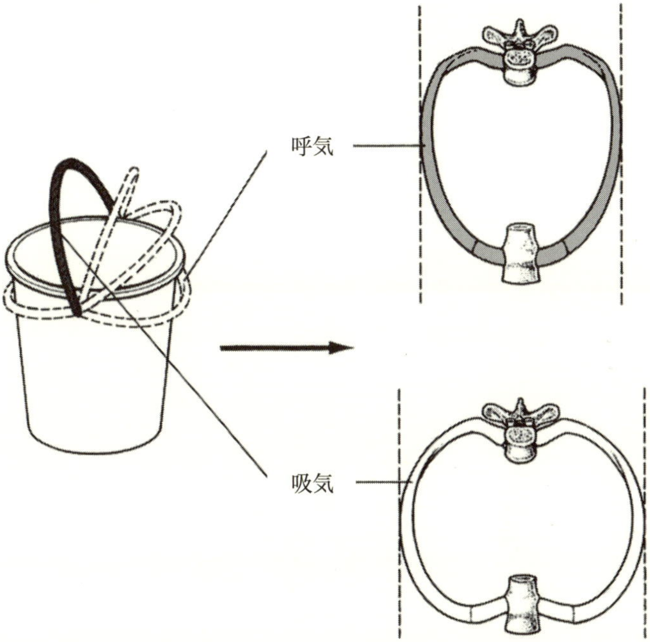

図８　呼吸によって肋骨は、バケツの取っ手のような動きをする。

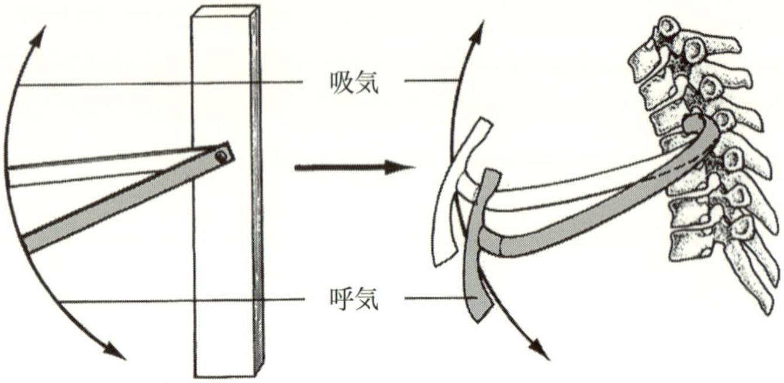

図９　呼吸のとき肋骨は前後にも動いている。

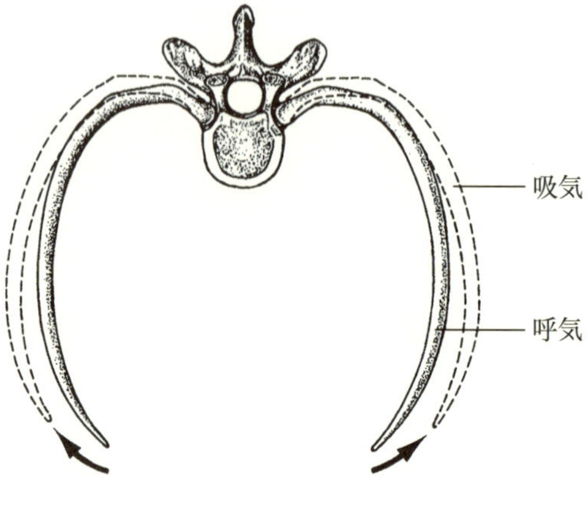

図10　呼吸のとき浮肋骨はカリパスのような動きをする。

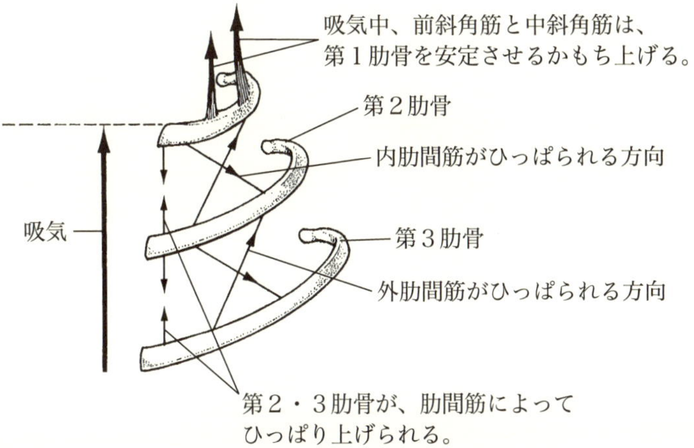

図11　吸気中の上部胸郭の動き

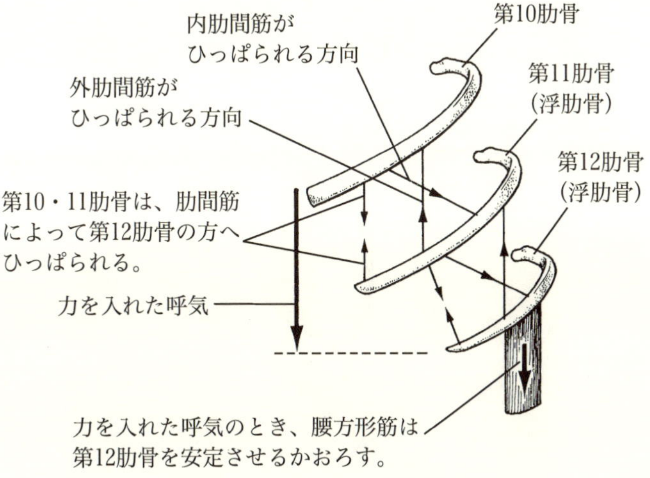

図12　力を入れた呼気のときの下部胸郭の動き

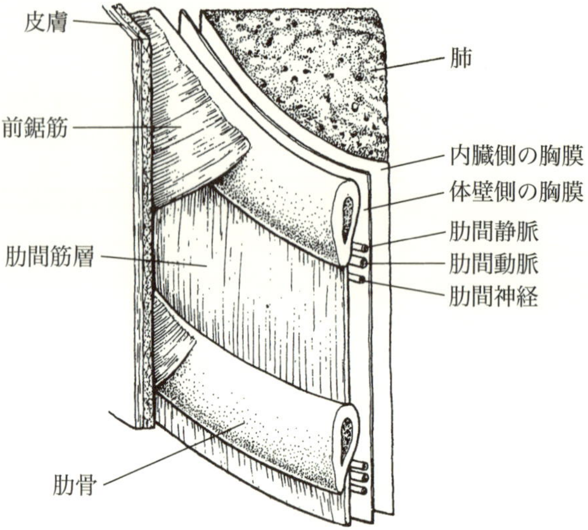

図13　胸壁の構造

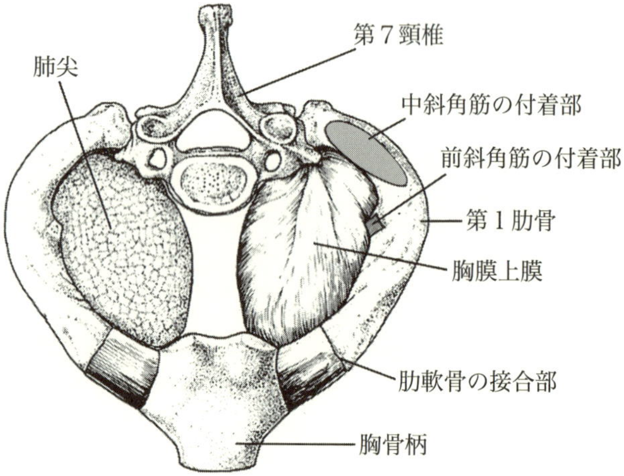

図14　胸郭最上端の断面

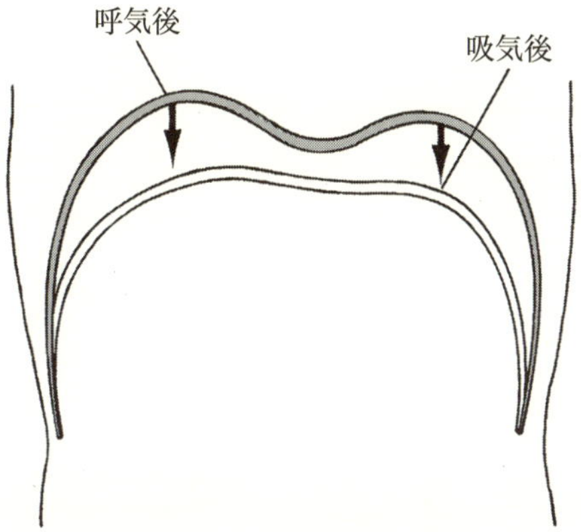

図15　呼吸のときの横隔膜の動き

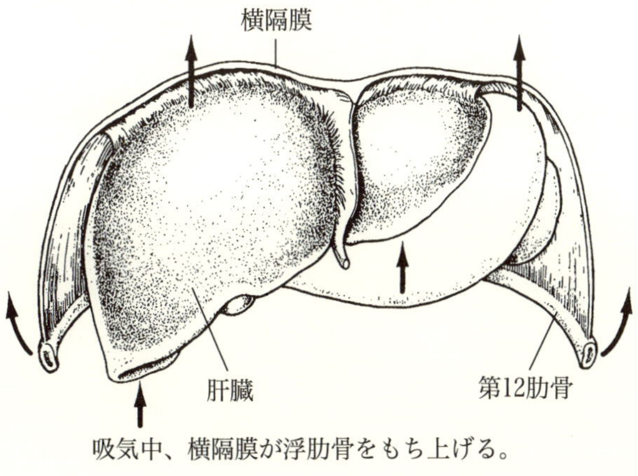

吸気中、横隔膜が浮肋骨をもち上げる。

図16　呼吸のときの横隔膜の動き

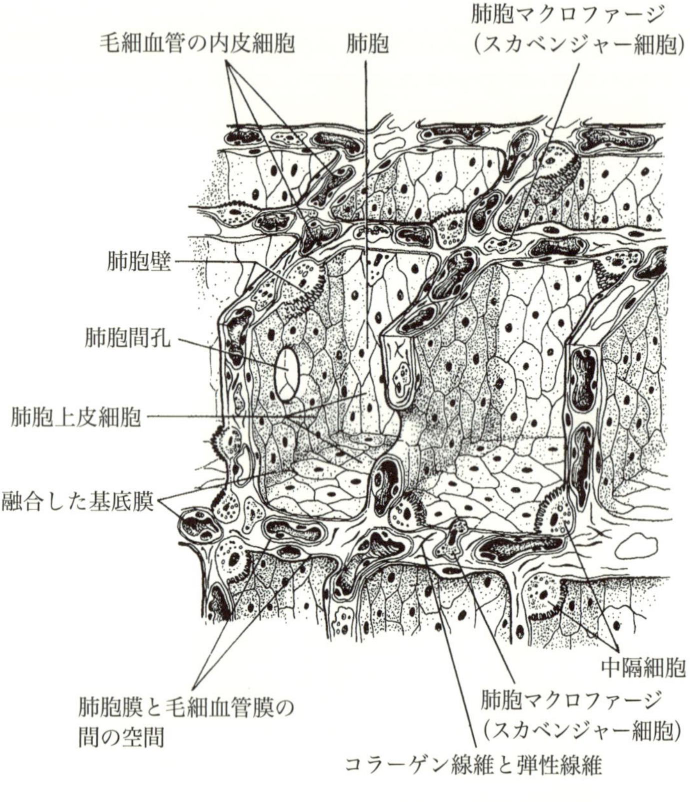

図17　膜を通して血管とガス交換を行う肺胞の構造

5　ナーディとチャクラ

1　ナーディは、「中空の茎」「音」「振動」「共鳴」を意味するナード（nād）という言葉が語源である。ナーディとは、空気や水、血液、栄養物、その他の物質を身体中に運ぶ管であり、通路である。動脈、静脈、毛細血管、細気管支などがそれにあたる。我々の肉体的身体の重さは簡単に量ることができるが、いわゆる心理的身体、精神的身体というものは、重さも大きさも量ることができない。というのは、これらのものには重さも大きさもないからである。この重さも大きさも量ることができない心理的、精神的身体の中には、感覚、意識、霊気などの通路ばかりでなく、宇宙エネルギーの活力、生殖、その他のための通路があり、それぞれの働きに応じた名前がつけられている。ナーディカーとは、小さいナーディのことであり、ナーディ・チャクラとは、肉体的、心理的、精神的という３つの身体の中にある神経節あるいは神経叢のことである。科学者や医者は、心理的身体と精神的身体にはまだ気づいていない。

2　『ヴァラーハ・ウパニシャッド』では、ナーディは足の裏から頭頂に至るまで全身に浸透していると説明されている。ナーディの中には、生命の呼吸であるプラーナがあり、その生命の中にアートマーが宿る。アートマーは、生物界と無生物界の創造主であるシャクティの住処である（5章54・55節）。

3　あらゆるナーディは、カンダスターナと呼ばれるへその少し下の部分か、あるいは心臓から源を発している。各種ヨガの経典では、ナーディの出発点に関しては一致しているが、どこで終わるかについては異なった見解をもっている。

へそ下に始まるナーディ

4　肛門と生殖器それぞれから、指幅12本分上にいくと、カンダと呼ばれる卵状をした球の両端に至る。この卵状の部分から、72000のナーディが流れ出て、さらに72000の支流となって、全身にいきわたるといわれている。それらのナーディは、あらゆる方向に動き、無数の出口と機能を備えている。

5　『シヴァ・サンヒター』では、35万のナーディがあり、そのうちの14が大切であると述べている。その14のナーディおよびその他いくつかのナーディを、その働きとともに次に列記する。スシュムナー、イダーおよびピンガラーが、最も大切な３つのナーディである。

6　背骨の中心を通るスシュムナーは、根元で分かれ、頭頂にある千枚花弁をした蓮の花（サハスラーラ）、つまり火（アグニ）の座で終わる。『ヴァラーハ・ウパニシャッド』では、このナーディを、燃えるとか輝く（ジヴァランティー）、あるいは音の化身（ナーダルーピニー）と形容している（５章29･30節）。また、ヴィシュヴァダーリニー（宇宙を支える者）、ブラフマ・ナーディ、ブラフマランドラ（ブラフマーの裂け目）とも呼んでいる。プラーナがその中に入ると、求道者に光を与え、時を飲みこんでしまう。つまりこれが悟り（サットヴァ）である。

心臓に始まるナーディ

7　『カタ・ウパニシャッド』（６章16･17節）と『プラシュナ・ウパニシャッド』（３章６節）によると、親指大だといわれているアートマーが、心臓の中に住み、そこから101のナーディが発しているといっている。『チャーンドーギャ・ウパニシャッド』（3章3.3節）では、肉体は人間の外側のカバーであり、内なる中心（フリダヤム）は心臓であり、そこにアートマーが住むといっている。心臓はまた、アンタラートマー（魂、心、精神）とか、アンタカラナ（思考、感性、意識の源泉）とか、チダートマー（理性と意識の機能）とも呼ばれている。

8　ここでいう心臓とは、精神的な心と、身体的な意味での心臓の両方を意味している。あらゆる生命に不可欠の生命気（ヴァーユ）はここで形成され、ここでプラーナが行動を起こし、知性（プラジュニャー）の活動を起こす。知性は思考、想像、意志の源となり、精神がコントロールされると、知性と心が一体となる。そして自己が光り輝く、と『シュヴェーターシュヴァタラ・ウパニシャッド』では述べている（4章17節）。

9　アートマーが住んでいる心臓から発している101のナーディのそれぞれから、さらに100の細かいナーディが生じ、そこからまた72000の支流をつくっている。5つの生命気（ヴァーユ）、つまりプラーナ、アパーナ、ウダーナ、ヴィヤーナ、サマーナと、これらのナーディの間に調和があると、身体は地球上にあっても天国にいるような状態が得られる。逆に不調和だと、さまざまな病気が覇権を争う戦場となる。

10　101のナーディのうち、チトラー・ナーディのみがスシュムナーの根元で2つに分かれる。このうちのひとつがスシュムナーの中に入っていき、サハスラーラ・チャクラの上、頭頂部にある門（ブラフマランドラ）へと昇っていく。これが至上の精神（パラブラフマン）への入口である。もうひとつのチトラー・ナーディは、精液を放出するため生殖器に向かって下降する。ヨギや聖人は、死に直面すると意識的にブラフマランドラからこの世を去るといわれている。この門は原因体（カーラナ・シャリーラ）であるから、見たり測ったりすることはできない。プラーナがチャクラを通って、チトラー・ナーディを経て上昇するとき、光（オージャス）、つまり精液の中に潜在している創造エネルギーをいっしょに運び上げると、チトラーはブラフマ・ナーディに転換される。そのとき求道者は性欲を昇華させ、あらゆる欲望から解放される。

ダマニーとシラー

11　ナーディとダマニーとシラーは、エネルギーをいろいろな形で運んでいる管状の器官で、身体の肉体的相と生理的・心的・知的相に属する。ダマニーという言葉は「ふいご」を意味するダマナ（dhamana）から発生しており、オレンジを想像するとわかりやすい。外皮は肉体的相（ストゥーラ）、内皮は生理的・心的・知的相（スークシュマ）にあたり、その中味は精神的相（カーラナ）にあたる。ナーディは空気を、ダマニーは血を、シラーは生命エネルギーを全身に運ぶ。

12　インドの古典医学であるアーユルヴェーダは、生活と長命を研究している。そのテキストによると、それぞれのシラーは心臓から発すると書かれている。それぞれのシラーは血（ラクタ）と性エネルギー（オージャス）を、心臓部から運び出したり運び入れたりする。シラーは心臓に近い部分では太く、端に近いほど細くなる。ちょうど葉脈と同じである。各シラーのうち700が最も大切とされ、運ぶ体液の種類によって４つのカテゴリーに分類される。身体の働きを正常に維持するための生命気を運ぶ呼吸（ヴァータ）、内臓の調和をとるための胆汁（ピッタ）、関節を自由に動かすための粘液（カパ）と酸素を運ぶ血液（ラクタ）というように、それぞれの形で生命エネルギーを運んでいる。

ナーディと循環

13 『シヴァ・サンヒター』では、食物が消化されるとその最もいい部分を身体の生理的、心的、知的相（スークシュマ・シャリーラ）に、中程度の部分を肉体的相（ストゥーラ・シャリーラ）に供給し、劣った部分を大小便、汗の形で排泄すると述べてある（5章52-5節）。

14 アーユルヴェーダによれば、摂り入れられた食物は乳糜となり、スロタと呼ばれるいくつかの管を通って運ばれていく。このスロタにあたるのが、ヨガでいうナーディのことである。スロタの働きは幅広く、プラーナと呼ばれている生命エネルギーあるいは息や、水、血液、その他の物質を各種組織、骨、髄、靭帯に送ったり、精液、尿、大便、汗を排泄したりする。

15 呼吸過程において、ナーディとダマニーとシラーは、生命エネルギーを吸気から吸収し、毒素を排出するという二重の働きをしている。吸気は、気管から肺へそして細気管支（ダマニー）へ、それから肺胞（シラー）へと通っていく。血液は酸素からエネルギーを得、そのエネルギーはナーディの中のプラーナの援助を受け、ダマニーへと浸出される。この浸出作用が、精液を生命エネルギー（オージャス）に変え、シラーへと運び出し、シラーはそれを身体と脳に活力を吹き込むため配る。それからシラーは消費されたエネルギーのかすを排泄し、二酸化炭素などの毒素をダマニーへと集めて、ダマニーから気管へと運び出し、呼気によって体外へ出す。

16 『ヴァラーハ・ウパニシャッド』では、人間の身体は、不可欠な要素で満たされた宝石であるといっている（5章30節）。プラーナーヤーマでは、人間にとって不可欠な要素（ダートゥ）は、血液という名で呼ばれており、それは各種エネルギーを吸収して、磨かれた宝石のように、豊かになりかつ精密になるといっている。ナーディとダマニーとシラーは、匂い、味わい（食物の本質）、形、音、知性（ニヤーナ）をも運ぶ。ヨガはこれらの管状器官を掃除し、病気に対する免疫をつけ、知性を研くことによって管状器官がきちんと働くようにする。だからヨガ実践者は、自分の身体と心と魂をよく知ることができる（５章46-9節）。

17　いくつかのナーディとダマニーとシラーは、動脈、静脈、呼吸器、循環器内の毛細血管と一致している。また神経系、神経線維、リンパ系、腺組織、消化器系、泌尿生殖器系と一致しているものもある。また生命エネルギー（プラーナ）を身体の心的相に、知的エネルギー（ヴィニヤーナ）を身体の知的相に、精神エネルギーを精神的相、すなわち魂に運ぶ働きをするものもある。それぞれのナーディの終端は、リンパ腺や細胞や髪にある。ナーディとダマニーとシラーは各種エネルギーの吸収と排出とを行い、全部で59億本が身体の肉体的、生理的、心的、知的、精神的相の中を流れているので、我々の身体はナーディでいっぱいであるというのも当然である。

クンダリニー

18　クンダリニーとは、神聖なる宇宙のエネルギーである。「輪」とか「巻く」を意味するクンダラ（kuṇḍala）という言葉からきている。我々の身体の内部に潜在している宇宙エネルギーは、３巻き半の眠れるへびで象徴されている。その口の中に尾があり、下を向いている。そして、その位置は、生殖器官のある部分より指幅２本分下、肛門より指幅約２本分上の、スシュムナーの下に位置している。

19　３巻きとは３つの心の状態（アヴァスター）、すなわち、覚めている（ジャーグラタ）、夢みている（スヴァプナ）、深い眠り（スシュプティ）のことである。これら３つの状態を総合したものがトゥリーヤと呼ばれ、これはサマーディの状態で得られるもので、端の半巻きに象徴されている。

20　『ハタヨガ・プラディーピカー』では、へびの神が宇宙を支え、クンダリニーはヨガのあらゆる修業を支えると述べている（３章１節）。

21　イダー、ピンガラー、スシュムナーを通るエネルギーは、ビンドゥと呼ばれる。ビンドゥとは、部分も大きさも重さもない「点」という意味である。これらの３つのナーディはそれぞれ、月のナーディ、太陽のナーディ、火のナーディを象徴する。クンダリニーという語が広まる以前は、アグニ（火）という言葉が、浄化し、かつ火のように昇っていく神性を帯びた力を表すのに使われていた。３巻き半のへびの形で象徴される潜在エネルギーの方向（下向き）は、ヨガの各種訓練によって上を向くようにできている。このエネルギーは、心臓から発しているチトラーを経て、スシュムナーを通ってサハスラーラに至る。クンダリニーの創造エネルギー（シャクティ）が目覚めると、イダーとピンガラーはスシュムナーに溶け込む（『シヴァ・サンヒター』５章13節）。

22　鉱石を燃やして不純物を取り去ると金属が精製されるように、求道者は、自分の中で欲望、怒り、貪欲、陶酔、自尊心、ねたみなどの不純要素を燃やしつくす。そうすると知性が洗練され、自分の中に潜在している宇宙エネルギーが、神と指導者の助けを借りて目覚める（『ハタヨガ・プラディーピカー』３章２節）。これが目覚めれば目覚めるほど、求道者は神と調和を保ち、自分の行為の成果にとらわれず（カルマ・ムクタ）、生に執着しなくなる（ジーヴァナ・ムクタ）。

23　ターントラの経典によると、プラーナーヤーマの目的は、脊椎下部で肛門の上、すなわち骨盤の中にある神経叢（ムーラーダーラ・チャクラ）の中に存在している３巻き半のへびの宇宙エネルギー、つまりクンダリニーという潜在力（シャクティ）を〔上向きに〕目覚めさせることである。このエネルギーを目覚めさせたら、ムーラーダーラ・チャクラからスシュムナーを昇らせて、頭にある千枚花弁をした蓮（サハスラーラ）、つまり脳の神経のネットワークに至らせなければならない。お互いにからみ合っているたくさんのチャクラを通りぬけて、最終的には至上の魂と融合するのである。これは、ウッディーヤーナとムーラ・バンダ（「13　ムドラーとバンダ」参照）と克己の実践によって獲得できるとしている。私は、このターントラの説明は、莫大な力を持つ生命エネルギーを昇華させるための比喩である、と考える。つまり性エネルギーの昇華の過程を象徴的に説明したものである。

24　クンダリニーがサハスラーラに至ると、自分が切り離された個であるという感覚は失われ、自分のために存在するものはなくなる。求道者は時と空間を超え、宇宙と一体になるのである。

チャクラ

25　チャクラとは「車輪」「環」という意味である。チャクラは、背骨に沿って存在する活力点にある弾み車、放射エネルギーであり、ナーディを各相（コシャ）に連結するものである。

26　アンテナが電波をとらえ受信機を通じて音に変えていくように、チャクラは宇宙の振動をとらえ、体内のナーディ、ダマニー、シラーへと分配する。人間の身体は、肉体的、生理的、精神的それぞれの状態で存在し、宇宙の縮図である。つまり大宇宙に対する小宇宙である。

27　ヨガの経典によると、他にもう２種類の大切なエネルギーが体内を流れているといっている。ピンガラー・ナーディを流れる太陽のエネルギーと、イダー・ナーディを流れる月のエネルギーである。この２つのエネルギーの流れは、脊椎の中にある火のナーディであるスシュムナー・ナーディ上に存在している各チャクラで交差している。

28　体内を流れているエネルギーを維持し分散を避けるために、各種アサナ、ムドラー（封印）、プラーナーヤーマ、バンダ（束縛）が考え出された。それらを行って発生した熱はうず巻き状のクンダリニーを目覚めさせ、へびが頭をもたげスシュムナーに入り、チャクラをひとつひとつ昇っていき、サハスラーラに到達する。

29　人体内のプラーナの発生と分配は、電気エネルギーの発電・分配にたとえることができるだろう。流れ落ちる水や噴出する蒸気が磁場内でタービンを廻し、発電させる。そして電気は蓄電器にたくわえられ、電圧や電流を規制する変圧器によって、電圧が上げられたり下げられたりする。それから、街を照らしたり機械を動かすために、ケーブルによって送電される。プラーナは流れ落ちる水や噴出する蒸気のようなものである。胸郭は磁場にあたる。吸う、吐く、止めるという呼吸の過程は、タービンにあたり、チャクラは蓄電器や変圧器にあたる。プラーナによって生みだされたエネルギー（オージャス）は電気にあたる。それはチャクラによってその力を増したり減らされたりしながら、ナーディ、ダマニー、シラーを通って身体の組織内に分配されていく。発生した力が正しく規制されないと機械と設備を破壊する。プラーナ（オージャス）も同じように、正しく規制されないと求道者の心身を破壊する。

30　主なチャクラには次のようなものがある。

①ムーラーダーラ（生命の根源）は肛門の上の骨盤内に位置し、
②スヴァーディシュターナ（生命力の座）は生殖器の上にあり、
③マニプーラカはへその中にあり、
④スーリヤ（太陽）と、
⑤マナス（知性）はへそと心臓の間にあり、
⑥アナーハタ（心）は心臓部にあり、
⑦ヴィシュッディ（純粋）は咽頭部にあり、
⑧アージュニャー（命令）は眉の間に、
⑨ソーマは脳の中心部にある月のことであり、
⑩ララータは額の一番上にあり、
⑪サハスラーラは千枚花弁をした蓮と呼ばれ脳の中にある。

これらのチャクラで最も大切なのは、ムーラーダーラ、スヴァーディシュターナ、マニプーラカ、アナーハタ、ヴィシュッディ、アージュニャー、サハスラーラである。

31　ムーラーダーラ・チャクラは、土（プリティヴィー）と匂いの元素の座であり、食べ物の吸収と便の排泄にかかわる肉体的相（アンナマヤ・コシャ）の基礎である。このチャクラが刺激を受けて活動を始めると、求道者は安定したバイタリティーを得て、性エネルギーを昇華させる訓練を始める基礎ができたということである（ウールドヴァ・レトゥス）。

32　スヴァーディシュターナ・チャクラは、水（アープ）と味の元素の座である。このチャクラが活動を始めると、求道者は病気から解放され、活気に満ちた健康状態を会得することができるので、疲れを感じず、親しみ深く愛情深くなる。

33　マニプーラカ・チャクラは火（アグニ）の元素の座である。

これが働くと、求道者は逆境にあっても平静な心を保つことができる。

34 スヴァーディシュターナ・チャクラとマニプーラカ・チャクラは、身体の生理的相（プラーナマヤ・コシャ）の基盤である。この両チャクラは、プラーナーヤーマの吸気、呼気のあいだ協力し、いっしょに活動しなければならない。

35 スーリヤ・チャクラは、一般に太陽神経叢として知られるもので、へそと横隔膜の間にある。このチャクラは内臓を健康に保ち、人間の寿命を延ばす。

36 マナス・チャクラはスーリヤ・チャクラとアナーハタ・チャクラの間にある。このチャクラは感情の座であり、想像と創造の火を発火させる。クンバカ（息を止める）を取り入れたプラーナーヤーマによって、その働きを安定させることができる。

37 アナーハタ・チャクラは心臓と心の領域に位置し、空気（ヴァーユ）と触の元素を司る。

38 マナス・チャクラとアナーハタ・チャクラは、心的相（マノマヤ・コシャ）を司る。これらが活発化すると心を強め、祈り（バクティ）と知識（ニヤーナ）を発達させ、求道者を肉体的楽しみから解放し、精神性へと導く。

39 ヴィシュッディ・チャクラは胸の上の喉の部分、首の根元に存在する。このチャクラは、空間（アーカーシャ）の元素の座であり、知的相（ヴィニヤーナマヤ・コシャ）を司る。このチャクラが目覚めると、求道者の理解能力が高まる。求道者は知的に目覚め、言葉がはっきりとスムーズになってくる。

40　アージュニャー・チャクラは至福の相（アナンダマヤ・コシャ）を司る。このチャクラが活動を始めると、求道者は身体を完全にコントロールし、精神的霊気を発達させることができる。

41　ソーマ・チャクラは、体温を調節する。

42　ララータ・チャクラが働き始めると、求道者は自分の運命の造り主となることができる。

43　サハスラーラ・チャクラはサハスラーラ・ダラ（ダラは「群れ」「多数体」を意味する）と呼ばれる。このチャクラは、ブラフマ・ナーディ（スシュムナー・ナーディ）の終着点にある、至上の精神（パラブラフマン）の座である。

44　クンダリニー・エネルギーがサハスラーラに至ると、求道者はあらゆる邪魔、限界を乗り越え解放された魂（シッダ）となる。『シャット・チャクラ・ニルーパナ』では、この状態を空の状態（シューニャ・デシャ）と呼んでいる（40節）。

へその下にあるカンダから発しているナーディの一覧表

	名　称	位　置	終　点	効　果
1	スシュムナー	背骨の中心	頭頂部	火（アグニ）、悟り（サットヴァ）
2	イダー	スシュムナーの左	左の鼻孔	冷却（チャンドラ）、惰性（タマス）
3	ピンガラー	スシュムナーの右	右の鼻孔	燃焼（スーリヤ）、活動（ラジャス）
4	ガーンダーリー	イダーの後ろ	左目	視覚
5	ハスティジフヴァー	イダーの前	右目	視覚
6	プーシャー	ピンガラーの後ろ	右耳	聴覚
7	ヤシャスヴィニー	ピンガラーの前・ガーンダーリーとサラスワティーの間	左耳・左足の親指	
8	アーランブシャー	口と肛門に分岐		
9	クフー	スシュムナーの前		排泄
10	サラスワティー	スシュムナーの後ろ	舌	発話を統御し、あらゆる臓器を病気から遠ざける。
11	ヴァールニー	ヤシャスヴィニーとクフーの間	全身を流れている。	排尿
12	ヴィシュヴォーダリー	ハスティジフヴァーとクフーの間		栄養の吸収
13	パヤスヴィニー	プーシャーとサラスワティーの間	右足の親指	
14	シャンキニー	ガーンダーリーとサラスワティーの間	生殖器	栄養素の運搬
15	シュバー			
16	カウシキー		足の親指	
17	シューラー		眉間	
18	ラーカ			飢えと渇きを生み出す。粘液を鼻に集める。
19	クールマ			心身を安定させる。
20	ヴィニヤーナ			意識を運ぶ管

6　グルとシシヤ（師と弟子）

1　師（グル）と弟子（シシヤ）は最高の精神のもとに結ばれている。師は弟子をよく観察し、弟子がすでに何を知っているかを検討する。一方、弟子は師をよく観察し、学ぶべき課目をよく研究する。弟子にとって次にくるのは、知恵を獲得できるまで続く長い苦行（タパス）の段階である。時が来れば厳しい修業の果実が実る。知恵（プラジュニャー）が実り、師と弟子はいっしょにそれをさらに深く探求する。

2　サンスクリットの「グル」という語は、暗闇を意味する「グ」と、明かりを意味する「ル」の２語から成り立っている。聖なる知恵の指導者としての師は、弟子から無知という暗闇を取り除き、光明あるいは真実へと導く。また弟子は、師から正しい行為や正しい人生についても学ぶことができる。師は憎しみから解放され、広く真実を探求し、また精神的知恵を実行してきた人であり、決して理論的学問のみに満足してはいない。師は、自分の体験してきたことを説くばかりでなく、実行してきたことを例をもって示すのである。師は弟子の感性と知性を内面に向かわせることを教え、弟子が自己発見を続けて自分の存在の源（アートマー）を発見するのを手伝う。師は、個人（ジヴァートマー）と神（パラマートマー）を結ぶ橋である。師は、次のことに注意すべきである。

①はっきりした洞察力と知識をもつこと。
②精神的な教えを常に実行していること。
③絶え間ない確固とした学究心をもっていること。

④自分の行いの成果に執着しないこと。
⑤純粋に知識の核心に弟子を導くこと。

3　正しい師弟関係の例が、『カタ・ウパニシャッド』と『バガヴァッド・ギーター』に説明されている。前者では、死の神であるヤマが、揺るぎない勇気をもって死に直面している熱心な探求者ナチケータスに、精神的な知識を授けている。後者では、クリシュナが、卓越した弓の射手アルジュナの疑問を解き、失意を取り除いてやった。アルジュナはそのクリシュナの導きのおかげで、的確な目的意識と謙虚な心をもつことができ、人生の最も高いゴールに至ったという。

4　ラトナーカラという名の泥棒がもつ力とエネルギーは、賢者ナーラダの導きによって神に向けられた。最終的にはこの泥棒は賢者ヴァールミーキとなり、叙事詩『ラーマーヤナ』を書きあげた。『ラーマーヤナ』では、人体を、自我で膨張した10個の頭をもつ怪物王ラーヴァナが治めるランカー島にたとえている。10個の頭は知覚・感覚器官で、無限の欲望でふくれあがっている。海に囲まれた島と同じように、ラーマの妻シーター（個人の魂、あるいは自然の普遍的法則）はラーヴァナの享楽の園、アショカヴァナに閉じこめられている。シーターは、宇宙の神ラーマより切り離され、非常に悲しみながらいつも夫ラーマのことを考えている。ラーマは、自分の使徒でありヴァーユ（生命気）の息子といわれているハヌマーンを、シーターを救うために送った。ハヌマーンは、自我であるラーヴァナを滅ぼし、シーターとラーマを再び結ぶのを助ける。ハヌマーンがシーターとラーマ、あるいはプラクリティ（自然の普遍的法則）とプルシャ（宇宙の真理）、またはジヴァートマー（個人の魂）とパラマートマー（神）を結びつけたように、プラーナーヤーマは、求道者とそのアートマーを結びつけるための大切な役割を果たしている。

5　グルはまず自分を弟子のレベルまで下げ、元気づけ、訓示とか実例を示すことによって、弟子のレベルをだんだんと上げていく。この過程は弟子の身体的条件と精神的成長度に応じて調整され、弟子の精神が師と同じほど恐怖から解放されて自立してくるまで続けられる。母猫が子猫の眼が見えるようになるまで口にくわえているように、師はまず弟子の動きをよく観察し、弟子に勝手なことをさせない。次の段階では、赤ちゃんザルが母親の毛をつかんでいる手を初めて離したときの母ザルと同じように、少しの自由を弟子に与えるが、まだ母ザルは子ザルを抱いている。第1段階では弟子は師のコントロール下にあるが、第2段階では自分の意志を完全に師にまかせる。第3段階ではまったくまばたきしない魚の眼のように、弟子の思考、言葉、行為は精密で浄らかなものとなる。

6　弟子は3つのカテゴリーに分類できる。鈍感な弟子、平均的な弟子、そして熱心（あるいは優秀）な弟子。鈍感な弟子は怠け者で肉欲に負けやすく、不安定で臆病である。このような弟子は、自分の欠点を改良する気もなく、自己発見のために修業する気もない。第2のタイプの弟子は、世俗的な誘惑と精神的なものの両方に等しくひかれ、時には前者を重んじ、時には後者を重んじるというように迷っている。最も高い善が何かを知っているにもかかわらず、それに向かって堅実に歩むだけの勇気と決断に欠けるのである。師はこの気まぐれな性質に気づき、それを直すために厳しく対処しなければならない。第3の優秀な弟子は展望と勇気をもち熱心である。誘惑に抵抗し、めざす目的から自分をそらそうとするものを捨て去るのをためらわない。したがって、安定し、熟練し、堅実になることができる。グルはこのような弟子が聖人（シッダ）になるまで、潜在能力を最高に発揮できるように、いつも注意深く方法を捜して導かなければならない。このような弟子は結果的に師を超えるかもしれないし、師はそのような弟子をもつことを喜ぶのである。

7　神が自分にふさわしい師との縁を与えて下さるのである。サトヤカーマ・ジャーバーリは自分は出自不詳だと告白したが、聖人ガウタマはその潔癖さと誠実さを評価して弟子にした。シュヴェータケートゥは何年もの修業のあと、誇りに満ちて我が家へ帰ったが、小さい種を大きな木へと生長させてくれるものは何かと父親ウッダーラカに聞かれたとき、答えられなかった。シュヴェータケートゥが自分の無知を自覚したとき、父親は彼を弟子として受け入れ、精神的知恵を授けた。弟子は精神的知恵を真剣に求め、自らを律しなければならない。絶えず注意して修業し、強い忍耐をもたなければならない。

8　精神的修業（サーダナー）は理論的学習とまったく関係なく、新しい生き方へと導いてくれるものである。ゴマの実をしぼると油がとれ、木に点火すると潜在していた熱が得られるように、弟子は、自分の内に潜在している知恵を目覚めさせ、真の自己を発見するために不変の努力を続けなければならない。自分が宇宙全体にわたって燃えている神なる光の一部であるということを理解したとき、それまでの過去の思い出（サンスカーラ）は燃えつきて、「悟り」を得る。このとき、弟子自身も師になったといえる。

7　食べ物

1　『マハー・ナーラーヤナ・ウパニシャッド』では、食物（アンナ）は、人間が肉体的レベルから精神的レベルへと発展していく過程において、なくてはならない必需品であると述べている（79.15節）。太陽は熱を放射し、その熱は水を蒸気に変える。蒸気は雲になり、雲が雨となって地上に落ちてくる。人間は土地を耕し食物をつくる。食物は消費されエネルギーを生み、エネルギーは活力を維持する。活力が修業を支えるので信仰が生まれ、信仰が知恵をもたらす。知恵は物事を体得させ、物事を体得すると日常の生活態度が平静になり、心も静まる。心が静まると、何ものにも影響されない心になる。影響されない心は記憶を発達させて正しい認識をもたらし、正しい認識は正しい判断をもたらす。正しい判断は、絶対なる自己を見つめられるように導いてくれる。

2　身体は炭水化物、たんぱく質、脂肪、ビタミンとミネラルの正しいバランスのとれた食べ物を必要とする。水分は消化吸収作用に必要である。栄養物となった食べ物は最後にいろいろな形となって身体中で吸収されていく。

3　食べ物は健康に有益で、味がよく、各人の身体に合ったものでなければならず、たんに欲望を満たすためだけに食べてはいけない。食べ物は大きく３種類に分けられる。サトヴィック〔サットヴァ的〕、ラジャシック〔ラジャス的〕、タマシック〔タマス的〕がそれである。サトヴィックな食べ物は長命、健康、幸福をもたらす。ラジャシックな食べ物は興奮を生み出し、タマシックな食べ物は病気の原因となる。ラジャシックな食べ物とタマシックな食べ物は意識を鈍らせ、精神的成長を妨げる。体験を通して自分にふさわしい食べ物を見つけるのは、求道者の義務である。

4　性格は食べ物によって影響されるというのは本当であるが、その一方で、プラーナーヤーマの実践が、求道者の食習慣を変えることがあるというのも本当である。人間の性格が食べ物に影響されるのは、食べたものが頭の働きに影響を及ぼすからだ。一方サトヴィックな菜食でも、頭の混乱している憎悪に満ちた独裁者が食べると、ラジャシックあるいはタマシックとなる。逆に仏陀やキリストのような高貴な人は、普通ではタマシックとみなされている食べ物を食べても影響を受けないし、またその食べ物を与える者の心身の状態の影響も受けない。大切なのは食する者の心の状態である。しかしサトヴィックな食べ物からなる食生活のみが、ヨガ実践者の確固とした清廉な心を維持する。

5　身体は個人の魂（ジヴァートマー）の住処で、不十分な食べ物のせいで身体が損なわれると、荒れはてた貸家から居住者が出ていくように、その「内なる自己」は出ていってしまう。「内なる自己」を住まわせるために、身体をよく護らなければならない。身体を無視すると、「内なる自己」を破壊し、死に至らしめてしまう。

6　『チャーンドーギャ・ウパニシャッド』によると、身体の燃料となる固形状・液体状の食べ物および脂肪は、それぞれ消化の際、16の部分に分かれる（6章7.2節）。それらは３つに分類される。固形上の食べ物の最も粗雑な部分は便となり、中質のものは肉となり、最も繊細な部分は頭の栄養となる。この３つの部分の割合は16分の10、16分の５、16分の１である。液体状の食べ物の最も粗雑な部分は尿となり、中質の部分は血となり、最も繊細な部分はエネルギー（プラーナ）となる。同様に、脂肪の最も粗雑な部分は骨となり、中質の部分は骨髄となり、最も繊細な部分は言葉（ヴァーク）となる。シュヴェータケートゥは15日間液体だけで過ごしたとき、思考力を失ったが、固形状の食べ物を食べ始めたとき思考力は戻ってきた。また脂肪をカットしたときは言葉を失った。この体験で彼は、思考は固形食から、エネルギーは液体状の食べ物から、言葉は脂肪の食べ物からの産物であるということを知った。

7　『ハタヨガ・プラディーピカー』では、プラーナーヤーマの実践中、求道者は、細かくつぶしてからミルクでたいた米と、沸騰させて不純物を取り除いたバターを食べなければならないと述べている。プラーナーヤーマがよく習得できたあとでは、自分に合い、また自分のプラーナーヤーマの実践に合った食べ物を選んでよい（11.14節）。

8　唾が生じないときは食べてはいけない。なぜなら、唾が出ないということは身体が食べ物を必要としていないからである。質量ともに規制しなければならない。おいしそうに見えても求道者のためにはよくない食べ物がある。栄養価の高いものでも、プラーナーヤーマの向上を妨げる毒素を生じるものかもしれない。本当の意味で空腹のとき、喉が渇いているときには、食べ物はすぐに身体に吸収され栄養となる。水だけで十分に喉の渇きはいやされる。本当の喉の渇きは水以外の飲み物を望まない。偽りの空腹や喉の渇きは抑制しなければならない。ヨガの経典では、求道者は胃の半分（４分の２）を固形食で満たし、４分の１を液体で満たし、残りの４分の１は空気が自由に流れるように空にしておきなさいと説いている。

9　感情的に不安定のときは食べてはいけない。食事中はよく話し、かしこく食べなさい。感謝の心で食べれば、毒以外はすべてサトヴィックな食べ物となる。

10　消化のための火は、呼吸によって発生したエネルギーでともされる。栄養価の高い食べ物をコントロールしながら摂ることが、活気、力、敏捷性を維持するために不可欠である。断食は避けた方がよい。

11　『タイッティリーヤ・ウパニシャッド』では、食べ物自体がブラフマンであるから、馬鹿にしたり乱用しないで敬わなければならないと述べてある。

8　妨げるものと助けるもの

1　求道者は、プラーナーヤーマの練習の妨げとなるものが何であるかを知っておかなければならない。また、注意を散漫にさせるものを避け、心身のために規律ある生活を送るべきである。

2　偉大なヨギのひとりであるパタンジャリ（69ページの写真）は、行法の実践を妨げるものを次のように列挙している。病気（ヴィヤーディ）、やる気不足（スティヤーナ）、実践に対しての疑い（サンシャヤ）、鈍感（プラマーダ）、怠慢（アーラシャ）、欲望にとらわれる（アヴィラティ）、まちがった価値のない知識（ブラーンティ・ダルシャナ）、思考・集中力の欠如（アラブダ・ブーミカトヴァ）、不真面目であったり、失敗のため続ける気をなくすこと（アナヴァスティタットヴァ）、痛み（ドゥッカ）、絶望（ダウルマナシャ）、不安定な身体（アンガメジャヤトヴァ）、不安定な呼吸（シュヴァーサ・プラシュヴァーサ）である（『ヨガ・スートラ』1章30・31節）。

これらは人間そのものに原因があるときもあるし、自然災害や事故によって生じるときもある。規律不足と放縦によって生まれる人間由来の苦悩は、求道者の心身をそこなう。その回復法はヨガの教典に記されている。

3　パタンジャリのいうヨガの実践を妨げる13の障害のうち、4つのみが身体に関するもの（病気、怠慢、不安定な身体、不安定な呼吸）で、あとの9つは心に関するものである。この賢者は、アサナの段階で身体に関する障害を取り除くことができてはじめて、プラーナーヤーマの実践によって心に関する障害に取り組めるようになると述べている。

4　『ハタヨガ・プラディーピカー』では、食べすぎ、無理、意味のない言葉、コントロールされていない行為、悪い仲間、移り気の６つがヨガの実践を邪魔すると述べている。『バガヴァッド・ギーター』では、ヨガは食べすぎる者、まったく食べない者、眠りすぎる者、起き続けている者のためにあるのではないといっている（１章16節）。各種のヨガ・ウパニシャッドでは、悪い姿勢と、欲望、怒り、恐怖、貪欲、憎悪、嫉妬などの自己破壊的感情も、ヨガの実践を妨げるものに含めている。

5　また『ヨガ・スートラ』では、訓練を持続していくには、信仰心、活気、記憶、深い瞑想（サマーディ）、正確な内なる知恵（プラジュニャー）が必要であると述べている（１章20節）。

6　パタンジャリは、これらの障害を乗り越えるための４つの良薬を示している。それらは、よいものと親しみ一体感をもつこと、苦しむ人々の不幸を救うために思いやりをもって尽くすこと、他の人の功績を喜ぶこと、他の人の失敗を軽蔑したり優越意識をもたないこと、である。『ハタヨガ・プラディーピカー』では、ヨガの道を妨げるものを乗り越える手段として、熱心さ、挑戦、不屈の精神、本当の知恵、断固とした決心、無執着の心、世間に存在しながら世俗的なことに影響されないことをあげている。

7　『バガヴァッド・ギーター』によると、適宜の食事と休息をとり、決まった時間鍛練し、睡眠と活動の正しいバランスをとることによって、ヨガはあらゆる痛みと悲しみを取り除くという（６章17節）。ヨガとは賢く身体を動かすことであり、調和と節度をもって、手際のよい活動的な生活を送ることである。求道者にとって最も必要なのは、目的に集中すること、自己を捧げた実践をすることである（『ヨガ・スートラ』１章32節）。

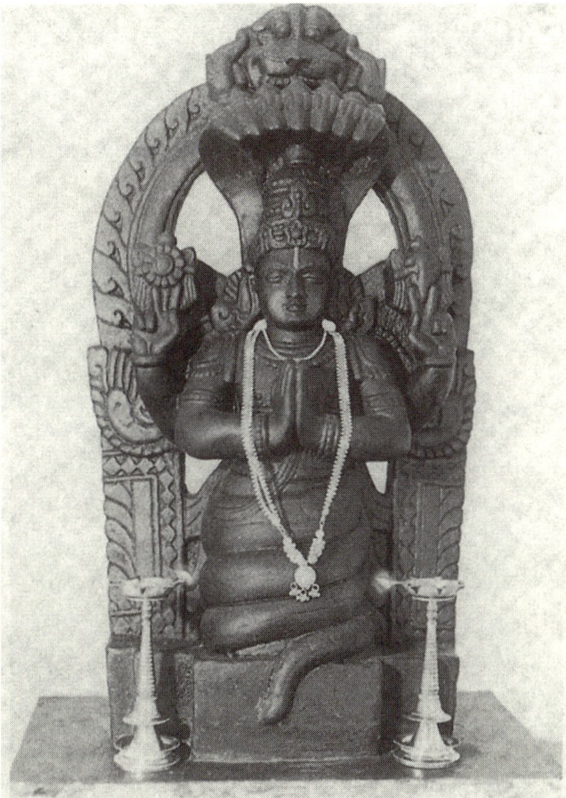

パタンジャリ

9　プラーナーヤーマの効果

1　ヨガの各種アサナは、頭部、胴体、手足をはじめ、身体全体の血液の循環を向上させる。

2　手足を鍛えるアサナは循環器系を活性化する。筋肉のリズミカルな伸縮は、それまで使われてこなかった身体の各部分を刺激するので、動脈、毛細血管、静脈、リンパ管の働きが活発となる。その結果、エネルギーの供給と消費が効果的になされ、病気に対する強い抵抗力がつけられる。

3　アサナも胴体に対しては同じような効果をもっているが、プラーナーヤーマは、肺をリズミカルに伸縮させることによって、身体の表面だけでなく、各種内臓への血行をよくし、体液を正しく循環させる。

4　肺は静脈中の二酸化炭素の排出を司ることによって、アンモニアやケトン、芳香族アミンがたまって毒素になるのを防ぐ働きをしている。肺は清潔に保ち、血液とリンパ液の効果的な循環によって細菌性の病気にかからないようしなければならない。ここにプラーナーヤーマの重要な役割がある。

5　肝臓の働きは、肝動脈が老廃物を化学分解して、胆汁や尿として排泄することにある。また門脈によって胃や小腸から血液を取り入れ、毒素や細菌による生成物を取り除く働きもする。肝臓ではリンパ液が活発に働いており、リンパ管の中をさまよいながら、固形の老廃物、異物や細菌およびその生成物をこわしたり取り込んだりする働きをする大食細胞（マクロファージ）を供給する。プラーナーヤーマはこれらのあらゆる働きをうながす。

6　腎臓は、腎皮質で大量の動脈血の濾過を行い尿を生成している。この腎臓での血液の流れは、相反する要求に対して影響を受けやすく、多くの場合十分なものではない。腎皮質の血液が流れにくいというこの傾向は、まわりの小さい動脈の流れが自動的に調整されることによって補われる。この過程では腎臓内の圧力を適切に保つことが大切で、したがってプラーナーヤーマによって腎臓の位置、形状、緊張状態を正しくすることが役に立つ。腹筋と背中の筋肉の相動的活動は内臓をマッサージするので、腎臓内のリンパ液の流れが刺激される。これはこの臓器の健康状態を保つのにきわめて大切なことである。

7　プラーナーヤーマにおいては、横隔膜と腹筋をリズミカルに使うことにより、腸内の血液循環をうながすだけでなく、腸の蠕動運動と分解運動を直接に刺激し、腸の食物吸収と固形老廃物——とくに肝臓や膵臓や腸から分泌された残留物だけでなく、吸収されなかった食物、腸内バクテリアの生成不要物など——を排泄する働きを助ける。

8　脾臓は左横隔膜のすぐ下にあり、酸素を運んでいる老化した赤血球の流れを濾過して浄めるフィルターの役目をしている。脾臓の血液の多くはリンパ系構造の中を循環しており、プラーナーヤーマによって刺激を受ける。

9　プラーナーヤーマは浄化された血液の循環維持に役立つ。それにより、神経、脳、脊髄、心臓の筋肉の調子が整い、その働きはより効果的になる。

10　汗腺は、腎臓の働きを補助するいわば小型の腎臓であり、とくにプラーナーヤーマによって刺激を受けたとき、その働きが活発化する。

11　ヨガの教本では、プラーナーヤーマの練習を積み重ねることによって、病気を防ぎ治癒することができると述べている。しかしまちがった仕方をすると、喘息、せき、高血圧を生じたり、心臓や眼や耳に痛みを起こしたり、舌がかわいたり細気管支が異常緊張したりする（『ハタヨガ・プラディーピカー』２章16・17節）。

12　プラーナーヤーマはナーディを浄化し、内臓と細胞を護り、疲労の原因となる乳酸を中和するので疲労回復を早める。

13　プラーナーヤーマは消化を助け、活力、生命力を増し、感覚や記憶力を向上させる。また、身体の支配から心を解放し、知性の向上、自己を啓発する。

14　まっすぐに伸びた背骨は、鎌首をもたげたコブラにたとえることができる。脳がコブラの頭、感覚器官が牙、悪い考えや欲望が毒腺である。プラーナーヤーマの実践は、感情と欲望の高まりを静める。それにより心が浄められ、思考から自由になる（ニルヴィシャヤ）。求道者の言葉、考え、行いは清浄で純粋なものとなる。また身体の堅固さ（アチャラター）、知性の安定（スティラター）が保たれる。

15　ヨガにおいては実践のみが力と知識をもたらす。毎日の実践が成功を確かにし、完全な意識をもたらし、それによって死の恐怖を取り除くことができる（『シヴァ・サンヒター』４章17・18節）。

16　求道者は心の安らかな状態を体験する。そのとき求道者は、過去のことを考えず、将来を恐れず、永遠の現在に生きている。パドマアサナでのプラーナーヤーマを体得すれば、魂の解放への準備が整ったことになる（『ハタヨガ・プラディーピカー』1章49節）。

17　風が大気から煙や不純物を追い払うように、またその本来の性質が燃やし浄化することであるように、プラーナーヤーマは、内臓、感覚、心、知性、自我を浄化する神性な火である。

18　昇りくる太陽がゆっくりと夜の暗闇を照らすように、プラーナーヤーマは心身の不純物を取り除き、求道者を浄化し、精神集中（ダーラナー）と瞑想（ディヤーナ）ができる状態に導く（『ヨガ・スートラ』2章52・53節）。

19　プラーナーヤーマは「真の自己」の窓である。したがって、偉大なる苦行（マハー・タパス）、真の自己についての真の知識（ブラフマ・ヴィディヤー）と呼ばれる。

II

プラーナーヤーマの基本

10　コツと注意

1　へびの神であるアーディ・シェーシャはヨガの支柱である(『ハタヨガ・プラディーピカー』3章1節)。したがって、プラーナーヤーマはヨガの心臓部であり、プラーナーヤーマなくしてヨガは存在しない。

2　普通の呼吸は1分間に15回ぐらいで24時間に21600回であるが、個人の生活の仕方、健康状態、感情状態によって異なる。プラーナーヤーマは1回ごとの吸気、呼気の時間を延ばすので、老化の速度をゆるめ、長命をもたらす。

3　年をとると肺胞が萎縮して呼吸の働きは衰えるので、少量の酸素しか吸収できなくなる。しかし、プラーナーヤーマを実行していると、肺胞の大きさを維持し、赤血球を身体中に循環させ、身体全体に生命と活気を吹き込む。すでに年をとった人でもプラーナーヤーマを実践すると老化が遅くなる。

4　身体は正しさの畑(ダルマ・クシェートラ)であり、また苦しみの畑(クル・クシェートラ)でもある。良いことのために使えば前者になるし、悪いことのために使えば後者になる。身体は畑であり、内なる自己はその畑のことをよく知る者である(クシェートラジニャー)。この二者を結びつけるのがプラーナーヤーマである。

5　プラーナーヤーマにおける呼吸は、たとえば「24　シータリーとシータカーリー」のように特別の指示がなければ、鼻で行う。

プラーナーヤーマ実習に際しての身構え、心構え

6　アルファベットを習得することが言葉の習得の基礎であるように、プラーナーヤーマは精神的知恵、本当の知恵（アートマー・ニャーナ）を習得するための基礎である。

7　アサナを習得してからのみ、プラーナーヤーマの習得が可能である。近道はない。

8　アサナは肺の繊維に弾力性をもたらすので、プラーナーヤーマをやりやすくする。

9　身体中の神経の長さを合わせると、全部で約9600kmになる。その働きはきわめて繊細であり、神経を清潔で明晰に保つのには特別の注意と世話が必要である。いろいろなアサナをひとつひとつ長い時間繰り返して行うと、神経系が清潔かつ明晰に保たれるので、プラーナーヤーマの実践中、エネルギー（プラーナ）の流れが滞らなくてすむ。

10　アサナもまちがった不十分なやり方をすると、呼吸を浅くし忍耐力を弱める。

11　もし身体を無視したり、欲望のままに行動すると、身体はあてにならない物体と化してしまう。アサナで身体を鍛え、プラーナーヤーマで心を鍛えると、それが悟りへの道へつながり、享楽と痛みから自分を解放できる。

12　食物が身体を維持するのに不可欠であるように、生命力（プラーナ）を維持するためには、空気を正しく肺に取り入れなければならない。

13　プラーナーヤーマを始める前に、関連あるアサナをマスターして、肋間筋《ろっかんきん》の正しい動かし方および骨盤隔膜と横隔膜の動かし方を学ぶべきである。

14　プラーナーヤーマを行う前には、排尿と排便をしておくこと。便秘はそれほどの影響を与えないから、プラーナーヤーマを行ってよい。

15　トラやライオン、ゾウなどを調教する人は、まずその動物の癖や雰囲気をよく観察し、それからゆっくりと堅実に動物たちの能力を試していく。調教師は動物たちを思慮深く親切に扱って、自分を襲うことがないようにする。求道者においても同じである。硬い岩を砕く削岩機も正しく使わないと、機械も機械を使う人もこわれてしまう。自分の呼吸をよく観察すること。そしてゆっくり始めること。プラーナーヤーマを早く習得しようと、あせったり、無理して行うと害になる。

16　まず毎日、同じ姿勢で同じ時間に行うこと。しかし、同じ種類のプラーナーヤーマばかりやっていると不快感を覚えるときがある。そういうときは、神経を静め元気づけるプラーナーヤーマに変えると、心身ともに若返りさわやかになる。プラーナーヤーマは惰性で行ってはいけない。

17　プラーナーヤーマを正しく理解し、明晰さと知恵で呼吸を分析し、悪いところがあったら矯正すること。

場所

18　人目に触れない清潔で風通しのよい、虫のいない場所を選び、静かな時間に行わなければいけない。

19　騒音は心をいらだたせ怒りを誘発するから、そういう場所は避けること。

心身浄化

20　汚い身体や心で寺の門をくぐらないのと同じように、自分自身という寺の中へ入って行く前に、浄化というヨガの規則を守らなければならない。

時

21　ヨガの教本では、早朝、正午、夕方、夜中の１日４回、80サイクルのプラーナーヤーマをしなければならないと述べてあるが、これはすべての人に可能ではない。しかし最低１日15分はどうしても必要である。だがこれでも、熱心な求道者にとっては十分ではない（プラーナーヤーマでは、吸気・クンバカ・呼気・クンバカを１サイクルとしている）。

22　プラーナーヤーマは早朝行うのがよい。とくに日の出前に行うと完璧である。あらゆるものが動き出す前で、ちりやほこりが一番少なく、心身が新鮮であるからである。もし早朝が不可能なら、日没後、つまり空気が再び冷えて心地よくなったときに行うとよい。

姿勢

23　床の上で、たたんだ毛布に座って行うのが一番よい。「11　座り方」をよく勉強すること。シッダアサナ、スワスティカアサナ、バドラアサナ、ヴィーラアサナ、パドマアサナ、バッダ・コーナアサナ（写真１-12）がプラーナーヤーマの実践に適しているが、背中がまっすぐ伸びて床に垂直になっていれば、他のどんな姿勢でもよい。

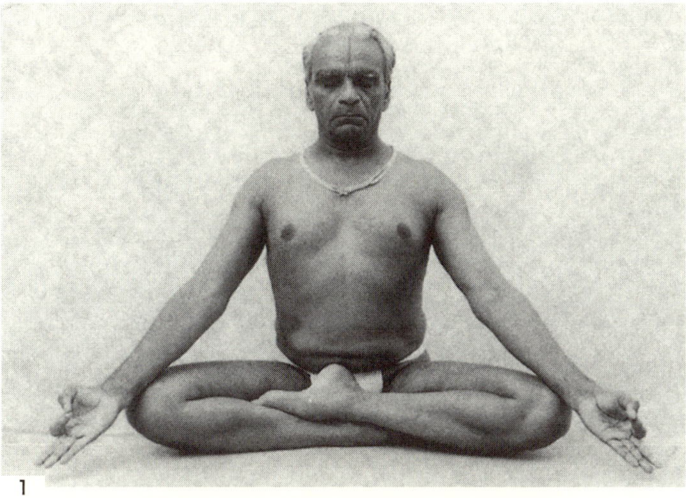

1

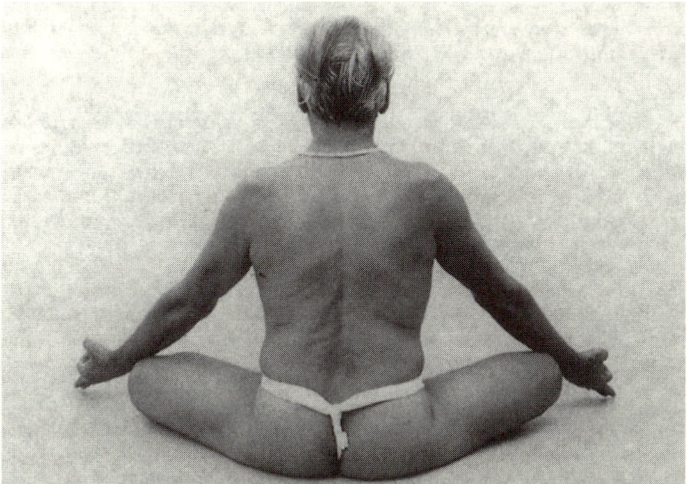

2

シッダアサナ

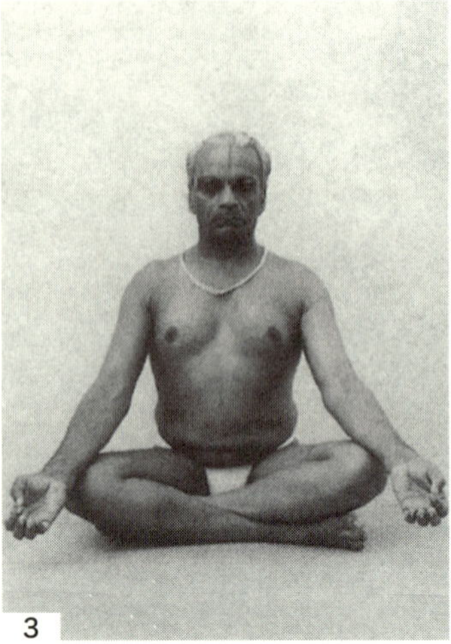
3

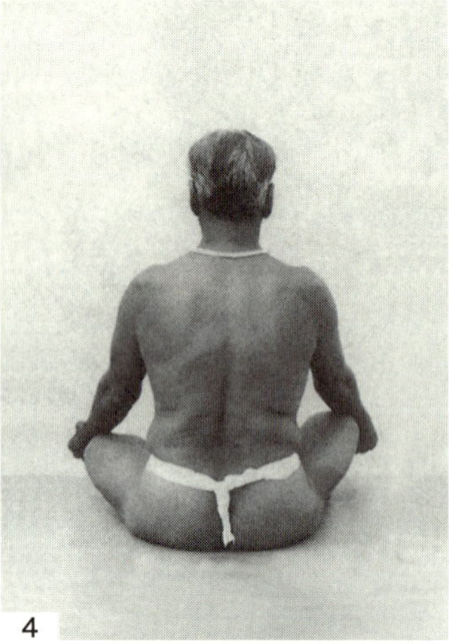
4

スワスティカアサナ

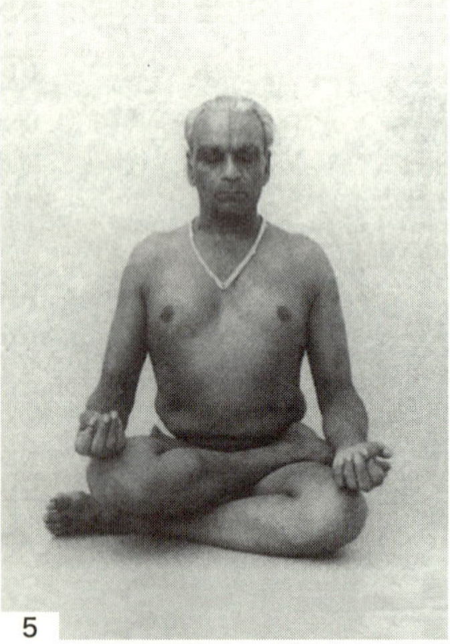
5

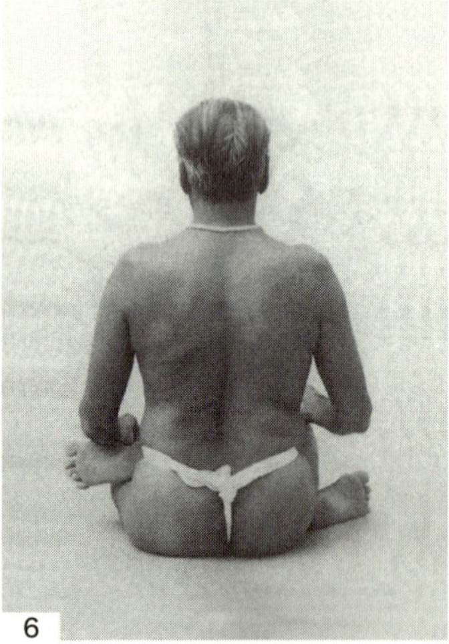
6

バドラアサナ

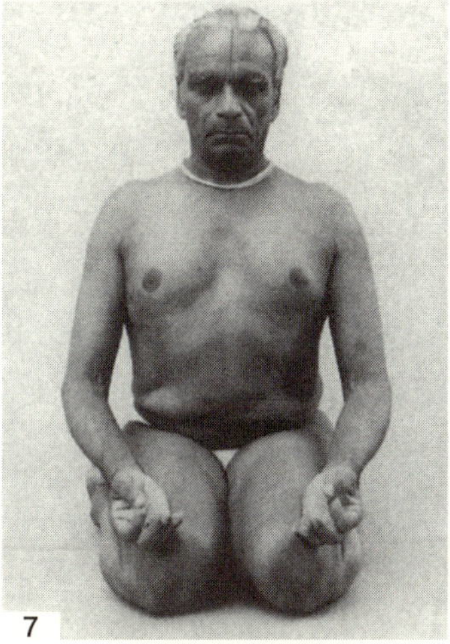
7

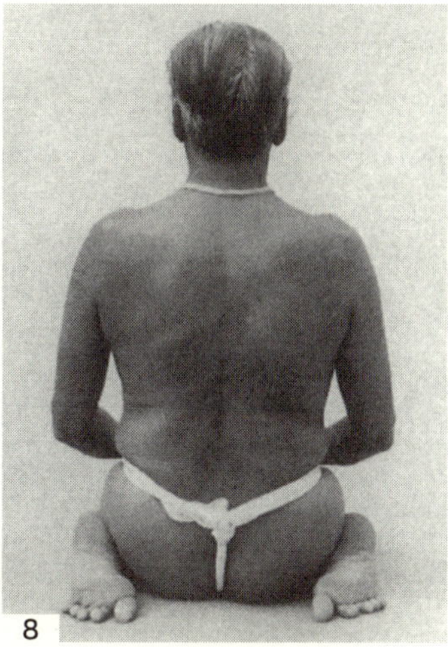
8

ヴィーラアサナ

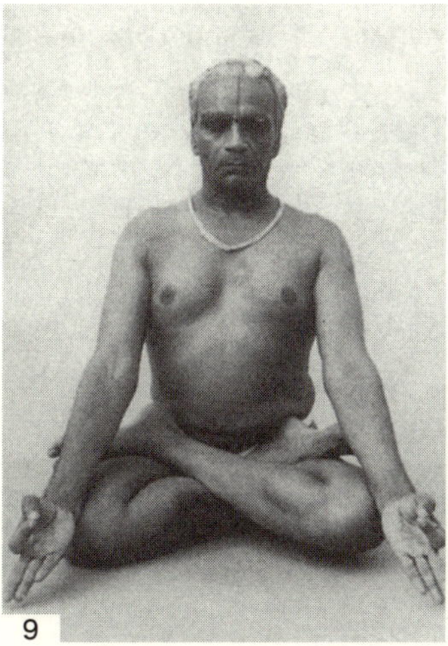
9

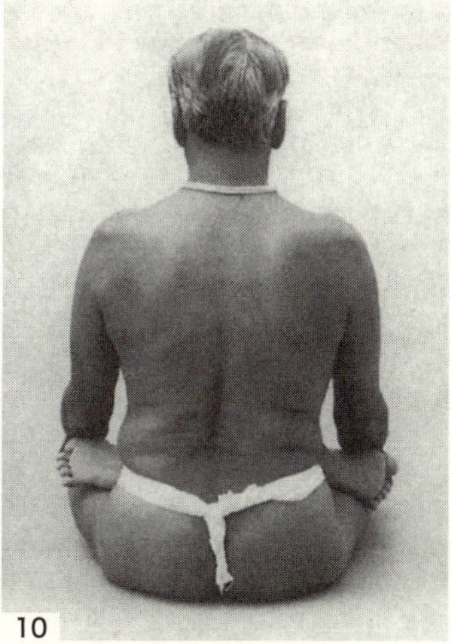
10

パドマアサナ

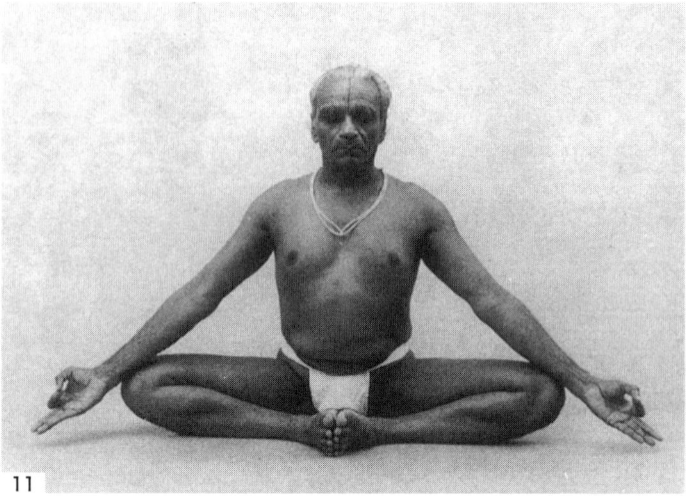

11

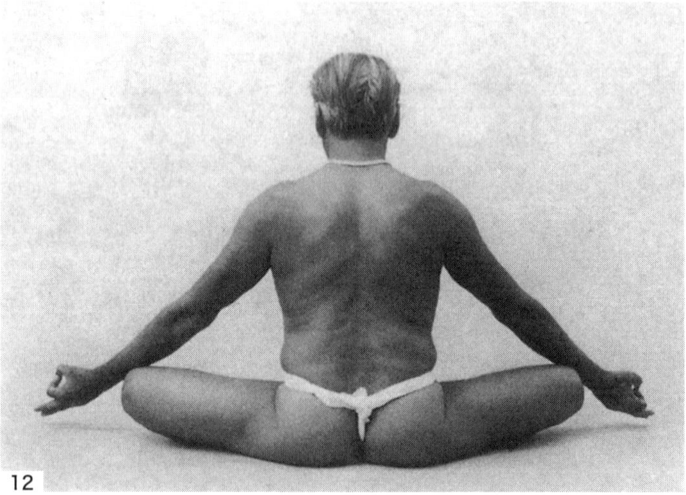

12

バッダ・コーナアサナ

身体

24　水がめに貯水の役を果たさせるには、土をしっかりと焼かなければならない。同様にプラーナーヤーマに本当の光彩を放たせるためには、アサナという火で身体をしっかり焼かなければならない。

25　身体はタマシック（タマス的）で、心はラジャシック（ラジャス的）で、本質なる自己はサトヴィック（サットヴァ的）である。アサナで身体の知恵を心のレベルまで発達させること。それから、プラーナーヤーマで心身を真の自己のレベルまで上げ、プラーナが身体中を流れるようにする。そうすることが、身体を敏捷にしておき、心を安定させ、絶対なる自己をいつも目覚めさせておくことにつながる。

26　人間の身体は、空気がへびのようにしのびこんだり出ていったりする穴のようなものである。心（チッタ）は呼吸を誘発してコントロールするへび使いにあたる。

背骨

27　背骨はヴィーナ（インドの弦楽器）に似ている。ヴィーナの先はひょうたんの形をしており、そこから音が出る。この部分が我々の頭にあたる。鼻は楽器の柱《じ》（ブリッジ）にあたり、吸気と呼気によって生じた音の振動をコントロールしている。共鳴は弦のしまり具合による。ゆるければ音が出ないし、きつすぎれば共鳴しないで弦が切れやすい。必要な共鳴と強さとピッチをつくり出すために、弦の張り具合いを調整しなければならない。同じように脊柱のナーディと神経の位置を正しく整えなければ、呼吸はリズムと調和を崩してしまう。

28　脊柱の椎骨を、最下部からひとつずつレンガを積み重ねていくように整えること。脊柱椎骨の左右の側を切り離して考え、同じ高さにリズミカルに動かしながら左右を対称にすること。プラーナーヤーマでは脊柱の内側、つまり身体の中に面する方を、外側よりよく使う。

肋骨

29 肋骨は、後ろ（背中側）は中に、横は前に、前面は上にというように同時に動かすこと。

腕と肩

30 腕は自然にしておき、もち上げたり緊張させたり、後ろに押したりしない。緊張させておくとしびれたり感覚を失ったりする。そういうことは慣れていない姿勢を初めてとったときに起こるが、その姿勢になれてくると起こらなくなる。

爪

31 指を使ったプラーナーヤーマをするときには、爪をきれいに切って繊細な鼻の皮膚を傷つけないようにする。

唾

32 初期の段階では唾がわいてくる。呼気のあと、つまり吸い始める前に飲み込むとよい。決して息を止めているときに飲みこんではいけない。舌を緊張させて上顎や上の歯に当ててはいけない。舌も顎も自然にリラックスさせておく。

眼と耳

33 アサナは眼を開いて行うが、プラーナーヤーマは眼を閉じて行う。

34 眼をそっと閉じ、眼球を緊張させないで下方つまり胸の方を見おろし、自己の内を観察したり感じたりすることが最も大切である。

35 眼を開いていると、焼けつくような感覚が生まれ、イライラして落ち着かないので、心も乱れる。

36 ときどき、一瞬眼を開いて姿勢を点検し、身体の不均衡を直す。

37 耳は心の窓口である。いつでも敏感な受け入れ態勢を整えておくこと。聴覚を吸気と呼気の振動およびクンバカの音のない状態に合わせる。

皮膚

38 皮膚は吸収と排出という大切な２つの役割を果たしている。熱を吸収、放射することで、体温を均一に保つサーモスタットの役割を果たす。また有機塩、無機塩を排出する手助けをする。

39 皮膚は知覚の源である。プラーナーヤーマの実習中、皮膚の動きと内なる感覚の綿密なコミュニケーションは維持されなければならない。

40 上体の皮膚は能動的に、頭と顔と足と腕の皮膚は受動的にしておくこと。

41 初めのうちは汗をかくことがあるかもしれないが、修練を積めばそういうことはなくなる。

脳

42 脳は静かに、かつ鋭く観察を続けられるようにしておかなければならない。肺の活動をうながす脳自体が興奮すると、呼吸の過程を観察することができなくなる。

43 身体と脊椎が鈍感なときは、プラーナーヤーマはタマシック（暗闇で無知）な状態であり、脳の働きが関与するときはラジャシック（活発）な状態である。身体がしっかり安定し、脳が受容的で自己が集中しているときにのみ、プラーナーヤーマはサトヴィック（悟り）な状態となる。

44 記憶は実践の進歩と洗練のために使えばよき友となるが、考えこんだり過去の体験を繰り返したりすると障害となる。1回ごとに進歩するよう心がけること。

45 修練者の知識の範囲を広げ、真の自己（アートマー）を認識させるプラーナーヤーマを行うのに不可欠な２大条件とは、たゆまぬ修練と、欲望の放棄である。

46 ヴィシャマ・ヴリッティ・プラーナーヤーマ（吸気、呼気、クンバカそれぞれの時間の長さを変える方法）を行う前に、まずサマ・ヴリッティ・プラーナーヤーマ（吸気、呼気、クンバカの時間を同じ長さにする方法）を習得しなければならない。詳細は「18　ヴリッティ」に述べてある。

47 プラーナーヤーマの直後に決してアサナを行ってはならない。逆に、アサナのあとでのプラーナーヤーマは害がないが、あまり激しいアサナのあとでは行わない方がよい。朝アサナを行ったら、夕方はプラーナーヤーマをするというのが理想的で、別々に行った方がよい。

48 身体が疲れていたり、心が沈んでいるときは行ってはならない。心が乱れたり沈んでいるときは、『ハタヨガの真髄』に紹介してあるアサナ、身体が疲れているときはこの本の「30　シャヴァアサナ」に述べてあるシャヴァアサナを行ってからプラーナーヤーマを行う。

49　脳がかなり興奮しているときは、吸気のあとクンバカをしてはいけない。脳をさらに混乱させるだけである。また、眠れなくなるので就寝前にも行わない。かわりにクンバカを伴わないプラーナーヤーマか、注意深くバーヒャ・クンバカ（呼気のあとクンバカする）を行う。これらは眠気を誘い、とくに後者は不眠症を治す（19-21章を参照）。

50　プラーナーヤーマを急いで行ってはいけない。また、肺がうっ血しているときに行ってはならない。

51　プラーナーヤーマの直後にしゃべったり、歩いたりしてはいけない。他の活動に移る前にしばらくシャヴァアサナでリラックスするとよい。

52　空腹時や食事直後に行わない。空腹のときは１杯のお茶かミルクを飲むとよい。食後４～６時間おかなければならないが、プラーナーヤーマのあと、30分後に食事をするのはよい。

53　まちがったやり方を続け、悪い癖をつけてはいけない。正しい鍛錬と経験によって、まちがったやり方に注意し根絶すること。

54　年少者はクンバカをしてはいけない。16～18歳で始めなさい。それ以前に行うと、顔が年不相応に老けてしまう場合がある。

55　肺に負担や緊張を感じたり、呼吸音が乱れたり耳ざわりだったりしたらその日は行わない。

56　まちがった方法で行えば、顔の筋肉がこわばり、心が乱れ病気の原因となる。プラーナーヤーマ中イライラしたり、不安定感やだるさを感じるようなら、まちがったやり方をしていると理解してよい。

57　プラーナーヤーマは行動をコントロールし、エネルギーの流れを完全にする。

58　プラーナーヤーマを正しく行うと病気は治り、幸福で平静で悟りの輝かしい状態を体験することができる。

59　正しく行えば世俗的享楽への欲望を減らし、感情による束縛から解放され、内なる神を発見するのに役立つ。

女性のためのプラーナーヤーマ

60　妊娠中の女性はカパーラバーティ、バストリカー、ヴィシャマ・ヴリッティ・プラーナーヤーマ、長く息を止めるアンタラ・クンバカ（吸気後のクンバカ）、およびウッディーヤーナを伴ったバーヒャ・クンバカ（呼気後のクンバカ）以外は、すべて行ってよい。ウッジャイ、ヴィローマ、スーリヤ・ベダナ、チャンドラ・ベダナ、ナーディ・ショーダナはとくに効果的である。

61　産後1か月で、初心者用アサナもプラーナーヤーマも始めてよい。それからだんだん行う時間を長くし、各種の他のポーズを加えていく。

62　月経中のプラーナーヤーマは安全である。ただし、ウッディーヤーナは決して行ってはならない。

注意

63　アサナやプラーナーヤーマの実践により体内が熱くなってきたら、その日はそこでやめる。身体、頭、かかと、足の裏に油をすり込み、熱い風呂に入ったあと、シャヴァアサナを15分間ほど行うと身体が冷めるので、次の日に再び行うことができる。

11　座り方

1　『バガヴァッド・ギーター』(6章10-15節）で、クリシュナはアルジュナに、ヨギがどのようにして自分を浄化していくかを説明している。

10. 人里離れた場所で、ただひとりで自己を制御し、欲望や世俗的所有欲から自分を解放し、自己を魂（本来の自分つまり自分の内なる神）と調和させる。
11. 清潔な場所を見つけ、布とシカの皮と聖なるクシャ草を重ねて敷いた、高すぎも低すぎもしない安定した座に座る。
12. その座に座って精神集中し、知覚・感覚器官の働きを抑制して、自己浄化のためのヨガを行う。
13. 身体、首、頭をまっすぐにして動かさず、視線を動かさず鼻先をじっと見つめる。
14. 魂を平静にして恐怖から解放し、ブラフマチャリヤ（節制と禁欲）の誓いを固く守り、心を統御して、内なる自己を至上の精神（神）にまで高める。
15. 心を統御したヨギは、神すなわち絶対なる自己に近づくよう努力を続け、ニルヴァーナ（真の自己に宿る最高の平和）に至る。

2　引用した部分は、瞑想（ディヤーナ）で行われる伝統的な座り方である。内なる神（アートマー）は、本来純粋不純を超えたものだが、欲望と思考にとらえられてしまっている。同じ『バガヴァッド・ギーター』で、聖者クリシュナはいう。「火が煙に包まれ、鏡がほこりで曇り、胎児が子宮で包まれているように、内なる神は感情と思考によって生じた欲望で包まれている。」（3章38節）だから、身体を山のように安定させ、心は海のように静かにして瞑想しなさい。身体が知性あるいは安定性を失うと、知性も行動と受容力の両面で明瞭さを失う。心身がきわめて安定しているとき、純粋な知恵（サトヴィック・プラジュニャー）の光を体験することができる。

3　瞑想中は頭と首はまっすぐにし、プラーナーヤーマ実践中は顎を引き頭を下げる（ジャーランダラ・バンダ）。そうすると、心臓へ負担がかからず、脳を興奮させず、心の中に静けさを体験することができる（「13　ムドラーとバンダ」参照）。

4　瞑想のための座法では、背骨をまっすぐに伸ばし、肋骨の背中側とそのまわりの筋肉を後方や下方にたるませず、まっすぐに座ることが目的となる。したがって、頭頂から床へ垂直に、つまり頭頂、鼻の中心線、顎、鎖骨間のくぼみ、胸骨、へそ、恥骨が一直線に正中線をつくらなければならない（写真13）。

5　一方、2つの眉を結ぶ線、両肩を結ぶ線、左右の鎖骨を結ぶ線、両乳首を結ぶ線、それぞれ対をなす左右の肋骨を結ぶ線、両腸骨を結ぶ線が平行でなければならない（写真14）。そして最後に、身体がゆがまないように、両肩胛骨の上端の間の中心点と仙骨を結ぶ線を垂直に保つ。

6　プラーナーヤーマ実践において、初めに最も大切なことは、頭を前屈させ身体をまっすぐ伸ばし安定させることと、血液に酸素を送るため最大量の空気を肺に入れることを学ぶことである。実践中は、背骨をまっすぐに伸ばし、決して曲げてはいけない。

7　吸気（プーラカ）中であろうが、呼気（レーチャカ）中、保息

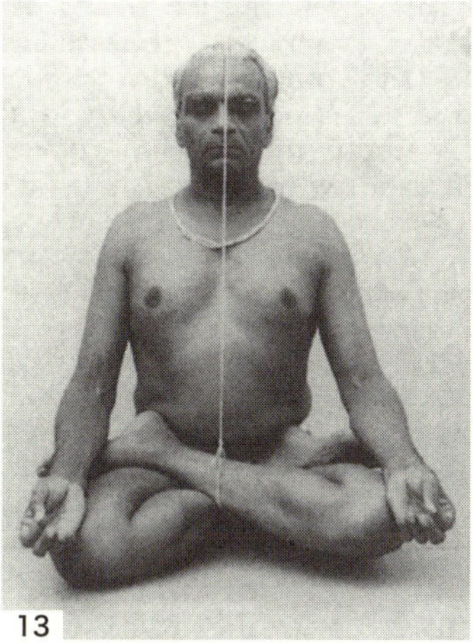

13

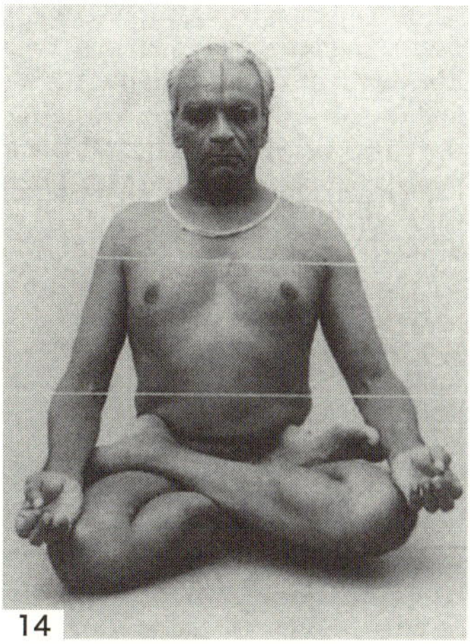

14

(クンバカ) 中であろうが、注意をたえず払い、身体がいつでも前述のような正しい位置にあるよう心がけなければならない。

8 インテリアデザイナーが部屋を改装して広々とした空間をつくり出すように、求道者は自分の上体に最大限の空間をつくり、プラーナーヤーマを行うときに肺が十分に拡がるようにする。こうした能力は、修練を続けていくうちに増大していく。

9 『バガヴァッド・ギーター』によると、身体は畑 (クシェートラ)、もしくは神 (アートマー) の住処と呼ばれ、畑を知る者 (クシェートラジニャー) としての神は、身体がプラーナーヤーマによって耕されたときに何が起こるかを観察しているという。プラーナーヤーマは神と身体を結ぶ橋である。

10 畑を十分に耕すために一番心に留めておかなければならないことは、座り方である。座り方が安定していないと、背骨が伸びきらず力を失い、横隔膜が正しく働かないので胸がくぼみ、生命力を与える空気で肺を満たすことはむずかしい。

11　ここで身体を４つの部分に分けて、プラーナーヤーマの座法を説明してみよう。４つの部分とは、①尻、骨盤、もも、膝、むこうずね、足首、足、②胴体、③腕、手、手首、指、④首、喉、頭である。とくに尻と骨盤を安定させることが正しい座り方の基礎である。

12　普通はプラーナーヤーマではシッダアサナ、スワスティカアサナ、バドラアサナ、ヴィーラアサナ、パドマアサナ、バッダ・コーナアサナのいずれかの姿勢で座る（写真1－12）。このどの座り方においても、背骨と肋骨の関係はバナナの葉（写真15・16）の中間部の幅の広いところに似ている。背骨が葉茎に、拡がった肋骨が葉脈に、尾底骨は葉の根元にあたる。これらのアサナについては『ハタヨガの真髄』に詳しく説明してある。

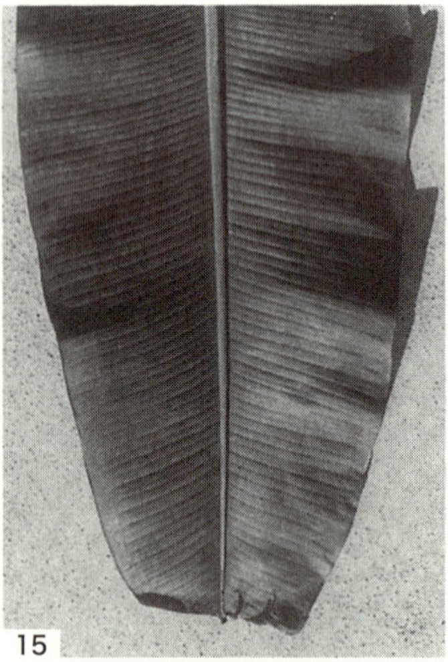
15

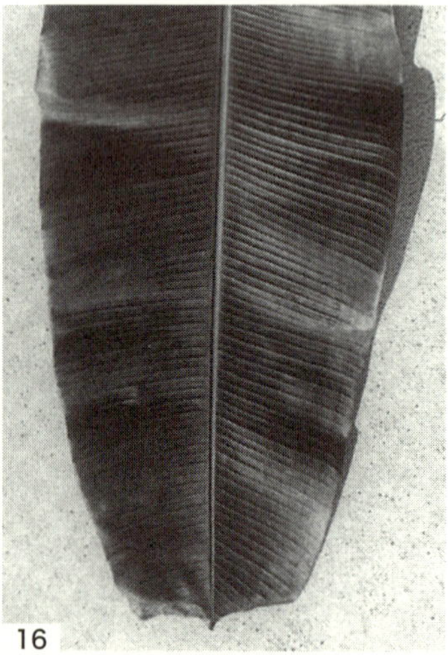
16

13　プラーナーヤーマにはいろいろな姿勢があるが、私の体験ではパドマアサナがプラーナーヤーマの実践や瞑想には最適であり、早く体得するための秘訣でもある。パドマアサナで座ると前述の身体の４つの部分が等しくバランスがとれ、脳が脊柱の上に正しく安定したところに位置するので心身に平静をもたらす。

14　脊髄は脊柱の中を通っている。パドマアサナでは脊柱の調整が左右両側で等しく同時にリズミカルに行われる。宇宙エネルギーが体内に均等に流れ、身体中に正しく分配される。

15　シッダアサナでは背骨の上端が下端よりよく伸びるが、ヴィーラアサナでは腰椎の部分がより伸びる。これらの姿勢の方が座りやすいかもしれないが、効果と正確性においては、パドマアサナが最高である。パドマアサナで座ると、ももが鼠径部より低くなり、下腹部、とくに恥骨と横隔膜の間が最高に伸びるので、肺が最大に拡がる。パドマアサナで座っているときは、下半身の３つの関節（股関節、膝、足首）が自然に少し動けるよう特別の注意を払うべきである。

パドマアサナ

16　パドマアサナの形で、両方の尻に等しく体重をかけて座る。片方にかたよると背骨がゆがむ。ももを床に押しつけ、ももの骨を股関節の空洞に引き込むようにする。四頭股筋（大腿部前面の筋肉）を膝の方に向けて伸ばすと、膝のまわりの皮膚と筋肉が膝の外側上端から内側下端にかけて斜めに孤をえがきながら動くので、膝が異常緊張しない。脚を深く組んで両膝の間の距離を少なくすると肛門と生殖器が床に押しつけられない（写真９・10）。重心の位置は、肛門と生殖器の間のきわめて小さい部分である。ここから背骨が伸びていき、身体全体が上に、また同時に骨盤は内側から横に伸びていく。恥骨は垂直でなければならない。これが

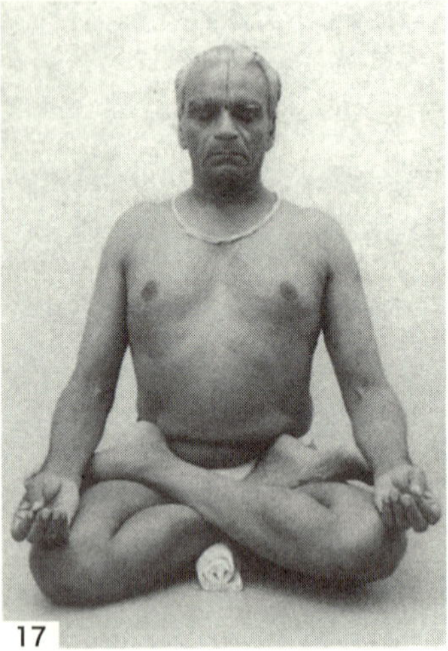

17

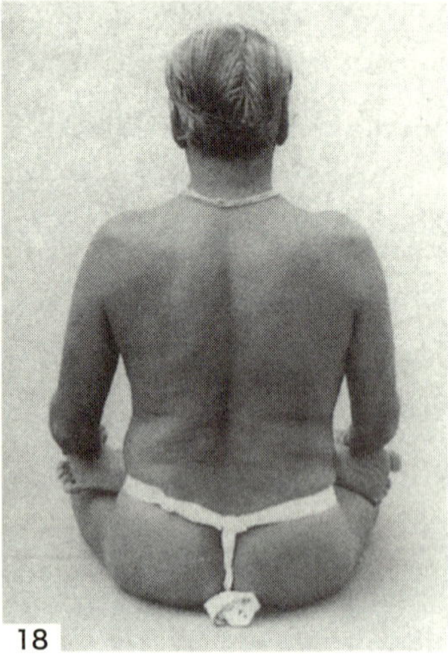

18

やりにくいなら毛布を巻いてその上に座ればよい（写真17・18）。パドマアサナでは左右の膝は等しく床につかない（写真9・10）。

17　足の裏を天井に向けてはいけない。両横の壁に向けておくべきである（悪い例の写真19　良い例の写真20）。

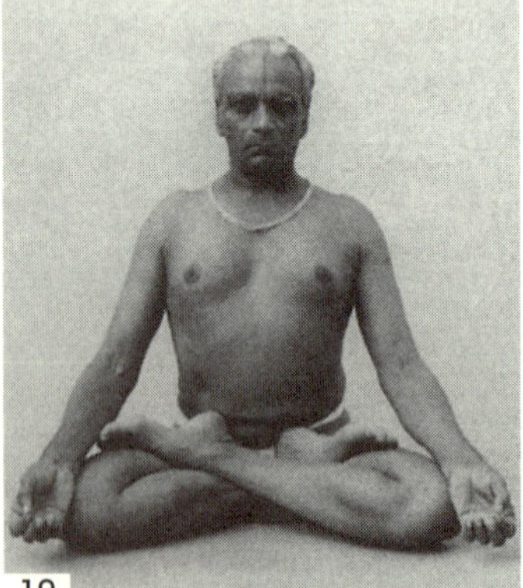

19

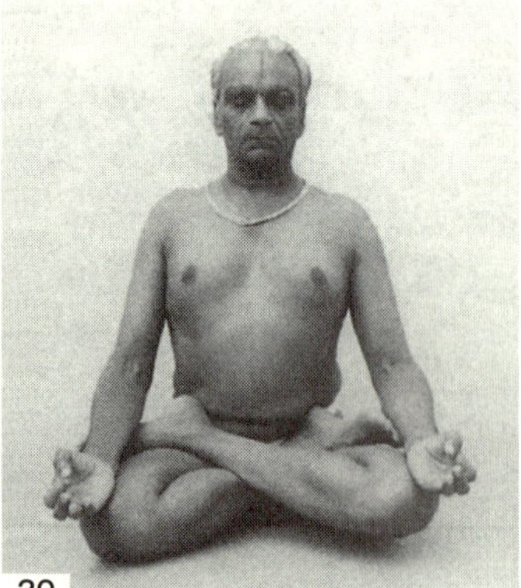

20

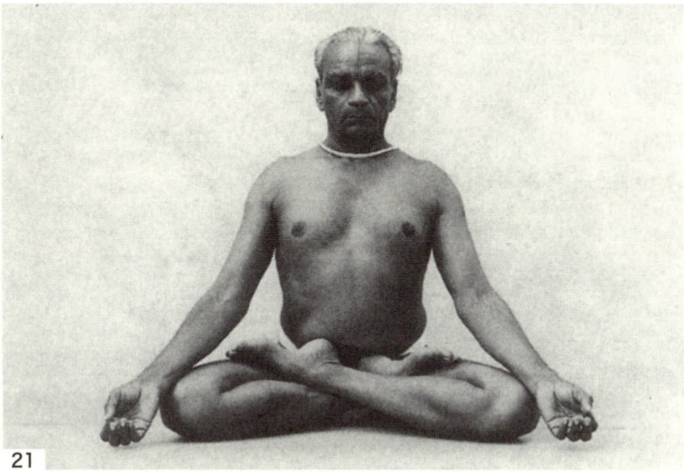

21

足の親指の内側に力を入れて小指の方に向けると、足の裏側がよく伸ばされ、土踏まずが正しい形をとる。土踏まずが、左右どちらかでも正しい形を失うと、尻と肛門がゆるんでしまい、身体が傾き、背骨が中間部で伸びず、全身のバランスを崩す。写真のように、両膝を開きすぎたり、無理やり床に押しつけようとしてはいけない（写真21・22）。そんなことをすると、重心の位置がずれてしまう。後に、規則正しく練習を繰り返していけば、膝が床についていないことなど気にならなくなる。尻が安定するためには、床につかない側の膝の下にタオルを巻いたものを入れるとよい（写真23）。１日

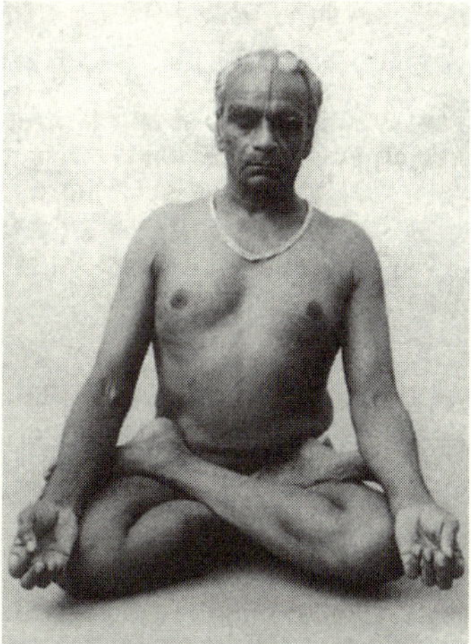

22

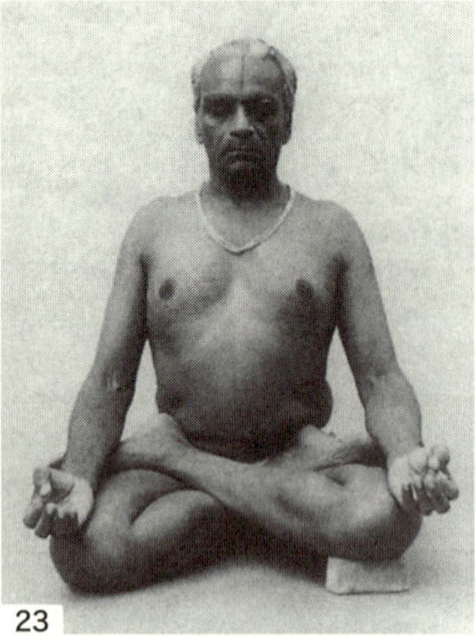

23

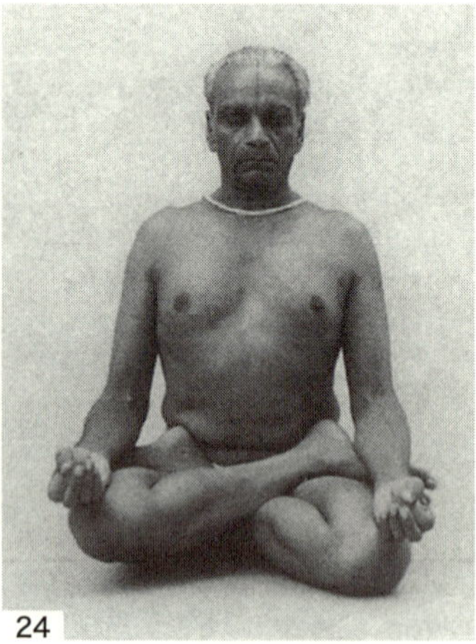

24

ごとに左右の足の組み方を変えてバランスをとる（写真23・24）。

上半身

18　上半身がプラーナーヤーマの実践に最も大切な役割を果たす。足と腕は受動的に眠っているかのようにしておき、上半身は活発に、首から頭頂にかけては、敏感かつ平静で純粋な状態にしておかなければいけない。上半身は、静止した腕・足と敏感かつ平静な心とをつなぐ橋の役目をする。

19　身体の前面と後面を、脇の下から尻の方へと伸びる筋肉があるが、この筋肉は鎖骨の上端と肩に始まり、骨盤、尻の骨まで続いている。これらの筋肉や肋間筋肉がゆるんだり、脊椎が完全に伸びていないと、上半身がたるんでしまう。背中を丸めないで、背骨を下端から上端まで、つまり、尾骶骨から頸椎までの背骨を身体の中心に正しく位置させ、脊椎の両側もよく伸ばしておくことが大切である。

20　へその周囲は受動的な状態で床に垂直にしておく。緊張させないように気をつけて、両脇腹下部を上げ、腰を細める。感情、とくに恐怖感が腰をこわばらせるが、そうなると、横隔膜の働きを妨げ呼吸もスムーズにいかない。この部分がこわばっていなければ、心と知性が平静になるので、身体と心と知性が内なる神と融合する。

21　ターダアサナ（写真25）では、恥骨の下からへそまでの間の空間が大きくなり、その部分が垂直に伸びる。座ったときも、ターダアサナのときのこの伸びを持続するよう心がけなければならない。いつも背骨の内側（前側）を伸ばすようにする。また、肛門から恥骨へ、へそへ、横隔膜へ、胸骨へ、それから両鎖骨間のくぼみへと伸ばすようにする。このターダアサナの詳細については『ハタヨガの真髄』参照のこと。恥骨が垂直でなくなると座姿勢の純粋性が失われ、プラーナーヤーマの実践も正確さを失ってしまう。

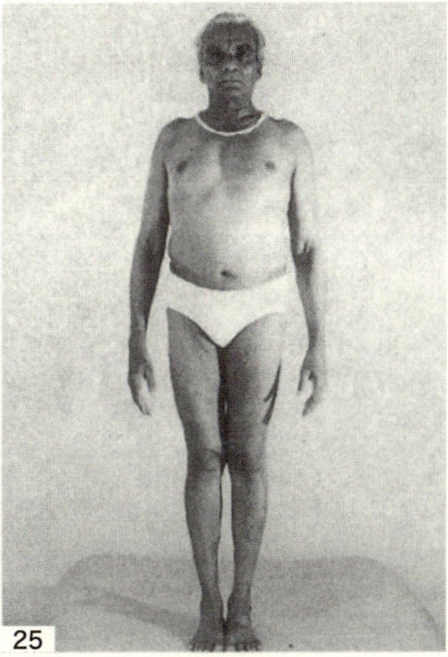

25

胸が正しく伸びていると肺が効果的に働き、体組織へより多くの酸素を送るようになる。宇宙エネルギー（プラーナ）が流れる通路（ナーディ）を妨げるものがなくなるので、吸気によって吸い込まれたエネルギーは、自由に体内を流れることができる。胸骨がしっかりもち上がり伸びていると、太陽があらゆる方向に等しく光線を発するように、内なる神も、呼吸で吸い込まれた宇宙エネルギーを、肺のあらゆる部分に、そしてすみずみまでいきわたらせる。

22　伸ばすことは自由をもたらす畑を耕す。自由は正確さをもたらす。正確さは純粋をもたらし、神の完全さへと通ずる。

23　正しく座っているかどうかを判断するためには、左右の手の指の先を少し曲げ、そして各々の指を拡げ、軽くそっと尻の横の床に押しつけ、爪を床に垂直にする（側面写真26、前面写真27、後面写真28)。人差指に力が入りすぎると頭部が前屈し、小指に力が入りすぎると身体が後ろに傾いているということである。もし左右いずれかの指に他の側より圧迫がかかると、全身がその方に傾い

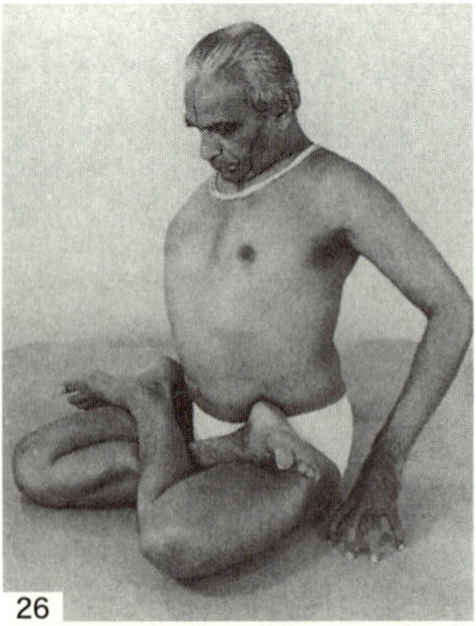
26

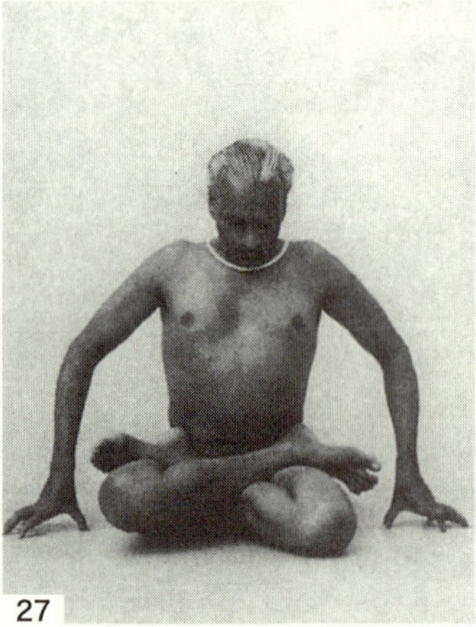
27

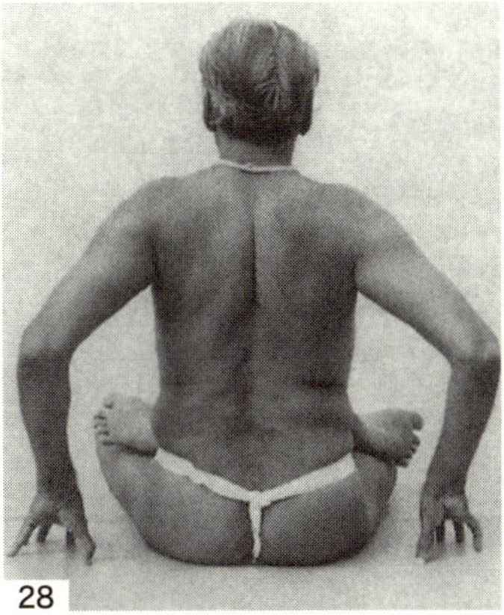
28

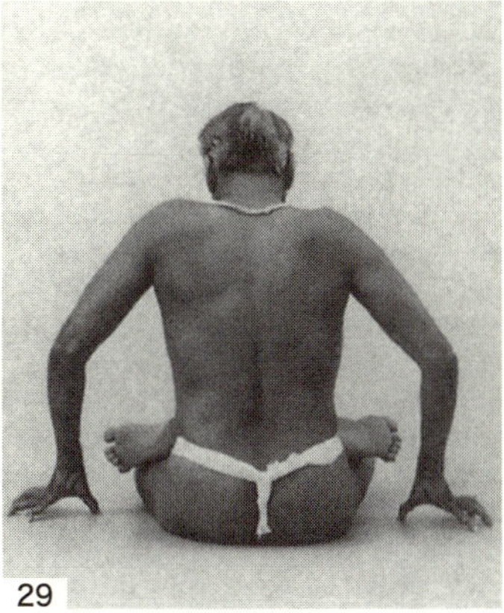
29

ているということである（写真29）。親指、中指、小指に等しく、他の指より少し多くの圧迫がかかっている状態が、身体がよく伸びているということである。指を床に押しつけるとき、肩を緊張させたり上げたりしてはいけない。膝を上げないようにして尻を少し床から浮かし（写真30）、尻の筋肉を尾骶骨の方に引き締めてから尻を床におろす。指先で尻をもち上げることのできない人は手のひらを床につけて行ってもよい（写真31）。

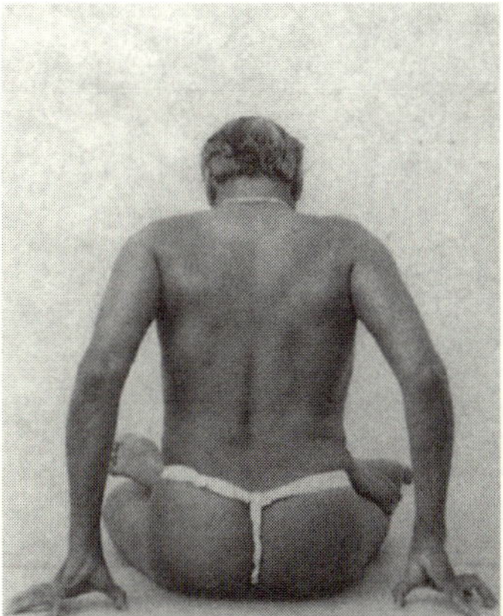
30

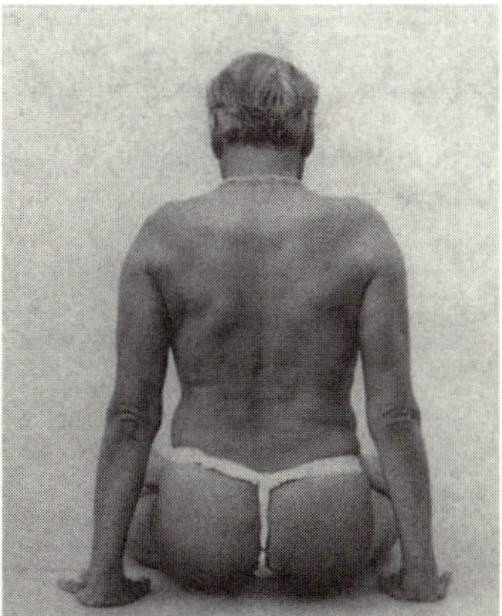
31

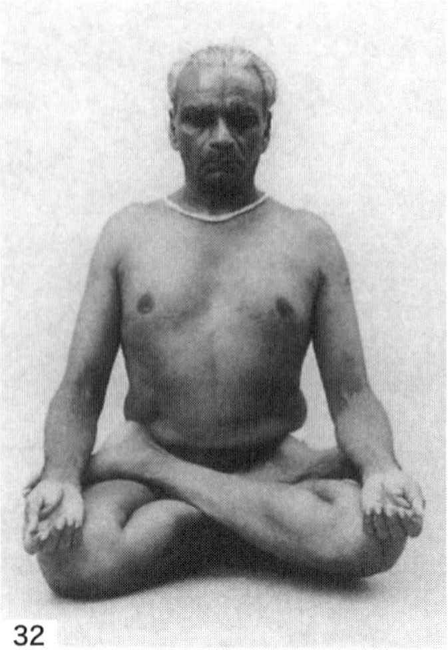
32

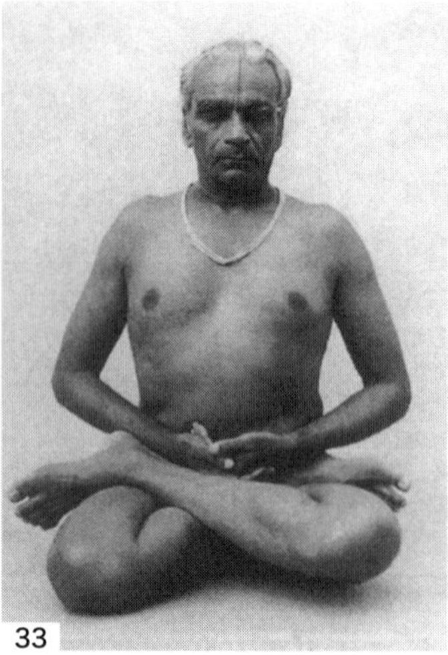
33

24　次に手を床から上げ、手の甲を膝の上においてから（写真32）、手を重ねる（写真33）。いつも同じ側の手を上にしないよう気をつけなければならない。手のおき方を変えることによって、背中の筋肉を等しく伸ばすことができる。肘を伸ばすと身体が前傾するので伸ばしてはいけない（写真34）。

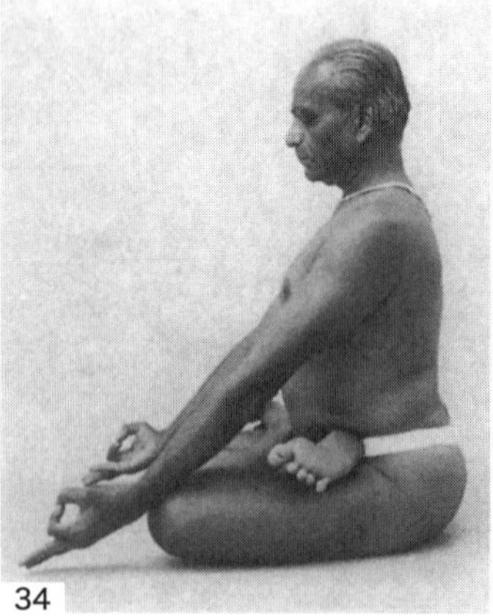
34

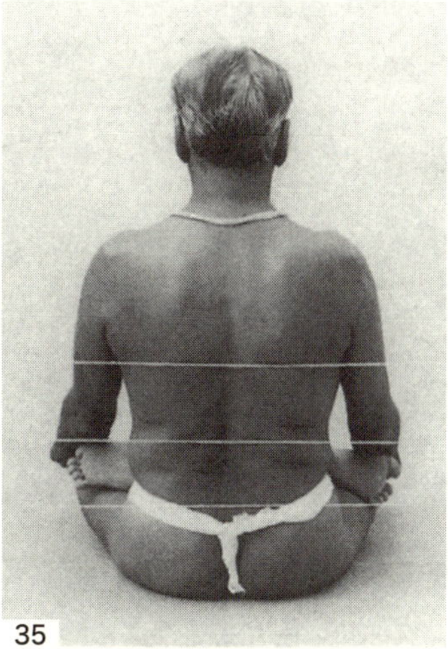

35

大事な３箇所

25　身体には大事なところが３箇所あるので、よく覚えておくこと（写真35・図14）。

① 身体の背面にある第９胸椎と、前面にある胸骨の中心
② 仙骨と第１腰椎
③ 肛門と生殖器の間にある会陰部

プラーナーヤーマを行うときの正しい姿勢というのは、首の後方の皮膚と肩の皮膚は、身体の下方に向かって動き、尻の皮膚は上に向かって動く。この２つの動きが出会う第１腰椎で、最高の緊張が感じられる。身体の背面では胸椎が、前面では胸骨が、それぞれ顎に向かってもち上げられ、顎はジャーランダラ・バンダによって下げられている。胸骨の中心の皮膚を上に伸ばすと、顎がさらに下がり鎖骨間のくぼみにおさまる。脊柱を垂直方向に伸ばし、胸郭を水平方向に拡げ、上体の左右前後の拡がりと強度を

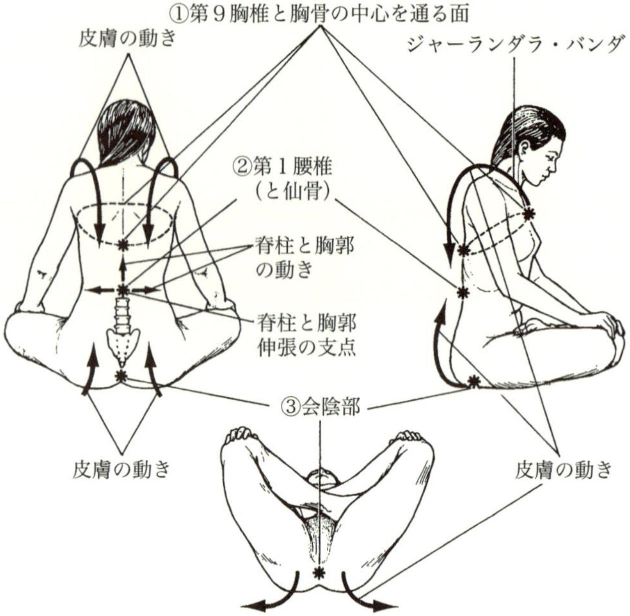

図18　プラーナーヤーマで注意すべき大事な３箇所

維持するための支点が第１腰椎である。胸椎や腰椎が伸びないと肺が十分に拡がらない。上体の前後・側面の皮膚が正しく動いて伸びてこそ、上肺部に十分な空気が入るのである。

上半身の皮膚

26　飛んでいる鳥が翼を広げるように、両肩胛骨を下げて、その上部をなるべく背骨から離すようにする。このとき、肩胛骨のまわりの皮膚は下に動き、脇の下の後ろの部分は、前の部分よりほんの少し低く位置する。こうすると、背中が丸くなるのを防ぐことができる。結果として乳が上がり、脇の下からだんだん遠くなる。このとき、胸の皮膚は両横に拡がっていく（写真36）。

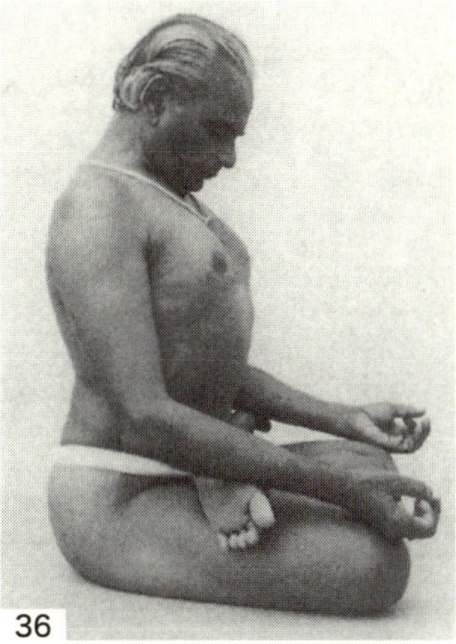
36

27　内外肋間筋は胸郭全体とつながり、前後上下を組み合わせた斜めの伸張をコントロールする。一般的に、内肋間筋の動きは呼気に関係し、外肋間筋の動きは吸気に関係していると考えられている。プラーナーヤーマの方法は、普通の深呼吸の場合と異なる。プラーナーヤーマでは背面の内肋間筋が吸気を、前面の外肋間筋が呼気を誘発する。吸気のあとクンバカするとき、脳の緊張を取り除くために、実践中ずっと胸壁の筋肉のバランスを均等に完全に保たなければならない。プラーナーヤーマにおいても瞑想においても、背面では筋肉と皮膚は、あたかもいっしょに織り込まれたように調和をとって動かなければならない。

28　上体の皮膚が伸びているかたるんでいるかは、感情的に安定しているか不安定か、また心が平静かどうかを示す。胸の最上部、つまり鎖骨間のくぼみ周辺の皮膚がたるんでいると、その人が感情の奴隷になっていることを示す。しっかり張った胸は安定のしるしである。胸と横隔膜がしっかりせず、皮膚の動きと背中の筋肉の動きの統一がとれないと、呼吸による平静は得られない。統一がとれていると勇気がわいて心を活気づける。

29　正しく座ると背中は胸に向かって動く。だから服を観察して、背中が服に密着するならその動きはまちがいで、逆に胸が服と密着するなら正しい（悪い例の写真37・38　良い例の写真39・40）。

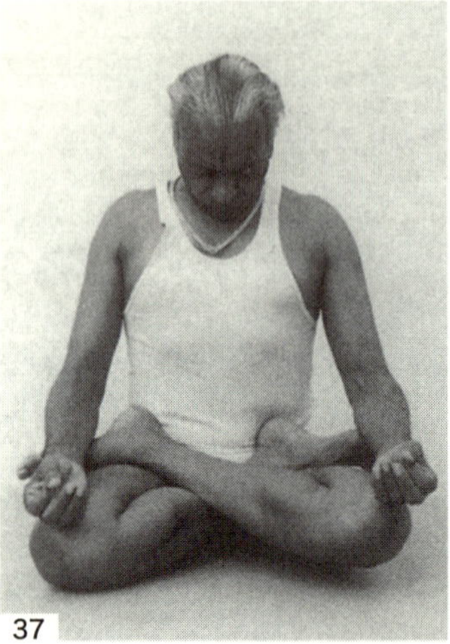
37

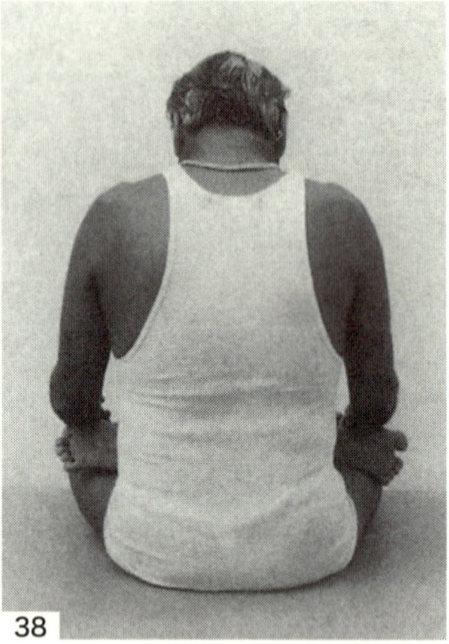
38

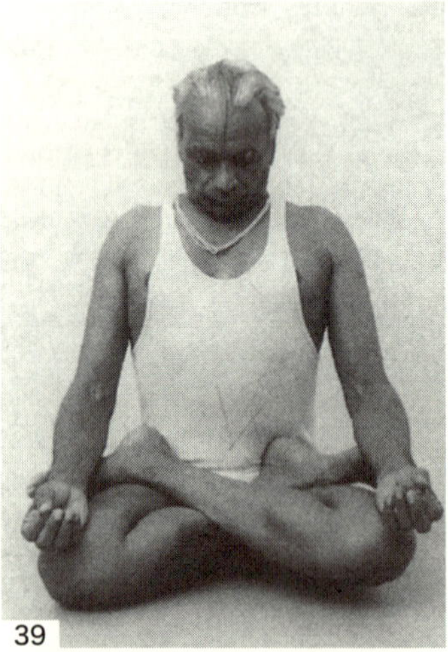
39

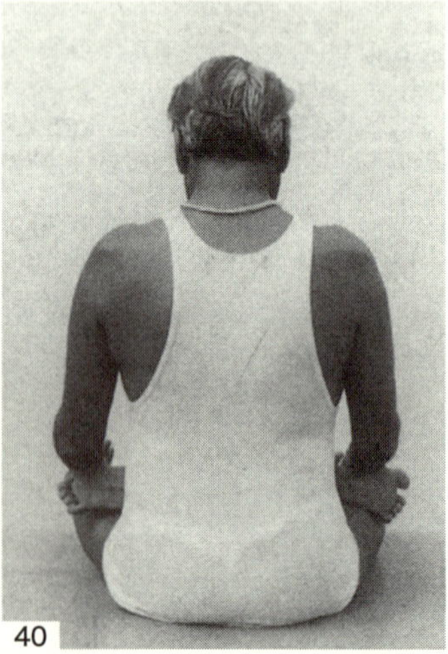
40

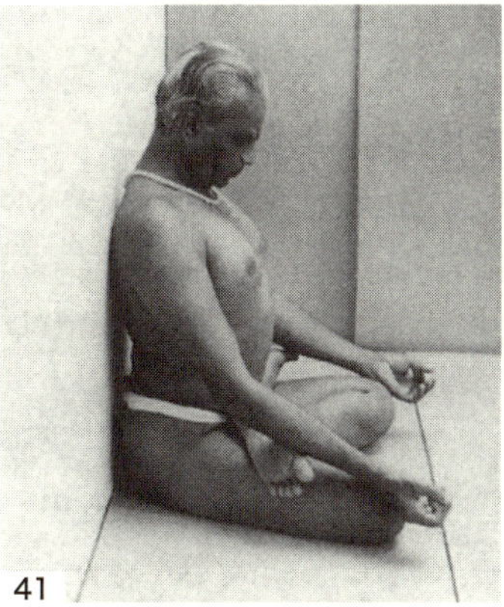
41

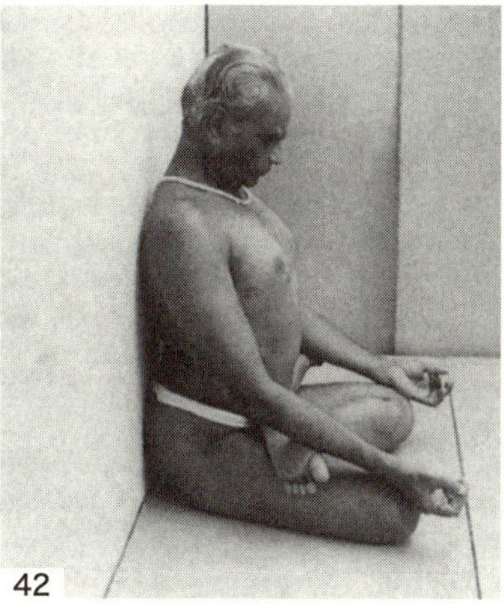
42

30　初心者は、壁の近くで尻を壁に押しつけるようにして座る。仙骨下部と肩胛骨上端を壁につける。肩が壁につくと仙骨下部が壁から離れやすい（写真41）。もしそのようになったら姿勢を正さなければならない（写真42）。両肩岬骨を平行にする。肩胛骨を正しく位置するには、胸骨の真後ろの壁との間に、石鹸か同じくらいの木片をひとつ、あるいはタオルを巻いたものをあてるとよい（写真43）。

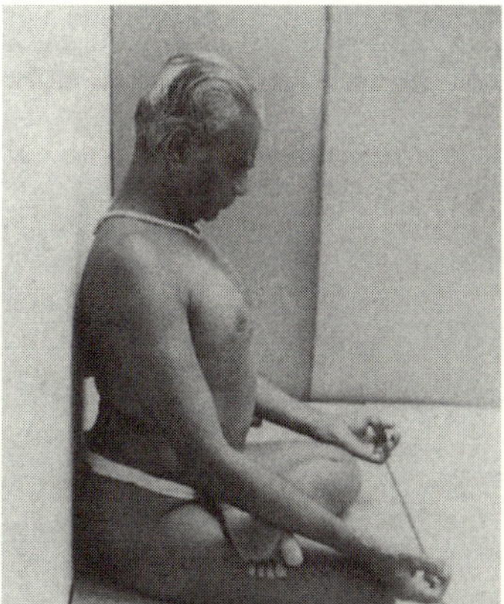
43

31　痙攣的な動きが起こったら、疲れているか、注意力が足りないか、自信がないかのうちのどれかである。そうなった場合は無駄な時間をかけてプラーナーヤーマを続けるかわりに、アサナを行うとよい。そうすると肺を発達させ神経を落ち着かせる。

32　初めのうちは、正しい姿勢をとることが痛みや不快感をもたらすが、時間をかけて繰り返し実践することによってこれらの現象はなくなる。それはプラーナーヤーマの実践にふさわしい姿勢だという証拠でもある。この痛みや不快感が激しく耐えられないようなときはやめるべきである。

33　よい痛みと悪い痛みの違いを知ること。正しい痛みはプラーナーヤーマ実践中だけに起こり、シャヴァアサナのあとですぐ消えるはずである。もし痛みが続いたらそれはやり方がまちがっているせいで起きたものであり、求道者の心をいらいらさせる。一方、正しい痛みは友だちのように新たに修正すべきことを教えて

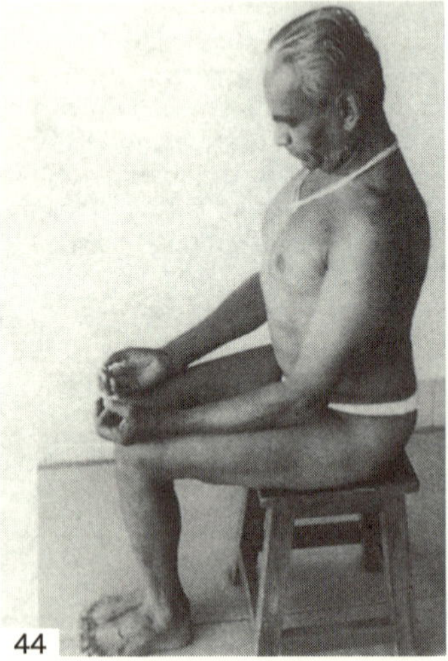

44

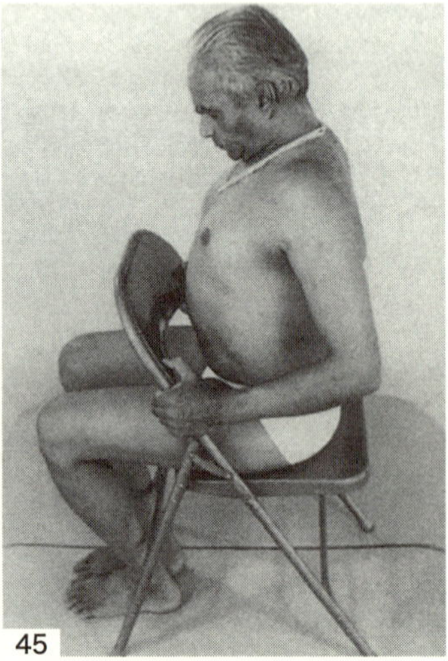

45

くれ、身体だけでなく脳も正しく育てていく。

床に座れない場合

34 高齢や身体が弱りすぎて床に座れない場合、いすを使ってもよい。そのとき足の裏は床につけ、両ももはお互いに平行（床にも平行）で、むこうずねは床に垂直にする（写真44・45）。腕や脚はリラックスさせる。

足のしびれ

35 どんな座り方でも、長く座ることによって血液の循環が妨げられるので足がしびれてくる。それを直すのは簡単である。仰向けに寝て、膝を曲げてかかとを尻に近づけ、２〜３分シャヴァアサナを行う（写真46）。それから片方ずつ足を伸ばす（写真47・48）。ふくらはぎの筋肉、膝の裏、かかと、土踏まずを伸ばし、足先を天に向ける（写真49）。しばらくその状態を続けてから足をリラックスさせる（写真50）。こうすると足の血行をうながすので足のしびれが消える。

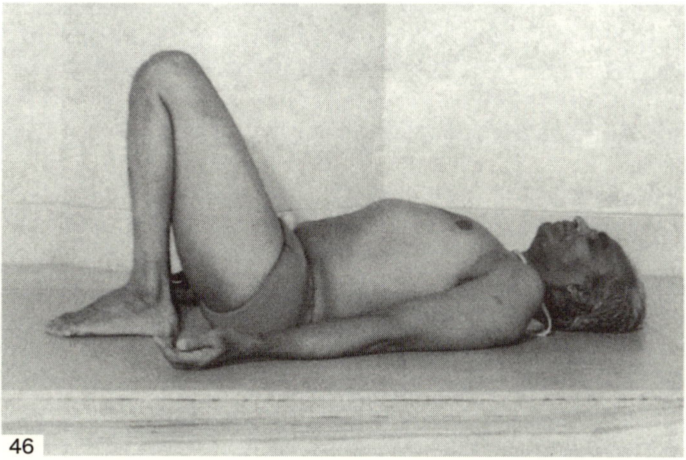
46

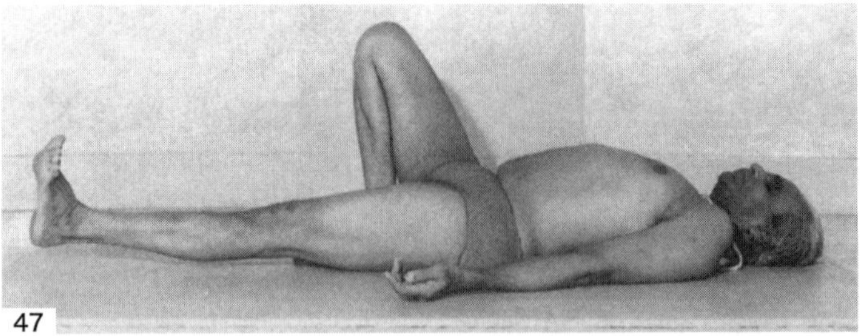

47

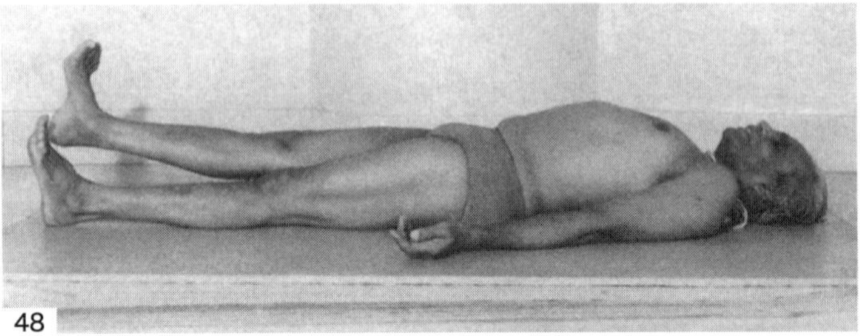

48

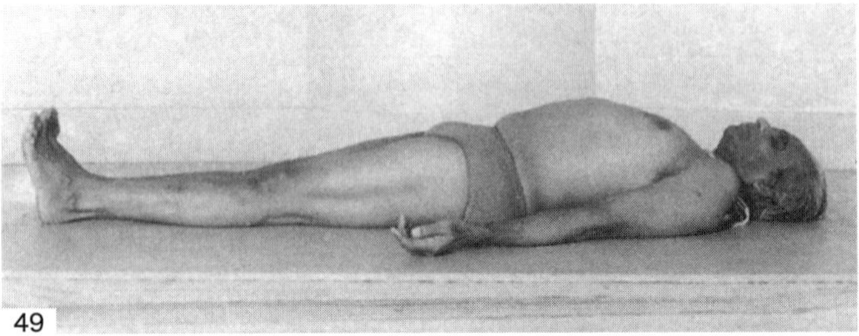

49

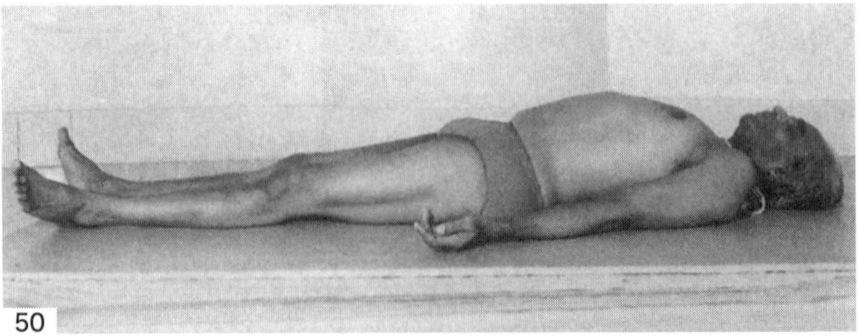

50

腕と肩

36　肩は首から両側に向けて伸ばす。できるだけ下げて耳たぶから離れるようにし、肩の線は床に平行にする。脇の下の前の皮膚は頭の方に向かって、後ろの皮膚は尻の方に向かって動く。プラーナーヤーマ実践中、肩が耳の方に上がりやすいので意識的にたえず直す。こうすると肘が床の方に近づいていくので、上腕部の前面と後面が等しく伸びる。肘を肩の方に向けて動かしたり、拡げすぎてはいけない（写真51・52）。

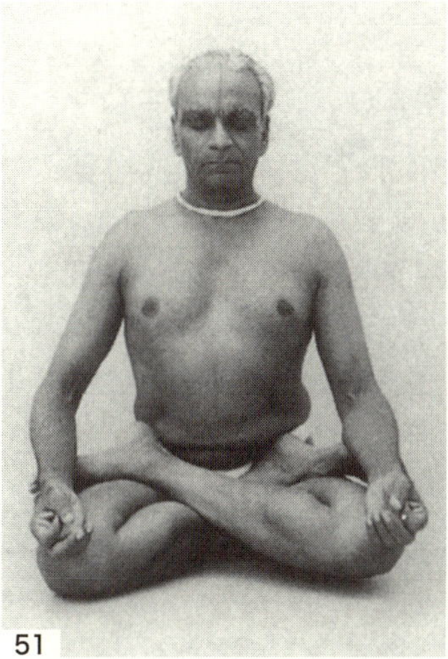

51

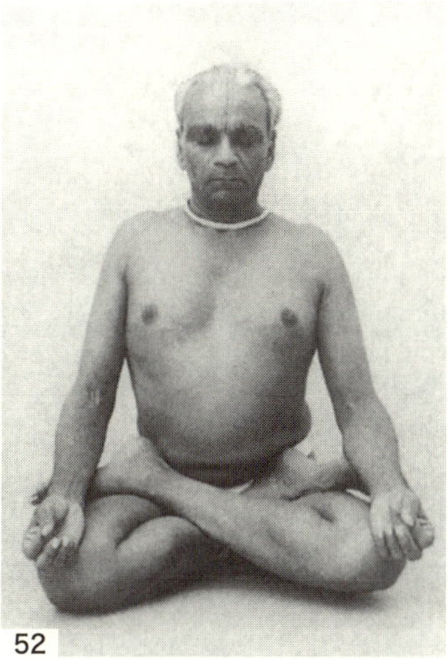

52

37　指を鼻にあてて行うタイプのプラーナーヤーマにおける指のおき方と、腕の位置については、「22　指の使い方」で詳しく述べる。

頭と喉

38　横になる場合でない限り、頭は決して立ててはいけない。プラーナーヤーマの実践中、いつも顎は鎖骨の間のくぼみにあてておく。こうすることによって、鼻柱の両側にある２つのナーディの細い通路をあけておくことができる。鼻柱に圧迫を感じたり、喉や首の後ろが凝ってくるのは、頭の位置がまちがっているということだ。位置を直すには、喉の中の緊張を取り除き、上唇の周辺をリラックスさせ、眼球を下方に向けるようにする。

39　頭の皮膚をリラックスさせて神経を静め、脳が平静さと安定さを保つようにする。こめかみの筋肉を緊張させたり、そのあたりの筋肉をもち上げたりしてはならない。上下の唇を押しつけあわず、口角を柔軟にし、リラックスさせておく。

舌

40　舌はリラックスさせ、下口蓋にあて、とくに先端が上歯や上口蓋に触れないようにする。吸気、呼気、クンバカ中、歯をかみしめたり舌を動かしてはならない。舌を動かすと唾液が流れる。初めのうちは唾液が出てたまってくるが、気にせず新鮮な空気を吸い込む前に飲みこんでしまうことである。舌をリラックスさせておくと、唾もしだいに減っていく。

鼻

41　鼻が呼吸の流れと音をコントロールする。頭を片方に傾けないようにして、鼻先と両眉の中心にある鼻柱を胸骨の方に向けておく。吸気の際、鼻先が上に向きやすいので注意して、鼻柱を下方に向け続けるようにする。鼻先か鼻柱が上に向いてくると、呼吸の音が荒くなる。

眼と耳

42　眼は脳の動揺を、耳は心の動揺をコントロールする。眼と耳は、脳と心を魂の海へと運ぶ川である。プラーナーヤーマ実践中は、眼を閉じて動かさず、耳は呼吸の音を聞いていなければならない。眼をそっと閉じ、瞳を上の瞼で少し圧し、下の瞼はリラックスさせておくと、眼は緊張しない。眼をこわばらせたり、かわいたりさせてはいけない。上の瞼を眼窩の外側に向けて動かすと、内側つまり鼻柱上端に近い部分の皮膚をリラックスさせられる。瞳を動かさず、鼻柱上端から両方の瞳までの距離を等しく保つ。額の中心の皮膚をリラックスさせる。そうすると、眉間のしわが取り除かれ、その部分がリラックスする。

43 初めのうちは身体が無意識に傾いてしまい、座り方を習得するのはむずかしい。したがって、眼をときどき一瞬開いて、身体がだれていないか、頭がそっていたりうなだれすぎていないか、左右にゆがんでいないか調べるべきである。次に喉や顔の皮膚、とくにこめかみが緊張しているかどうか調べる。そして最後に、眼が動揺していないかどうかを調べる。身体や頭の位置を直し、喉をリラックスさせ、眼をリラックスさせる。これらの部分の筋肉がリラックスすると皮膚もリラックスする。上唇と鼻腔は器官と感覚の働きに影響を与える。上唇のあたりをリラックスさせると顔の筋肉がリラックスし、脳もリラックスする。座ってプラーナーヤーマを行うとき、こめかみのまわりの皮膚が、耳の方に向かって動くと脳が緊張しているということであり、眼の方に向かって動くと脳がリラックスしているといえる。ただしシャヴァアサナなどで仰向けに寝たときには、こめかみのまわりの皮膚は耳の方に向かって動き、決して眼の方には動かない。

44 眼を閉じて眼の奥にあるものを見るように視界を引き入れること。視界は奥に入っていくけれども、眼は大きく拡がっていくような感じである（写真53・54）。瞳は、吸気のときは上がり、呼気のときは下がる傾向がある。これを避けることによって、脳の緊張をおさえる。

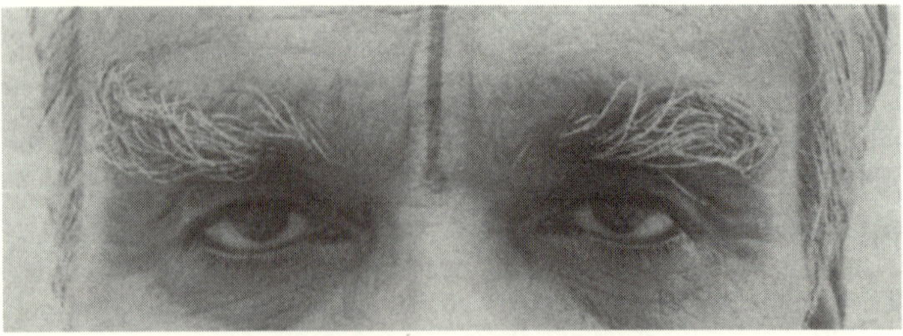

53

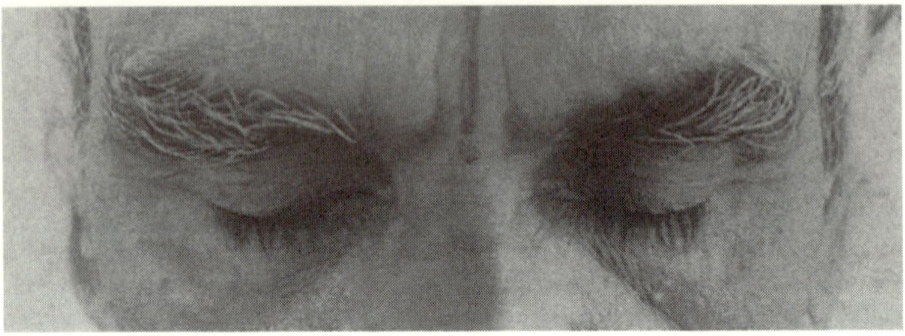

54

45　瞼がゆるみすぎると感覚が鈍くなり、瞳が動くと混乱が起こる。上瞼が緊張すると、風にあたった火のように雑念が次から次へとわいてくる。完全にリラックスしているときは、このどちらの現象も起こらない。

46　上と下のまつ毛が重ならないということは、脳が働いており緊張しているということである。眉のアーチに緊張が起こると、怒ったときのように眉毛が逆立つ。逆に眉毛が寝ているということは、脳が休んでいるということである。

47　両耳の穴の高さ、つまり肩からの距離を等しくする。耳は、プラーナーヤーマを行っているときの呼吸の音を聞き、光を感じなければならない。歯をかみしめると耳のまわりを緊張させ、その働きを妨げて、重苦しい感じがしたり耳の中がかゆくなったりする。

48　眼と耳と肺からの繊細なエネルギーの流れ（ナーディ）が両眼の間の奥で交差するところに特別の注意を払うこと。ここがこれらのエネルギーがコントロールされるところである（「5　ナーディとチャクラ」を参照）。ここから呼吸のコントロールが始まる。

脳

49　脳は思考のための道具であり、コンピュータである。心には感情があるが脳にはない。脳は身体と感覚器官の働きをコントロールするので、脳自体が動いてはいけない。プラーナーヤーマでは誘導の働きをするのみであって、活動者ではなく証人にすぎない。肺が俳優にあたり、脳は監督である。

50　正しくしっかりと安定し、バランスのとれた形で座ると、感情をチェックし続けることができる。脳は浮いているかのごとく軽く、緊張もないのでエネルギーの無駄がない。前頭部が上がってくるといらいらし緊張してくる。片方に傾くと反対側がだるくなり、バランスを失う。

51　いわゆる知的な人は傲慢になりやすい。知識はお金のように自分のよき召使であるべきで、知識が悪い主人になり、自分がその奴隷になってしまってはならない。プラーナーヤーマを行っている間、ヨギは頭を下げた姿勢をとり、頭部前面の位置はいつも頭部後面とコミュニケーションのとれる形にしておかなければならない。そうすると謙虚になり、自分は知識をもっているというプライドを取り除くことができる。

52　ヨギは、脳が客観的知識（ヴィディヤー）を得るための座であり、意識（マナス）が主観的知識（ブッディ）を体験する場であることを知っている。マナスは封筒でありブッディはその中身である。マナスは心の中心にあり、そこで感情がより高いものへと変えられるのである。

53　感情も知性も静かで安定しているとき、初めてヨギは感覚の平静さを体験し、それに続いて心の平静も体験することができる。それから、より稀有でより進歩した精神の静けさに至り、世俗的に思考や繁雑さから解放される。このとき、まれにしか体験することのできない純粋な存在、つまり自己の内なる神を感ずるのであり、すべてのことを感ずることができるのである。このとき有限と無限が溶け合う。これこそが、ヨギが限りなく捜し続けるサマーディである。

12　心構え

呼吸が安定していれば、心も安定し、ヨギ自身も安定する。だからまず、呼吸をコントロールすべきである。
——『ハタヨガ・プラディーピカー』２章11節

1　人間を樹木にたとえると、上下逆にした形で、根が脳にあたり、そこから下に向かって神経という枝が伸びている。脊柱管の中を通る脊髄はさしづめ幹であり、神経は脳から脊髄に下り、身体全体に枝を伸ばしている。

2　「11　座り方」でプラーナーヤーマでの座り方について述べたが、これは精神的準備でもあるので、よく読んでおくこと。

3　動脈、静脈、神経は身体中にエネルギーを分配する径路（ナーディ）である。アサナで身体を鍛えると、径路内の障害が取り除かれ、プラーナの流れがスムーズになる。ナーディが不純物でふさがれると、エネルギーは身体中に伝わらない。神経がもつれあうと、心身は安定しない。不安定な状態では、プラーナーヤーマはできない。ナーディに障害があると自分の本質、物事の核心がつかめない。

4　アサナの実践は神経系を強め、シャヴァアサナは乱れた心を静める。神経の働きが衰弱すると、心も衰弱する。神経が張りつめると心も張りつめる。心がリラックスし、静まり、受容する状態でないと、プラーナーヤーマの実践は不可能である。

5　現代の世界は、平和の探究のために、瞑想と古くから伝わるプラーナーヤーマの効果に興味を示している。どちらの修業も初めのうちはたいへん魅力的に見えるが、時が経つにつれ、進歩が非常にゆっくりなので、習得するのがたいへんむずかしいだけでなく、練習が長く退屈で何度も繰り返さなければならないことがわかってくる。一方、ヨガのアサナの実践の方は、意識が統一されると同時に、効果がすぐ身体の各部分にいきわたるため、いつも進歩していると実感できるので喜びがある。これが活気を生みだすのだ。プラーナーヤーマの実践で注意を向けるのは、まず鼻腔、副鼻腔、胸郭、脊柱と横隔膜なので、意識を身体の他の部分に向けることができない。したがって、心身が息の流れを感ずることができるようになるまでは、プラーナーヤーマの効果を感ずることができない。あまり進歩もないまま、何か月も何年も過ぎてしまうこともある。しかし、まじめで堅実な努力により、また忍耐によって、求道者の心はコントロールされた呼吸の流れを感じとることができるようになる。このとき初めてプラーナーヤーマの美と芳香を体験することができ、何年か後にその妙味をたたえることができるのである。

6　プラーナーヤーマの実践に必要な２つの根本的なことは、安定（アチャラ）した脊柱と、静か（スティラ）で敏感な心である。しかしながら、次のことに注意しなければならない。後屈のアサナをやりすぎた人は柔軟な脊柱をしているが、長時間安定しているかは疑問である。前屈のアサナをやりすぎた人は安定した脊柱をしているが、心が静かで敏感であるとは決められない。後屈のポーズでは肺が伸張するが、前屈ではしない。求道者はこの２つのバランスのとれたやり方を探究し、脊柱が安定し、かつ心が静かで敏感であるようにしなければならない。

7　プラーナーヤーマは機械的に行ってはならない。脳と心は一瞬一瞬怠ることなく座り方と息の流れを観察し、正していかなければならない。プラーナーヤーマを意志の力で無理やりに行うことはできない。規格的に行うこともできない。心の完全な感覚能力と知性が根本である。

8　プラーナーヤーマにおいては、チッタ（心、知性、自我）と呼吸の関係は母と子の関係のようなものである。チッタは母にあたり、プラーナは子供にあたる。母親が子供を愛をもって育てるように、チッタはプラーナを愛と犠牲心をもって世話しなければならない。

9　呼吸は荒れ狂う川のようなもので、ダムと運河で上手に調整されると豊富なエネルギーを供給する。プラーナーヤーマは求道者に、呼吸のエネルギーを調整して生命力と気力をもたらす方法を教える。

10　しかしながら、『ハタヨガ・プラディーピカー』では次のような忠告を与えている。「調教師がライオンやゾウやトラをゆっくりと慣らしていくように、求道者は呼吸のコントロールをゆっくり習得していかなければならない。あせると危険である。プラーナーヤーマを正しく行うことによって、あらゆる病気を治したり防いだりできる。しかしながら、まちがった行い方をすると、咳、喘息、頭痛、目や耳の痛みおよび各種の障害を起こす。」（2章16・17節）

11　心の状態と呼吸は互いに影響を及ぼし合う。また、それらが安定していれば知性も安定する。心と呼吸の安定は身体を壮健にし、求道者に勇気を与える。

12　心（マナス）は感覚器官（インドリヤ）を支配し、呼吸は心を支配する。呼吸は呼吸の音を聞いて調整することができる。呼吸の音が安定していれば神経系が静まり、呼吸がスムーズになり、求道者を瞑想への準備に導く。

13　アサナの実践においては眼が大きな役割を果たすが、プラーナーヤーマでは耳が大切である。アサナは完全に意識的に行い、かつ眼を使うことで正しいバランスのとり方を学ぶ。つまりアサナは意志の力で行い、身体が補助的役割を果たすが、プラーナーヤーマではこのようであってはいけない。プラーナーヤーマの実践中は眼を閉じ、心は呼吸の音に集中しなければならない。耳が呼吸のリズムを聞くと息の流れがゆっくりとなり、その小さな乱れが調整され、呼吸がスムーズになる。

14　アサナでは、無数の種類のポーズと動きがあるので、注意の仕方や方向も変わってくるが、プラーナーヤーマは単調である。その理由は２つ挙げられる。第一に、求道者は同じ姿勢を長く続けなければならないこと。第二に、呼吸の音のリズムをできるだけ長く、乱れないようにしなければならないことである。音楽にたとえれば、メロディーやハーモニーを学ぶ前に音階に親しむようなものだといえる。

15　アサナを行うとき、動きは既知の粗大な身体から、未知の微細な身体へと向かっていく。一方プラーナーヤーマでは、動きは内部の微細な呼吸から、外部の粗大な身体へと向かっていく。

16　灰や煙が燃えてくすぶる木片を隠すように、心身の不純は求道者の魂を覆ってしまう。そよ風が灰と煙を吹き払うと木が炎をあげて燃えさかるように、プラーナーヤーマの実践によって心が不純から解放され、瞑想する準備ができると、神性が求道者の心の中で輝くのである。

13　ムドラーとバンダ

1　プラーナーヤーマを学ぶためには、各種のムドラーとバンダについて知っておかねばならない。サンスクリットのムドラーは「封印」とか「鍵」という意味で、身体の開いている部分を閉じる姿勢や、指をいろいろな特別な形に組むことをあらわす。

2　バンダには「束縛」「結びつける」「つかまえる」という意味がある。また、特定の内臓とか身体の部位をつかんだり、収縮させたり、コントロールしたりする姿勢をさす。

3　電気が生じたら、電力を目的地に運ぶために変圧器、伝導体、ヒューズ、スイッチ、絶縁電線が必要であり、そうしなければ電気が無駄になってしまう。同様に、プラーナーヤーマの実践によってプラーナがヨギの体内を流れるとき、エネルギーの分散を避け、害なく適切なところにエネルギーを運ぶため、バンダを適用することが必要である。バンダなしでプラーナーヤーマを実践すると、プラーナの流れを乱し、神経系に害を与える。

4　ハタヨガの経典にあるムドラーの中でも、ジャーランダラ・バンダ、ウッディーヤーナ・バンダ、ムーラ・バンダは、プラーナーヤーマには不可欠である。これらはエネルギーを分配すると同時に、体内の過度の流通による無駄を防ぐ。またプラーナーヤーマ実践中、眠っているクンダリニーを目覚めさせ、そのエネルギーをスシュムナー・ナーディを通じて上に送る。サマーディの状態を体験するには、これらのバンダを利用することが大切だ。

ジャーランダラ・バンダ

5　まず求道者が初めに習得すべきバンダは、ジャーランダラ・バンダである。ジャーラとは「くもの巣」とか「網目」という意味だ。これは胸骨が顎に押しつけられている状態で、サルワーンガアサナとその変形ポーズを行っているとき習得できる。

〈方法〉

①シッダアサナ、スワスティカアサナ、バドラアサナ、ヴィーラアサナ、パドマアサナ、あるいはバッダ・コーナアサナの形で座る（写真1-12）。

②背中をまっすぐ伸ばし、胸骨と、胸郭前面をもち上げる。

③無理のないように首の両脇を伸ばし、肩胛骨を身体の中に引き入れるようにする。胸椎を前に押し、首をしっかり伸ばしてから、頭を首の後ろのつけ根から前屈させる。

④喉を圧縮したり、首の筋肉を緊張させてはいけない。喉や首を前方や下方に押しつけたり、上背部を張りつめさせてもいけない（写真55・56）。首と喉の筋肉をリラックスさせておく。

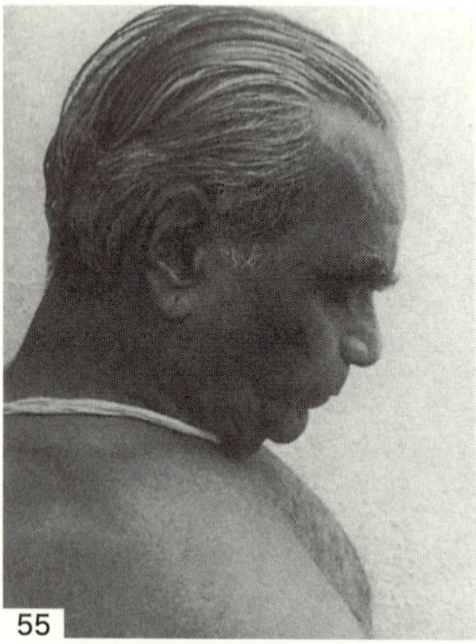
55

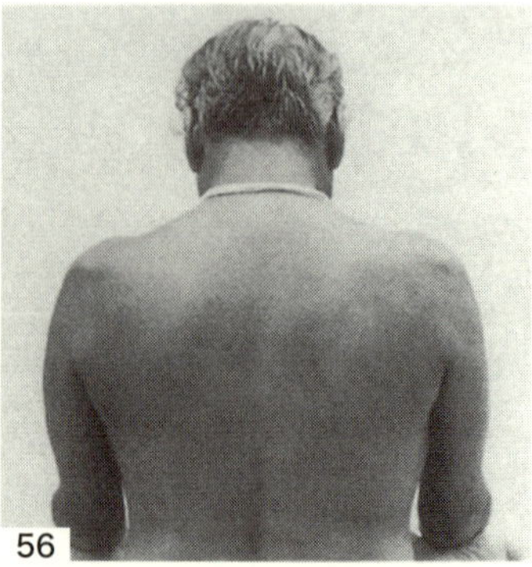
56

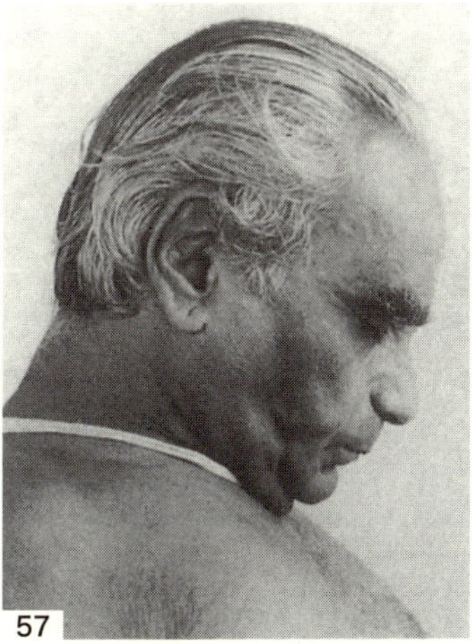
57

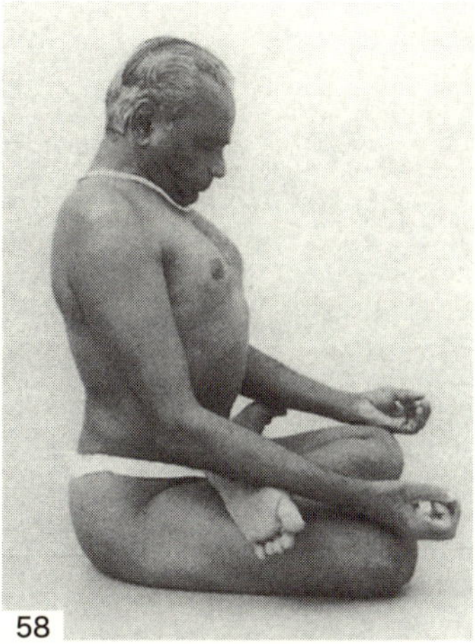
58

⑤顎の両側が、両鎖骨間のくぼみに左右等しく触れるように頭を前屈させる（写真57・58）。

⑥片側の顎を他方よりも伸ばしてはならない（写真59）。首を片方に傾けてもいけない（写真60）。そんなことをすると、長く続く痛みや緊張の原因となるので気をつけなければいけない。慣れるにつれて柔軟性がつき、首が次第にもっと曲がるようになる。

⑦写真55のように顎を胸に押しつけてはならない。写真58のように、むしろ胸をもち上げて、おりてくる顎に合うようにする。

⑧頭の中心、顎の中心と胸骨の中心、へそおよび会陰部が垂直に一直線上にくるようにする（写真61）。

⑨顎を胸にあてているときには、肋骨を下げないようにする（写真62）。

⑩こめかみをリラックスさせ眼と耳は受動的にしておく。

⑪これがジャーランダラ・バンダである。

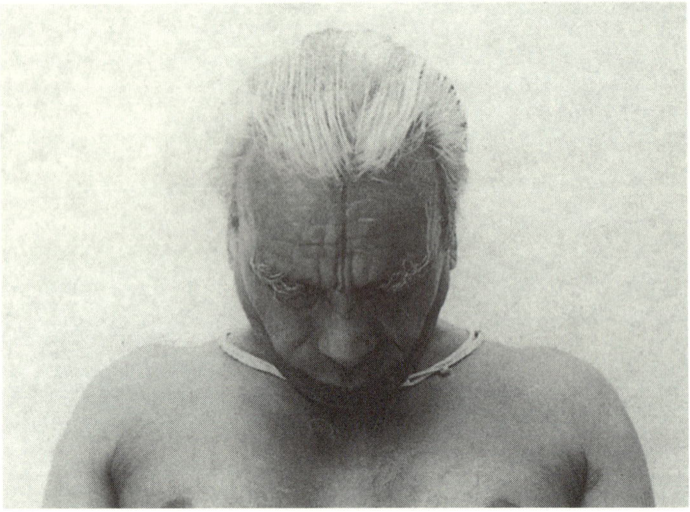

59

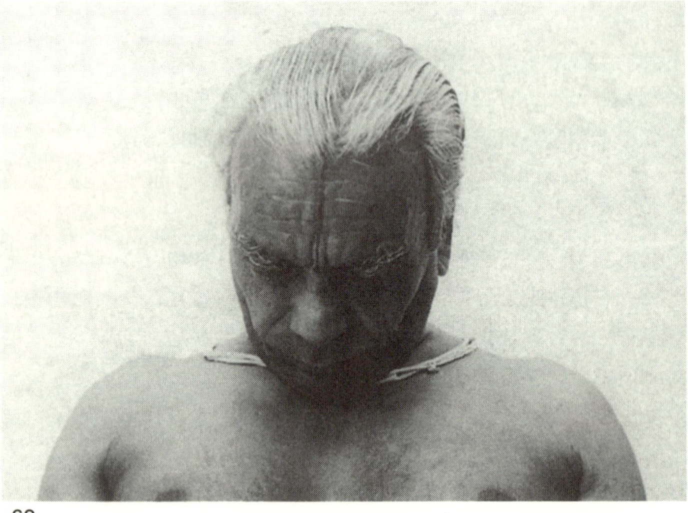

60

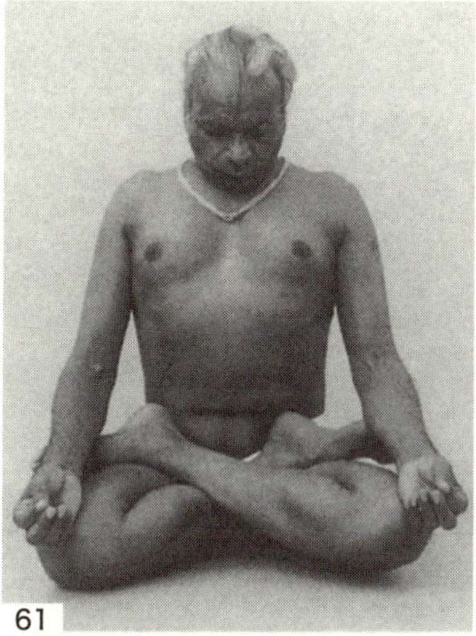

61

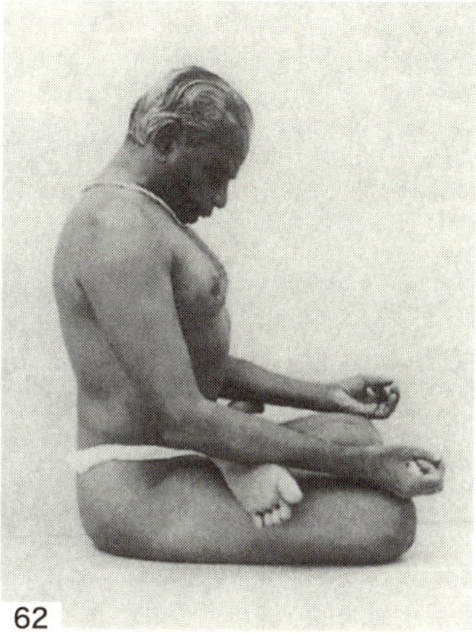

62

〈効果〉

太陽神経叢（スーリヤ・チャクラ）は身体の中心にあり、ヨガでは食物を燃焼させ熱を生成する消化のための炎（ジャタラアグニ）の座とみなす。月神経叢（ソーマ・チャクラ）は脳の中心に位置し、冷気を創造する。ジャーランダラ・バンダを行っている間、首の周辺のナーディを閉じるので、月神経叢で生じた冷エネルギーが下におりたり、太陽神経叢の熱いエネルギーで混乱するのを避ける。このようにして精力が保存され、寿命が伸びる。このバンダはイダー・ナーディとピンガラー・ナーディの流れをコントロールし、プラーナがスシュムナー・ナーディをよく通るようにする。

ジャーランダラ・バンダは鼻腔の通りをよくし、心臓、頭、首の内分泌腺（甲状腺、副甲状腺）への血液とプラーナ（エネルギー）の流れを調整する。ジャーランダラ・バンダをしないでプラーナーヤーマを行うと、心臓、脳、眼球と耳の内部に即座に圧迫感を感ずる。めまいが起こることもある。

ジャーランダラ・バンダは脳をリラックスさせ、知性（マナス、ブッディ、アハンカーラ）を謙虚にする。

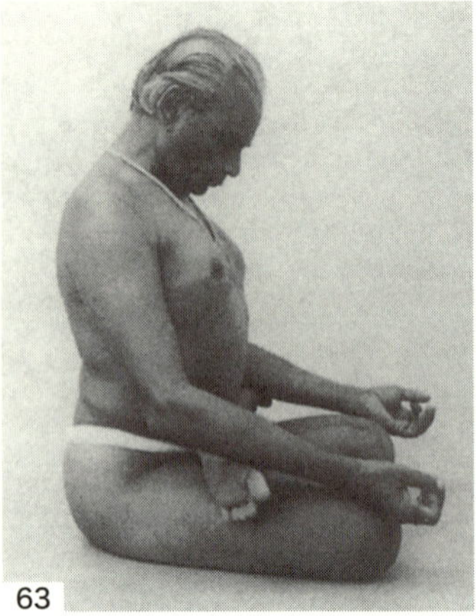

63

〈注意〉

首の凝っている人は不快感の起こらない程度に頭を下げる（写真63）。あるいは、布を巻いたものを鎖骨間のくぼみにあてる（写真64・65）。その布を顎でおさえるのではなく、胸をもち上げることによって、その布を落とさないようにすると、喉の緊張が取り除かれ、呼吸が楽になる（写真57参照）。

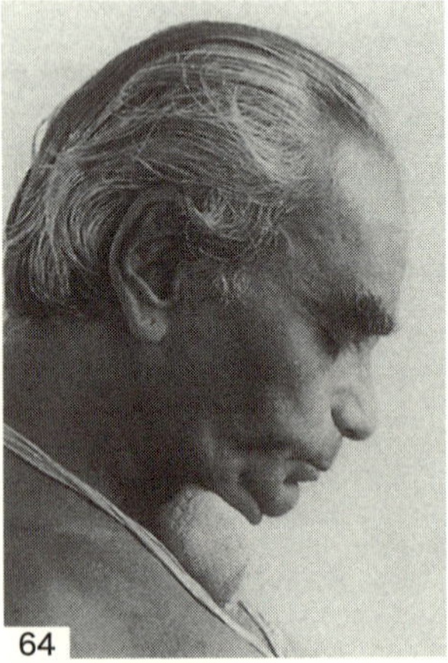

64

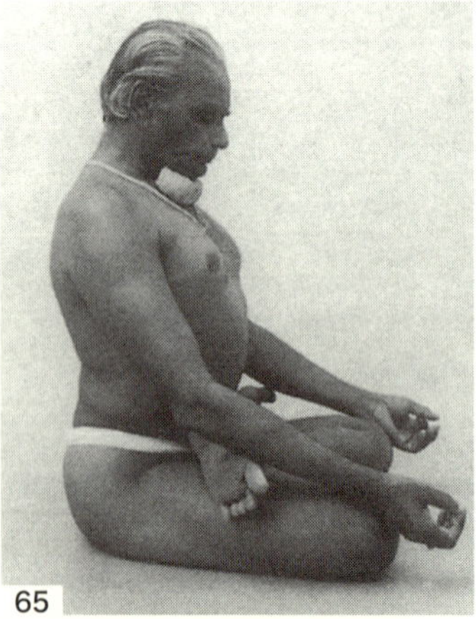

65

ウッディーヤーナ・バンダ

6　ウッディーヤーナには「飛び上がっていく」という意味があるが、プラーナーヤーマでは、腹をつかみ上げることである。ウッディーヤーナ・バンダを行うと、プラーナは下腹部から頭の方に上がって流れる。横隔膜は下腹部から胸郭へともち上げられ、内臓は後ろ上方、脊柱の方へと引っぱり上げられる。

〈方法〉

以下の説明にしたがって、まず立った姿勢でのウッディーヤーナを修得すること。その後になって初めて、座位のプラーナーヤーマでのバーヒャ・クンバカ（完全に息を吐いたあとで息を止める）に、ウッディーヤーナを取り入れることができる。心臓に負担をかけすぎるので、バーヒャ・クンバカを修得しないうちはプラーナーヤーマ中にウッディヤーナを行ってはならない。また同様の理由で、アンタラ・クンバカ（息を深く吸ったあとのクンバカ）中にウッディヤーナを行ってはならない。

①ターダアサナで立つ（写真25）。
②両足の幅は約30cm ぐらいに開いておく。
③膝を少し曲げて軽く前かがみになり、両手の指を拡げてももの中ほどをつかむ。
④肘を少し曲げ、顎をできるだけ下げ、ジャーランダラ・バンダの姿勢をとる。
⑤息を深く吸い込んでから、肺の空気を一息で吐き出せるように急速に吐き出す。
⑥吸気の前に息を止める。腹全体を背骨の方向にもち上げる（写真66）。ウッディーヤーナ実践中は、胸を落としてはいけない。
⑦腰椎、胸椎を前上方にもち上げる。内臓を背骨の方に向かって圧迫する。
⑧内臓を圧迫したまま、手をももから骨盤のふちに向かって移動させながら、さらに内臓を収縮させる。

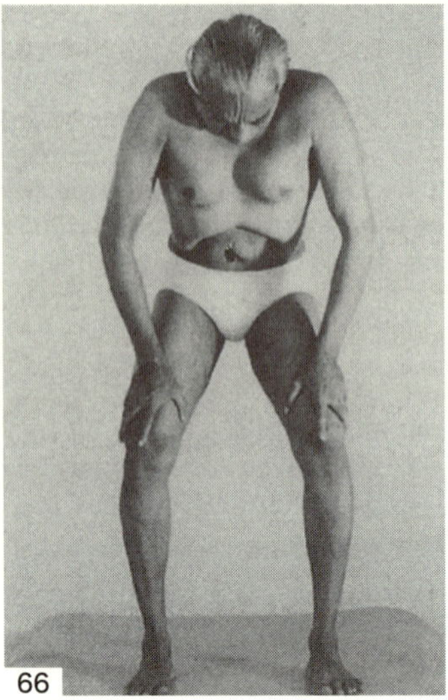

66

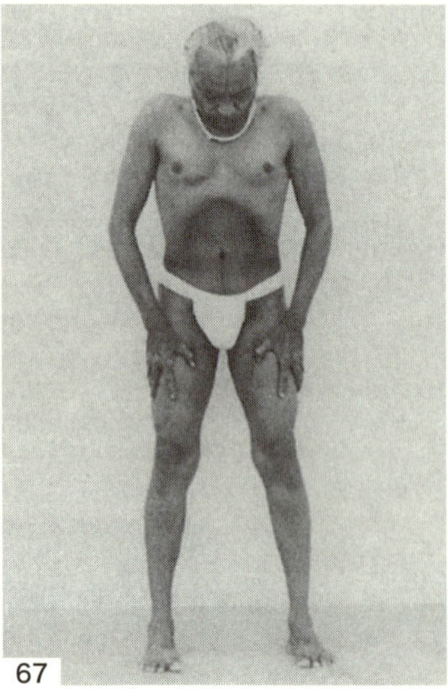

67

⑨内臓をゆるめないようにして、また顎を上げないようにして背すじを伸ばす（写真67）。

⑩10〜15秒間、できるだけ長く内臓を圧迫したままにしておく。自分の限界以上続けてはならないが、無理をしない程度に練習を重ねていくと、実践時間もだんだん長くなる。

⑪顎と頭はそのままで、まず腹の筋肉をリラックスさせる。

⑫腹の筋肉がもとの位置に戻るのを待って、それからゆっくり息を吸う（写真68）。

⑬⑥から⑪までのプロセスの間は、息を吸ってはならない。

⑭２〜３回普通に呼吸をしてから、再び①から⑪を６〜８回繰り返す。進歩するにつれて、１回の長さと繰り返しの回数をふやしていく。体験の深い指導者のもとで行うのが望ましい。

⑮ただしこの一連の繰り返しの過程は１日１回だけ行うこと。

⑯ウッディーヤーナが習得できたら、徐々にさまざまなプラーナーヤーマに取り入れる。ただし呼気のあとのクンバカ（バーヒャ・クンバカ）のときだけに行う。

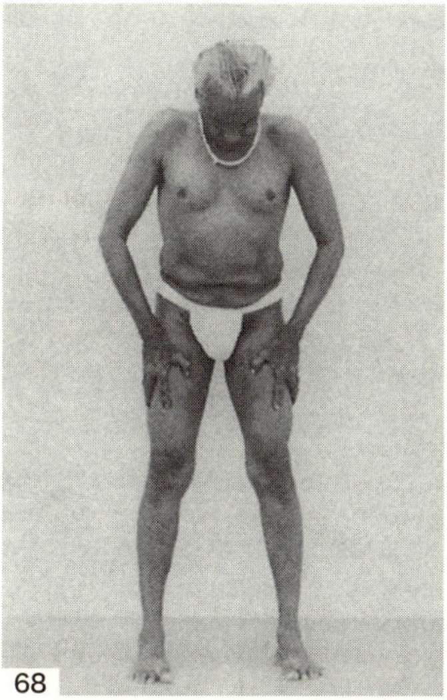
68

〈注意〉
・空腹時のみに行う。
・息を完全に吐ききるまで、腹を圧縮してはいけない。
・こめかみのまわりに緊張を感じたり、次の吸気のときに苦しかったりしたら、それは自分の能力以上にウッディーヤーナを行ったということなので気をつけること。
・腹が完全にリラックスし、内臓がもとのリラックスした状態に戻るまで息を吸ってはいけない。
・内臓を圧迫している間、肺を圧縮してはいけない。

〈効果〉
ウッディーヤーナ・バンダによって、プラーナという偉大な鳥が、脊柱の中を通っている神経エネルギーの主要な通路であるスシュムナー・ナーディを通って昇っていくといわれている。バンダの中でも最高のもので、ふさわしい指導者のもとであきらめず行えば、若返るのである。それはまた、死という名のゾウを殺すライオンと呼ばれている。完全に息を吐ききってから次の吸気までの間だけしか行ってはならない。また、横隔膜と内臓を強化する。横隔膜をもち上げると、心臓の筋肉がゆっくりとマッサージされ、調子が整う。また内臓の調子を整え、胃の炎を燃やし、消化管から毒素を排出させる。シャクティ・チャラーナ・プラーナーヤーマとも呼ばれている。

ムーラ・バンダ

7　ムーラとは「根」「源」「原因」「基礎」という意味で、肛門と生殖器の間の中心部をさす。ムーラ・バンダではこの部分の筋肉を収縮させ、垂直にへその方に向けて引き上げる。同時にへその下の下腹部前面は、背骨に向かって後ろ上方に押しつける。生命気のひとつである排尿と排泄を司るアパーナ・ヴァーユは下向きだが、ムーラ・バンダ中は方向を変えて上に向かい、もうひとつの生命気である、胸部に座をすえているプラーナ・ヴァーユと融合する。

ムーラ・バンダは、吸気後のクンバカ（アンタラ・クンバカ）中に行わなければならない。ウッディーヤーナ・バンダとムーラ・バンダにおける腹の押し方は異なる。前者では肛門から横隔膜まで全部を背中に向かって押し上げる。一方、後者では会陰部と、肛門とへその間の下腹部のみ収縮させ、背骨に向かって押しつけ、横隔膜に向かって引き上げる（写真69）。

肛門括約筋を収縮させる練習（アシュヴィニー・ムドラー）をすると、ムーラ・バンダを習得しやすくなる。アシュヴァとは馬のことだ。このムドラーは、馬の放尿を連想させるのでそう呼ばれている。それは各種のアサナ、とくにターダアサナ、シールシャアサナ、サルワーンガアサナ、ウールドヴァ・ダヌラアサナ、ウシュトラアサナ、パスチモッターナアサナを実践中に習得できる（『ハタヨガの真髄』参照）。

ひとりでウッディーヤーナ・バンダやムーラ・バンダを行うのはきわめて危険である。前者をまちがったやり方で行うと精液が

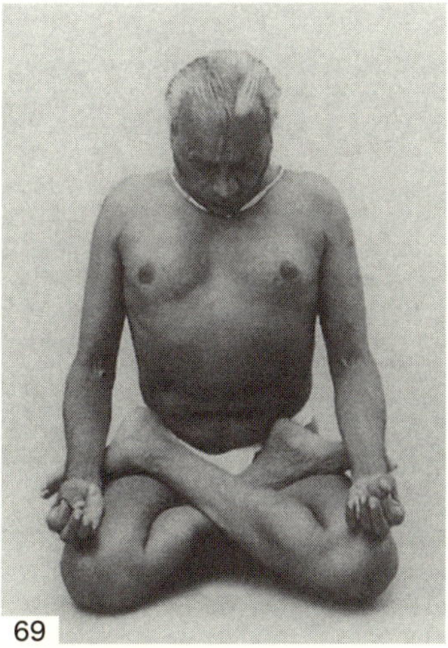

69

不要にもれ、活力を失う。後者の場合は激しい体力減退をもよおし、生殖力も失う。たとえ正しく行ったとしても、ムーラ・バンダにはそれなりの危険がある。精力を維持する力が増加するので乱用する危険がある。この誘惑に負けてしまうと、眠っているへびが棒でつつかれたようにあらゆる欲望が目覚め、致命的となる。この3つのバンダを習得したときが、ヨギにとって自分の運命の分岐点であるといえる。ひとつの道はボーガ（世俗的楽しみ）へとつながり、他方はヨガ、つまり最高の精神（神）と結びつく道である。ヨギは自らの創造主へ強くひかれるものである。だが普通は、感覚は外に向いており、物質にひかれるので、享楽の道を歩んでしまう。もしこの方向を変えて、内に向かえたなら、ヨガの道を歩むことになる。ヨギの感覚は、あらゆる創造の源に出会うために、内に向いている。求道者が3つのバンダを習得したときこそ、グルの助けが最も必要とされるときである。よき指導のもとにのみ、この拡大した力を、より尊く気高い目的に昇華させることができるからである。このとき実践者は宗教的禁欲者（ウールドヴァ・レタ）になったのである。性的欲望を無理やりでなく自然に転化することを学んだとき、精力の浪費が止まる。この状態にある者は十分な力をもち、自らを統治することができる(バーヴァ・ヴァイラギ)。そして、道徳的、精神的力を得て、それは太陽のように輝くことだろう。

ムーラ・バンダを行うとき、ヨギはあらゆる創造の真の源(ムーラ)に至ろうと試みる。その目的は、心(マナス)、知性(ブッディ)と自我(アハンカーラ)を含んだチッタ(心)を完全に抑制(バンダ)することである。

14　吸気と呼気

1　吸気（プーラカ）とは、我々ひとりひとりが成長向上するために、宇宙エネルギーを取り入れることである。それはまた、行動の道（プラヴリッティ・マールガ）である。また、無限〔神〕が有限〔人間〕に結びつくことである。花の芳香をそっとかぐように、命の「息」をできるだけ注意深く静かに吸い込んで、全身に等しくいきわたらせることである。

2　アサナを行うときの求道者の心と呼吸は、いつもその技を創りだしては見せる熱心な子供のようであるが、プラーナーヤーマを行うときの呼吸は、母親に特別な注意と愛情を要求する幼児のようなものである。母親が子供を愛し、子供の幸福のために自分の命を捧げるように、プラーナーヤーマを行うときには、呼吸に意識を集中していなければならない。

3　プラナーヤーマを理解するには、その方法について知り、何が正しくて何がまちがいなのか、何が粗大で何が微細なのかを知ることが必要である。そうすれば、プラーナーヤーマの本質を体験することができる。意識（チッタ）と呼吸（プラーナ）の関係は、母と子の関係と同じであると理解するとわかりやすい。だが、そういうことを考える前に、まず肺、横隔膜、肋間筋をアサナによって鍛え、呼吸がリズミカルにできるような身体をつくらなければいけない。

4　呼吸における意識は、遊んでいる子供を夢中で見ている母親にたとえられる。外から見れば何もしていないようであるが、心は敏感で、完全にリラックスした状態で、たえず子供を観察しているのである。

5　子供を初めて学校に入れる母親は、手を取って道案内しながら、友だちと仲良くすることや、授業をしっかり聞くことが大切だと教え込むことだろう。つまり、子供が学校に慣れるまでは、子供と一体になって導いている。プラーナーヤーマにおいての意識も、この母親の状態と同じように、息の流れと一体になって呼吸が正しいリズムになるまで導いているのである。

6　母親は子供に、道路を注意深く歩く方法や横断の仕方を教える。同じように、意識は息の流れが呼吸の通路を通って、生きている細胞に吸収されるように導く。子供が学校に慣れてきて、自信がついてくると、母親は送り迎えをやめ、遠くから見守っている。同じように、呼吸がリズミカルに正確に行われるようになると、意識（チッタ）は呼吸の動きを客観的に観察し、それを身体と自己に結びつけるようになる。

7　吸気のとき、求道者は自分の脳を、エネルギー（プラーナ）の流れを受け取り、分配する中心的機関に変えようとする。

8　吸気のときに腹をふくらませてはならない。腹をふくらませると、肺が完全に拡がらないからである。吸気も呼気も無理があってはならないし、速くてもいけない。そんなことをすると、心臓に負担をかけたり、脳障害を起こすかもしれない。

9　呼気（レーチャカ）とは吸気後に息を吐き出すことであり、不純な空気（二酸化炭素）を排出することである。外に吐き出される息は暖かく、乾いており、芳香がない。

10　呼気において、我々ひとりひとりのエネルギー（ジヴァートマー）は外に出て、宇宙のエネルギー（パラマートマー）と融合する。それによって脳はなだめられ、静まる。呼気とは、求道者の自我を放棄し、内なる自己へと没入することである。

11　呼気は、身体のエネルギーが次第に心のエネルギーと融合し、求道者の魂に溶け込み、宇宙エネルギーへ溶解していく過程である。これは放棄の道（ニヴリッティ・マールガ）といわれるもので、身体の周縁から意識の根源へ帰る道である。

12　意識的に上胸部を高くもち上げ、出ていく息をゆっくり、スムーズに導く。

13　呼吸のリズムに深く注意を払って、規則的に息を吸ったり吐いたりすること。それはちょうど、クモが規則的に行ったり来たりしながらシンメトリックに巣をつくるのに似ている。

14　吸う息の方が長い人もいるし、吐く息の方が長い人もいる。人生で出会う困難や挑戦、またそれに対する反応の仕方が人によって異なるのと同じように、息の流れや血圧も異なっているのである。プラーナーヤーマでは、呼吸の流れと血圧に見られるこれらの不均衡や障害を取り除き、平静でその人の性質に影響されないようになることを目的としている。

〈吸気（プーラカ）の方法〉

①自分に合った方法で座る。
②胸と浮肋骨、へそを上げ、背骨をまっすぐ上に伸ばす。
③できるだけ頭を下げる（写真63、あるいは64）。首の後ろが柔軟になったら、ジャーランダラ・バンダを行う（写真57）。
④ヨガによると、感情の源である心（マナス）は、へそと心臓の

間にあるといわれる。背中はこの感情の中心と常に接触を保っていなければならない。身体の前面は、意識の中心との接触を失わないようにしながらもち上げ、横に拡げる。

⑤吸気中、胸を上方と横に拡げる。前や後ろ、左右に傾けないように注意すること。

⑥横隔膜をかたく緊張させたり、攣縮させてはならない。ずっとリラックスさせること。横隔膜の底の方から空気を入れ始めること。深く吸い込む秘訣は、浮肋骨の下、へそのあたりから始めるような気持ちで行うとよい（写真70)。

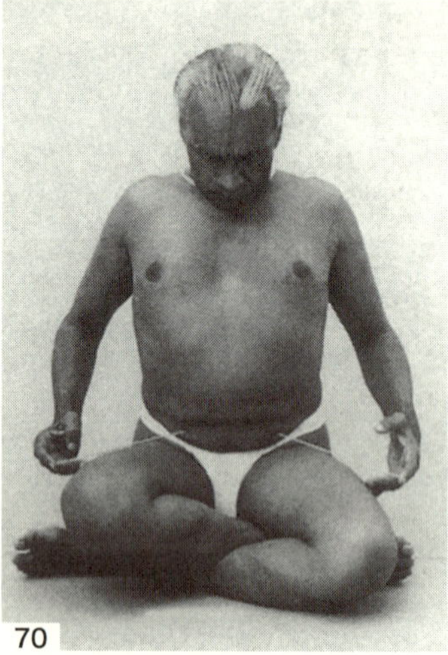

70

⑦入ってくるエネルギーを受け入れ吸収するために、息を吸っている間、肺は受動的で抵抗しないことが大切である。吸気中は、十分に注意して肺いっぱいに満たすこと。とくに肺の内側が拡大する動きと、入ってくる空気の動きを同調させるようにする。

⑧水差しに水を注ぐとき、底からだんだん入っていくように、肺にも底の方から徐々に空気を入れる。鎖骨上端や脇の下前部まで入れること。

⑨肺が未発達の人は、肺が完全に空気を吸い込めるようになるまで特別の注意を必要とする。神経繊維を伸ばすように注意深く試みること。

⑩気管支は気管から肺の周縁部に至り、そこで無数の細気管支に分かれている。吸気が細気管支の先まで届くよう留意すること。

⑪水が土に吸収されるように、吸気は体内の細胞に吸収される。この吸収を感ずると同時に、それに伴って宇宙エネルギー（プラーナ）が体内に浸透したときの爽快感を感じとるようにすること。

⑫吸気エネルギーは鼻から入り、身体の精神的相によって吸収される。息を吸うと、意識（チッタ）はへそ（マニプーラカ・チャクラ）から、胸の上端（ヴィシュッディ・チャクラ）へと昇っていく。求道者は、その間ずっと、心的・知的・生理的相が精神的相と接触を続けるように、また意識がその源からわきあがり続けるようにしなければいけない。この接触が、身体、呼吸、意識、内なる神をひとつにまとめる。そのとき、身体（クシェートラ）とアートマー（クシェートラジニャー）が一体となる。

⑬上体の皮膚のすべての毛穴が、プラーナを吸収するために、知性の眼（ニャーナ・チャクシュ）の働きをしなければならない。

⑭吸気に無理がかかり、緊張してくると、手のひらの皮膚がザラザラしてくる。手のひらの皮膚がどこも柔かくなるように呼吸を調節しなさい。

⑮吸気中に肩が上がると、上肺部が完全に拡がらず、うなじが緊張してくる。よく観察して肩が上がったらすぐ下ろすこと（写真52）。肩を上げずに胸を上げておくためには、慣れないうちは棒を使うとよい（写真71-4）。

⑯喉をリラックスさせる。舌は下顎の上に寝かせるようにするが、歯にあててはならない。

⑰眼は閉じてリラックスしているが、内面を見る眼は敏感にしておく（写真54）。息を吸うとき、どうしても眼球が上がりやすい

から注意すること（写真95）。

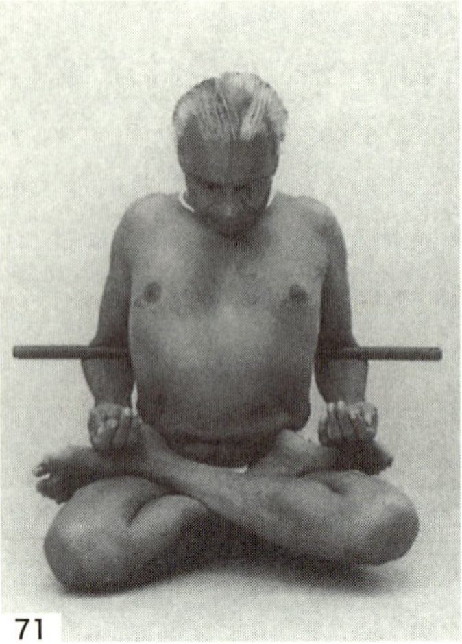
71

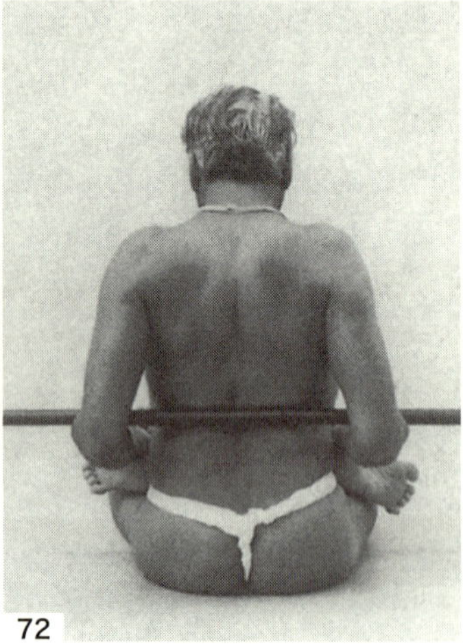
72

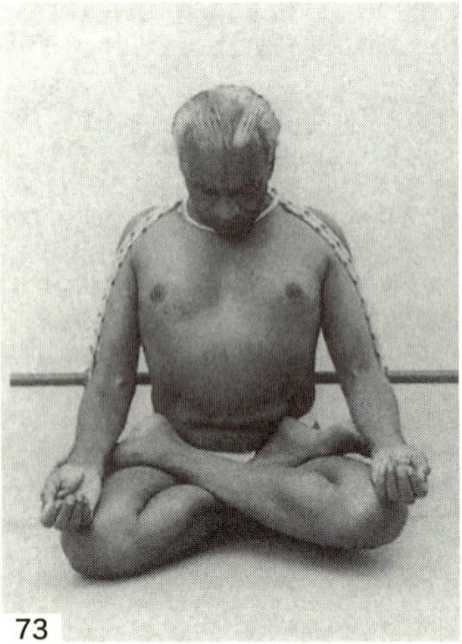
73

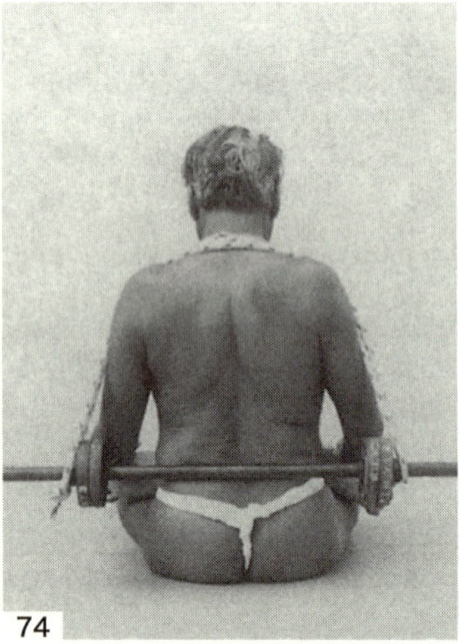
74

⑱耳、顔の筋肉、額の皮膚はリラックスさせておく。

⑲正しい方法で息を吸うと、だるさが取り除かれ、心身が刺激され、元気づけられる。

〈呼気（レーチャカ）の方法〉

①〈吸気の方法〉の①〜④の指示に従い姿勢を整える。

②吸気においては、身体は息という形をしたエネルギーを受け取る道具の働きをする。呼気のときは、身体は動的になり、息をゆっくり吐き出す道具の働きをする。そのためには、肋間筋や浮肋骨をもち上げたままにしておく。そうしないと、安定したスムーズな呼気は無理である。

③呼気の始発点は上胸部である。だからこの部分を下ろさないようにして、へそのところまで空になるまで、ゆっくりと完全に息を吐く。このとき身体は神と溶け合う。

④息を吐いているとき、脊柱の中心をもち上げておくだけでなく、その左右両側ももち上げておく。全身を樹木のようにしっかりさせておく。

⑤身体をゆすってはいけない。ゆすると、息と神経と心の流れを乱す。

⑥胸をもち上げたまま、ゆっくりスムーズに吐く。もし息が荒かったら、それは胸や背中が下がっているか、息の流れを観察し

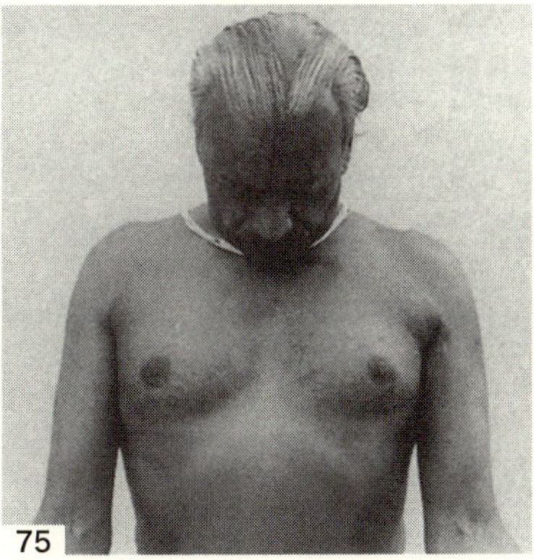

75

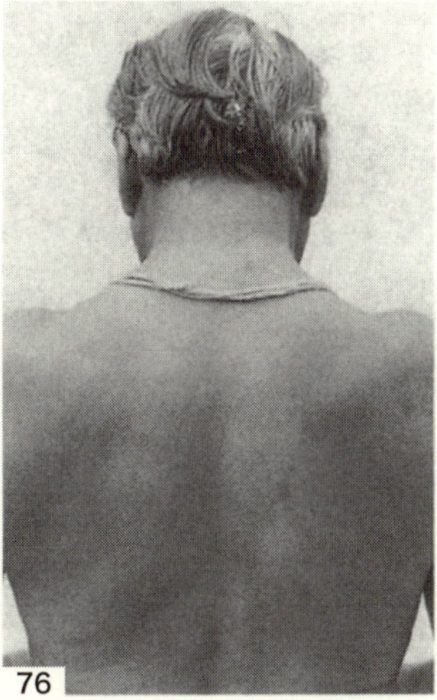

76

ていないせいである。
⑦息を吸うときは、上半身の皮膚は緊張するが、息を吐くときはリラックスしている。ただし胸や背中の内側は下げないようにする。
⑧腕と胸の皮膚は、脇の下のところで密接に触れ合ってはいけない（写真75）。腕をわざと拡げることなく（写真51・52）、脇の下のところに、空間と自由がなければいけない（写真76）。
⑨呼気とは神経と脳を静める技術である。これによって謙虚さが生まれ、自我も落ち着くようになる。

15　クンバカ（止息）

1　クンバカとは、いっぱいにも空にもできる「壺」を意味する。クンバカは息を止める（保息する）ことで、呼気の後で止めるものと、吸気の後で止めるものとの２種類がある。

2　クンバカとはまた、感覚器官と運動器官から意識をしりぞけ、アートマーの座（プルシャ）、つまり意識の原点に意識を集中させることである。クンバカは肉体的、倫理的、心的、精神的なレベルで求道者を落ち着いた状態にする。

3　クンバカは、息を止めることによって脳や神経や身体に緊張を与えることではない。緊張はさらなる緊張を引き起こす。クンバカは神経系に活気を取り戻すために行うものなので、脳をリラックスした状態にして行わなければならない。

4　クンバカで息が静まると、感覚が静まり、心が静かになるる。呼吸は、身体と感覚と心を結ぶ橋である。

5　クンバカには、故意に止める方法と自然にひとりでに止まる方法との２つがある。息を故意に止めるものをサヒタ・クンバカという。サヒタ・クンバカには、息をいっぱいに吸ったあとで行う方法（アンタラ・クンバカあるいはプーラカ・クンバカ）と、息を完全に吐いたあとで行う方法（バーヒャ・クンバカあるいはレーチャカ・クンバカ）との２つがある。自然に息が止まるものをケーヴァラ・クンバカというが、ケーヴァラとは「自然に」「ひとりでに」という意味である。ケーヴァラ・クンバカは吸気とか呼気には関係なく息が止まる。たとえば、画家が絵を描くことに完全に没頭しているときとか、宗教家が祈りに没頭しているときなどに起こる止息がこれである。このケーヴァラ・クンバカが起こる前に、身体が自分の意志とは関係なく震動し、予想しなかったことに出会って、恐怖でおびえてしまっているような状態が起こる。忍耐と持久力でこの恐怖の状態は乗り越えることができる。ケーヴァラ・クンバカは、本能的でかつ直感的である。この状態では、専心する対象に完全に吸い込まれ、外界から孤立し、理解を超えた喜びと平穏を体験している。この状態が、無限〔神〕と融合した状態であるといえる（『ハタヨガ・プラディーピカー』２章71節）。

6　吸気後に息を止めることを、アンタラ・クンバカという。宇宙のエネルギーという形で神をつかむことであり、それが自己のエネルギーに溶け込むのである。この状態が、神（パラマートマー）が自己の魂（ジヴァートマー）と融合した状態である。

7　呼気後に息を止めることを、バーヒャ・クンバカという。ヨギが自己を息という形で神に捧げ、宇宙の息に溶け込むことである。このときヨギのアイデンティティは神と完全に融合しているので、最も気高い形での自己放棄だといえる。

8　『バガヴァッド・ギーター』の４章29-30節でクリシュナはアルジュナに対して、神に捧げる各種のヤジニャ（犠牲）とヨギについて説明している。クンバカ・プラーナーヤーマは、このヤジニャのひとつで、３つに分類できる。吸気後のクンバカ、呼気後のクンバカ（これら２つはサヒタ・クンバカ）、ひとりでに止まるクンバカ（ケーヴァラ・クンバカ）の３種類である。ヨギの身体は祭壇で、吸気（プーラカ）は供物で、呼気（レーチャカ）はそれを燃やす火である。クンバカは、吸気という供物が呼気という火で燃えた瞬間、供物と火がひとつになる状態である。ヨギは自分の呼吸のコントロールの仕方を知っている（プラーナーヤーマ・ヴィディヤ）。胸郭上部は吸気（プラーナ）の住処で、胸郭下部は呼気（アパーナ）の住処である。２つの息が吸気のあとで融合したのがプーラカ・クンバカである。アパーナがプラーナと出会い、呼気で外に出ていってしまったときの空っぽの状態がレーチャカ・クンバカである。プラーナーヤーマを体得したヨギは、プラーナーヤーマの知識を知恵（ブッディ）の一部とし、この知恵に、自分の学習、体験、自分の生である息と真なる自己を神への供物として捧げるのである（アートマフティ）。これがケーヴァラ・クンバカで、神への憧憬にヨギは完全に没頭しているのである。

9　母親があらゆる危険から子供を護るように、意識（チッタ）は身体と呼吸を護る。背骨と上体は子供のように活発で、意識は母親のように敏感で、あらゆる危険から護る働きをする。

10　クンバカ中の体内の震動は、蒸気機関車が蒸気を立てて、点検もすべて万全で出発準備が整い、運転手はリラックスして発車を待っているという状態に似ている。それと同じように、プラーナは体内で震動しているが、意識はリラックスしており、息を吸うか、あるいは吐くか、その出発進行の号令を待っている状態である。

11　しつけがよくできた、勇気がありかつ注意深い子供のように、敏感な感じ方を保ち、身体をたるませず、腰をおとさず、上体の皮膚は伸ばしておかなければならない。

12　呼吸を止めている時間は、ちょうど信号を待っている時間のようなもので、赤信号を無視すると事故が起こる。つまり、自分の能力以上に続けてクンバカすると、神経系に異常を起こしてしまう。脳や身体に緊張を感ずるということは、クンバカ中、意識がプラーナの流れを追えていないということである。

13　意志の力でもって、息を止めていてはならない。脳が緊張すると、耳の中が痛くなったり、眼は赤くなったり、だるくなったりイライラしたりしてくる。このような現象が起こったら、危険信号とみなしてよい。

14　クンバカの目的は、呼吸を抑制することである。呼吸を止めているときは、言葉と感覚と聴覚がコントロールされている。この状態で意識は、感情、嫌悪、貪欲、性欲、高慢、嫉妬から解放されるので、クンバカ状態ではプラーナと意識は一体になる。

15　クンバカは、アートマンの住処である体内に潜在している神性を呼び起こす。

〈アンタラ・クンバカの方法〉

①深呼吸がしっかり習得できるまでは、吸気後のクンバカ（アンタラ・クンバカ）を行ってはならない。また、アンタラ・クンバカを習得するまでは、呼気後のクンバカ（バーヒャ・クンバカ）を試みてはいけない。

②習得するということは、きちんと訓練された精緻なやり方で息の動きを調整し、コントロールするということである。クンバカを試みる前に、吸気と呼気の長さを等しくできなくてはならない。クンバカを始める前に、「13　ムドラーとバンダ」のバンダについての説明を完全に理解すること。

③アンタラ・クンバカは段階的にゆっくりと学ぶこと。まず、胸、横隔膜の内側、内臓を上げたままで数秒間止めることだけ習得する。身体と神経と知性の状態をそこで観察する。クンバカの間に、肋間筋と横隔膜の内側を正しく引き上げることを理

解し、体験し、やり続けられるようになるには、しばらく時間がかかる。

④習い始めのときは、アンタラ・クンバカのあとに少し時間をおくこと。そうすれば、次のクンバカを試みる前に、肺がいつもの自然で新鮮な状態に戻る。たとえば、1サイクル（吸気・クンバカ・呼気）が終わるごとに3〜4回普通の呼吸か深呼吸をするとよい。

⑤初心者が、息を吸うたびにアンタラ・クンバカをすると、肺に負担がかかり、神経を硬化させ、脳を緊張させ、上達が非常に遅くなるので気をつけること。

⑥進歩するにつれて、クンバカを含んだ1サイクルと、次のサイクルまでの普通呼吸の時間を短くする。

⑦自分の能力の限界を超えないようによく観察しながら、アンタラ・クンバカの時間を長くする。

⑧クンバカすることによって、吸気と呼気のリズムが崩れたなら、それは自分の能力以上にクンバカをしすぎたせいなので、クンバカの時間を短くする。逆に、吸気と呼気のリズムが崩れない場合は、正しくできているということである。

⑨バンダをよく知っておくことが、クンバカを正しく実践するためには不可欠である。バンダはエネルギーの分配・調節・吸収のための安全弁の役割を果たし、エネルギーの分散を防ぐ。電圧が上がりすぎるとモーターが燃えてしまうように、肺が空気でいっぱいになって、そのエネルギーがバンダによって規制されないと肺に異常が起こり、神経がすり切れ、脳に異常緊張が起こる。ジャーランダラ・バンダを行うと、そういうことは起こらない。

⑩立っているときにアンタラ・クンバカを行ってはならない。バランスを失って倒れてしまうかもしれないからである。

⑪寝た姿勢では、頭の下に枕をおき、頭が身体より高い位置にくるようにすると、頭に緊張を感じなくなる（写真77）。

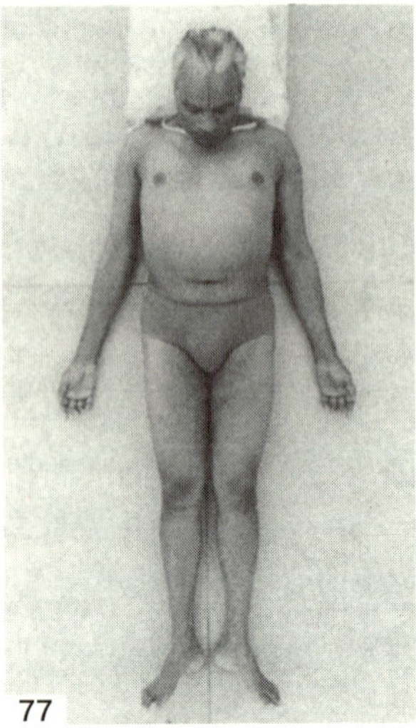

77

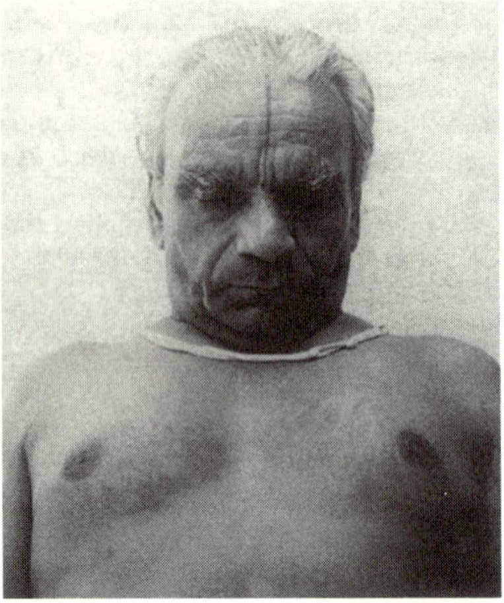

78

⑫初心者は、呼吸のリズムをマスターするまで、ウッディーヤーナ・バンダとムーラ・バンダに触れる必要はない。上級者は、それぞれのバンダをまず習得してから、クンバカのたびに全部のバンダを行うようにする。

⑬アンタラ・クンバカの間、鼻梁を上げてはならない。もしもち上げると、脳がその動きにとらわれて、身体の動きを観察することができない（写真78）。

⑭プラーナーヤーマの実践中、頭と頸椎を前傾させ、背骨と胸骨をもち上げる（写真76）。そうすると、脳と頸椎が胸骨の方に向くので、額をリラックスさせることができる。そうすることによって、脳のエネルギーを、内なる神の座に向けることができる。

⑮アンタラ・クンバカ中、横隔膜と腹部内臓を下げないようにする。また、息を長く止めておくために、故意あるいは無意識に、横隔膜や腹部内臓を緊張させたり、ゆるめたりすることがあるので気をつけること。

⑯肺や心臓に緊張が感じられたら、息を吐いて、それから数回、普通にあるいは深く呼吸する。そうすれば、肺が回復して、再びアンタラ・クンバカを始められる。緊張を感じたまま続けると、身体と知性の両方の働きの調和を乱し、精神不安定を起こす。

⑰吸気のあと少なくとも10〜15秒間クンバカできるようになったら、ムーラ・バンダを取り入れてよい。そのときは吸気の終わりにムーラ・バンダを行い、クンバカの間中続ける。

⑱アンタラ・クンバカ中、腹部内臓をひっこめもち上げると同時に、背骨下部を前に押し（写真69）、胴体はたるませず、頭と腕と脚はリラックスさせておく。

⑲仙骨と腸骨のあたりから背骨をもち上げ、肝臓下部、胃の下部をもち上げておく。

⑳背骨の内側、外側両方を、上方・前方にリズミカルに等しくもち上げる。背骨は前方に動くので、背中のその部分の皮膚が身体の中にまき込まれるようになる。

㉑上胸部の皮膚がゆるんで、肋骨の方におりてきたときは、息が気づかぬうちにもれているということである。

㉒胸は、張りすぎてもおとしてもいけない。前面、側面、後面に等しく張る。肋骨の内側を安定させることによって、身体を軽くしておくことができる。それによって均等に身体のバランスがとれて、クンバカを長くすることができる。

㉓前と後ろの肋間筋、また側面の肋間筋では内側と外側がお互いに独立して、かつ調和をもって動いているかどうか確かめる。

㉔脇の下の皮膚が後ろから前方へ動くように調節する。脇の下近くの胸の部分の皮膚を、腕で圧迫しないように気をつけ、前方、上方へ動くようにする。脇の下の皮膚がただ上方へ上がったり、肩が上がると緊張している証拠だから、皮膚をリラックスさせ、おろすようにする。

㉕息を吸い終わってクンバカを始めたとき、神性が輝くのを体験

することがある。そのとき、身体、呼吸、自己がひとつになり、時間がたつのを感じない。つまり、因果律から解放されるのだ。この状態はクンバカの間ずっと維持すべきである。

㉖揮発性の液体でも、きちっとふたをすればびんを振ってももれないように、クンバカをバンダを伴って行えば、生命エネルギーはもれない。肛門と会陰部を締め、ムーラーダーラ・チャクラから肛門と股中央をもち上げると、身体は閉じているので、活気（テージャス）と光（オージャス）が満ちてくる。

〈バーヒャ・クンバカの方法〉

①バーヒャ・クンバカ（完全に息を吐ききったあとで息を止める）には、静的なものと動的なものがある。静的に行うときはウッディーヤーナ・バンダなしで行う。これは自分自身を静めるもので、食後でもいつでも行ってよい。動的に行うときは、ウッディーヤーナ・バンダを併用するので、腹部内臓と心臓をマッサージし、エネルギーの分散を防ぐ。

②バーヒャ・クンバカでは、まず呼気後、ウッディーヤーナ・バンダを伴わないで息を止めることから始める。それからウッディーヤーナ・バンダを併用したクンバカに集中する。

③初めのうちは、ウッディーヤーナ・バンダを併用したバーヒャ・クンバカを１サイクル（呼気・クンバカ・吸気）行ったあと、肺と内臓の働きが正常な状態に戻るまで、普通に呼吸した方がよい。

④ウッディーヤーナ・バンダを併用したクンバカは、無理をしてはいけない。無理をすると、息切れしたり、内臓をもち上げておくことができなくなり、肺が乾いてくる。

⑤ウッディーヤーナ・バンダを併用したクンバカは、段階的に行わなければいけない。ウッディーヤーナ・バンダ中に内臓をもち上げている時間は、どのサイクルでも一定でなければいけない。１日に６～８サイクル行うとよい。

⑥ウッディーヤーナ・バンダを併用するバーヒャ・クンバカの1サイクルに続いて、普通呼吸か深呼吸を数回入れる。たとえば、普通呼吸を3～4回してからバーヒャ・クンバカを行う。これを続けて、練習して安定してきたら普通呼吸を少なくしてよい。

⑦前述の〈アンタラ・クンバカの仕方〉の項のうち、②、④、⑤、⑥、⑧、⑫、⑬、⑯、⑲、⑳、㉑、㉓をバーヒャ・クンバカに変えて実行しなさい。

⑧ピンセットを使ってトゲをぬくと、すぐ痛みが消えるように、知性をピンセットのように使って、実践中のトゲとなっている内臓のもち上げ方と動きを正しなさい。

⑨異物が眼に入るのを、瞼が本能的に防ぐように、プラーナーヤーマの実践にまちがった内臓のもち上げ方や動きやくせが入り込んでくるのを防ぐために、いつも注意していなければいけない。

⑩顔や眼が赤くなったり、いらいらして落ち着かない場合は、クンバカのやり方がまちがっているということである。眼を開いてクンバカを行ってはいけない。病気のときや、心臓や胸部に異常があるときは行ってはならない。

⑪身体は王国で、皮膚は国境である。治める者はアートマンで、そのアートマンの万能の眼（ニャーナ・チャクシュ）は、プラーナーヤーマ実践中のあらゆる変化を観察している。

⑫渓谷を流れる水は、岩にぶつかり、峡谷を穿つ。だが流れる水のエネルギーが静まっていて、岩のエネルギーとバランスがとれているとき、双方とも、自分という存在が消えた状態になっている。その結果、まわりの山々の静寂の美を映し出す湖ができあがる。我々の感情は、この渓谷を流れる水のようなものであり、安定した知性は岩のようなものである。クンバカ中は知性と感情のバランスがとれているので、魂はその純粋な状態を映し出すのである。

⑬意識（チッタ）は呼吸とともに動くが、クンバカは意識を静め、欲望から意識を解放する。おおっていた雲が消え、太陽のように自己が輝く。

⑭プラナーヤーマとクンバカの実践のあとは、シャヴァアサナで休息する（「30　シャヴァアサナ」参照）。

16　進歩の段階

1　実践者は、プラーナーヤーマの進歩の段階に応じて３つのグループに分けられる。まだ呼吸が荒っぽい低いレベル（アダーマ）、ある程度繊細な呼吸ができるようになった平均的なレベル（マディヤマ）、柔軟で繊細な呼吸ができる高いレベル（ウッタマ）である。

2　このそれぞれのグループが、進歩の段階に応じて、また３種類に分けられる。たとえば、初心者の場合、低いレベルの中でも低いもの（アダーマ・アダーマ）、平均（アダーマ・マディヤマ）、高いもの（アダーマ・ウッタマ）に分けられている。平均的なレベルと高いレベルも同様に３つに分けられる。だが、どの段階に位置していたとしても、最終目的は高いレベルの中の高いもの（ウッタマ・ウッタマ）になることである。

3　プラーナーヤーマを始めたばかりの人（アダーマ）は、無感覚に身体に力を入れてしまい、リズムと安定感に欠ける。身体も脳も固く、呼吸には無理があり、震えており、実践も表面的である。中級者（マディヤマ）は、座り方もある程度でき、初心者よりも肺の許容量が大きい。だが、姿勢を維持し続けること、リズミカルに呼吸をすることに困難を感じている。中級者の修行は穏やかだが、上級者（ウッタマ）の修行は厳しく律せられており、まっすぐ座り、感覚が鋭い。その肺は、長時間プラーナーヤーマを行う能力をもっており、呼吸はリズミカルで柔軟で繊細である。身体と心、知性は安定しており、つねに姿勢を直し、自分のまちがいを正す心の準備もできている。

4　プラーナーヤーマの方法を理解することと、それを実行することが伴わない場合が非常に多い。つまり、理論が進んでいる人もいれば、実技の得意な人もいる。どちらの場合も、プラーナーヤーマをよりよく実践するために、実技と理論を均等に発達させて、バランスよく調和させて使わなければならない。

5　パタンジャリは、場所（デシャ）、時（カーラ）、状態（数）（サンキャー）が、プラーナーヤーマ実践に大きな影響を及ぼすといっている。それらによって調整され、長く微細になるのだ（『ヨガ・スートラ』２章50節）。場所とは身体のことであり、時とは年齢のことであり、状態とはゆっくり安定して波のない呼吸のことである。

6　初心者は上肺部のみ使っているが、中級者はへそや横隔膜の動きを感知し、上級者は骨盤のあたりの動きを感知することができる。プラーナーヤーマを行うときは、身体全体が協力し合わなければならないということを知るべきである。

7　時とは、各吸気と呼気の長さのことであり、環境とは、コントロールされた繊細な息の流れのことである。

8　状態とは、吸気、クンバカ、呼気、２度めのクンバカの長さと回数のことである。毎日の実践の回数と長さを決め、規則的に実践するとよい。１回ごと、やわらかく繊細な呼吸ができることが、心身にとって理想的な状態（サンキャー）である。

9　１サイクルを最初は10秒間、次に20秒間、３回目は30秒間かけて行ってもよい。また、３つのレベルの行い方がある。１つめは、身体を道具として使う、純粋に身体的な方法、２つめは、心のみを使う感情的な方法、３つめは知能で呼吸をコントロールする知性的な方法である。初心者は、１サイクルは短くても、やわらかく繊細な呼吸ができれば、自分のレベルなりに完成したといえる。一方、１サイクルを長くすることに誇りをもっている上級者でも、その呼吸が荒くなっているなら、初心者と同じレベルにすぎない。

10　実践者は身体の安定性を増し、心と感情のバランスを維持し、知性をはっきりさせておくよう努力すべきである。そうすれば、自分の呼吸の繊細な流れを観察することができ、息が体組織の中に吸収されていくのを感ずることができる。そのとき、身体と呼吸と心、知性と自己がひとつになり、別個の存在としては存在しなくなる。知りえることと、知る者と、知っていることがひとつになる（『ヨガ・スートラ』１章41節）。

11　音楽家がラーガ（音色、メロディー、ハーモニー）の繊細さをあますところなく表現できているとき、身体は勝手に動き、最高の意識を経験している。つまりエクスタシーの状態になる。その経験を聴衆が共有していることにも気づいていないかもしれない。これが音の探究というもの（ナーダーヌサンダハーナ）である。同じような状態が、プラーナーヤーマ中にも起こるが、その経験は純粋に主観的なものである。本人のみが自分自身の呼吸のやわらかい音を聞き、クンバカの完全に音のない状態を味わう。これが内なる神の探究である。

12　息を吸うこと（プーラカ）は、宇宙エネルギーを吸収することである。吸気後に息を止めること（アンタラ・クンバカ）は、個人の自己と大宇宙の神を結びつけることにある。息を吐くこと（レーチャカ）は、個人のエネルギーを神に捧げることである。呼気後に息を止めること（バーヒャ・クンバカ）では、個人と神が融け合っている。この状態をニルヴィカルパ・サマーディという。

17　マントラ

ジャパとは何か？

1　魂が因果律や苦楽から自由であるといっても、心が動揺すれば悪い影響を受けてしまう。マントラ・ジャパ（真言を繰り返し唱えること）の目的とは、乱れた心を一点に集中し、考えをひとつにまとめることである。マントラはヴェーダ（聖典）の讃歌、音楽のついた詩であり、その詩を繰り返すことがジャパであり、祈りである。誠実な心と愛をもって献身的に行わなければならず、それによって自らと創造主との関係を発展させることができる。1から24個の音節に限定すれば、ビージャ・マントラ（種のあるマントラ）、つまり自己の魂を解放するキーワードとなる。神の恩恵を受け、悟りを得た指導者（グル）は、その資格のある弟子（シシャ）に手ほどきをし、魂を解放させるマントラを与える。弟子は、これを種として自己発見をし、ヨガのあらゆる分野に自分自身を導いていくのである。

2　心の状態は考え方に左右される。良い考えは良い心を、悪い考えは悪い心を生む。ジャパ（マントラを繰り返すこと）により、嫉妬心を取り除き、不必要なおしゃべりや噂話もしなくなり、心は魂や神について考えるようになる。これは迷って興奮している心を、ひとつの考え、行い、感覚に集中することである。

3　マントラとは、理性と目的と対象をもって繰り返し発せられた言葉である。マントラの意味を深く考えながら（アルタ・バーヴァナ、アルタは意味、バーヴァナは熟考のこと）、絶え間なくマントラを繰り返すこと（ジャパ）によって、求道者に光がもたらされるのである。こうした絶え間ない繰り返しによって、求道者の思考は、交錯しながら浄化され明瞭になってくる。このようにして求道者は、心に映し出された自分の魂を見つめることができる。

4　ジャパによって求道者は進化向上し、自我が少なくなり、謙虚になる。また内なる平静を得て、感覚をコントロールすることができるようになる（ジテンドリヤン）。

5　プラーナーヤーマを行っている間、マントラを繰り返し、舌や口を動かさないで、マントラの静かな流れに意識を集中する。そうすると集中力が身につくと同時に、吸気、クンバカ、呼気の長さを伸ばすことができる。また呼吸の流れと心の成長がスムーズになり、安定したものになる。

6　プラーナーヤーマには、サビージャ（種あり）とニルビージャ（種なし）の２つの方法がある。サビージャ・プラーナーヤーマはマントラを繰り返し唱えながら行うもので、４つのタイプの求道者、すなわちムーダ、クシプタ、ヴィクシプタ、エカーグラの段階にある者に教えられる（「1　ヨガとは？」(13)を参照）。

7　マントラは速く繰り返してはならない。プラーナーヤーマのサイクルを完成させるために、マントラはリズミカルに、呼吸の流れに合わせて、吸気、呼気、クンバカがそれぞれ同じ長さになるべきである。そうすると感覚が静まる。これが完全にできるようになったとき、実践者はマントラの助けがなくとも自由になり、純粋になれる。

8　ニルビージャ・プラーナーヤーマは、ニルッダといわれる最も高い心の状態の生徒に教えることができる。マントラの助けなしで行われるが、実践者は「汝はそれである」（タット・トヴァム・アシ）という状態を体験することができる。

9　サビージャ・プラーナーヤーマは、生きている種のように見方、考え方を芽ばえさせるが、ニルビージャは炒ってある種のように芽ばえさせることはない。サビージャには初めと終わりがある。また形と含意（たとえばランプと光、光と炎など）ももっているが、一方のニルビージャには何の条件もなく、初めも終わりもない。

10　サビージャ・プラーナーヤーマは、求道者の心と知性を神、全能の種、すべての存在の根源へと向ける。神を表現する言葉が聖なる音節「アオム」（プラナヴァ）である。パタンジャリは、作用と反作用、原因と結果、苦しみと喜びといった循環に影響を受けない存在として神を描いている。

11　『チャーンドーギャ・ウパニシャッド』では、次のように述べられている。創造主（プラジャーパティ）は自分のつくった世界を抱くと、そこから３つのヴェーダが生まれた。リグ・ヴェーダ、ヤジュル・ヴェーダ、サーマ・ヴェーダである。それらのヴェーダが創造主に抱かれたとき、そこからブーフ（地界）、ブヴァー（空界）、スヴァハ（天界）の３つの音節が生まれた。それらが抱かれたとき、そこから「アオム」〔AUM〕の音節が生まれた。すべての葉が１本の枝でつながっているように、すべての言葉は「アオム」に集約される。

12　「アオム」は、全能さと普遍性という概念を伝える。また、よいものや畏敬の念を起こさせるあらゆるものを含んでおり、平静で壮厳な力の象徴である。「アオム」は永遠の精神であり、最も高い目的である。このことがわかったとき、すべての望みは達せられる。悟りへの最も確かな方法であり、最高の援助でもある。人間の生活、思考、体験、祈りの充足を意味する。これは不滅の音である。その中に入り、保護を求める者のみが不滅を体験することができる。

13 一連のウパニシャッドでは、「アオム」という３つの音節によって賛美される、さまざまな魂の三態について言及している。性に関していえば、「アオム」は女性、男性、中性をあらわし、同時にその３つの性を超えた創造神のことも指す。力と光に関しては、「アオム」は火、風、太陽と、それらを生み出す力と光の源を意味する。神に関しては、「アオム」は創造神（ブラフマー）、保護神（ヴィシュヌ）、破壊神（ルドラ）として崇められ、あらゆる生命と物質の力の総合を意味する。時間においては、過去、現在、未来と、時を超えた全能者を意味する。思考においては、心（マナス）、知性あるいは理解力（ブッディ）、自己あるいは自我（アハンカーラ）を意味している。また「アオム」は３つの状態（グナ）、すなわち悟り（サットヴァ）、活発（ラジャス）、不活発（タマス）と、それらにとらわれない者（グナーティータ）を意味する。

14 「A」「U」「M」の３文字は、知性、行動、信仰という３つの道に沿って行われる、人間による真実の探求の象徴である。またそれらは魂の進化へとつながり、魂を落ち着かせ、知性を安定した状態にする（スティタプラジュニャー）。

知性の道（ニヤーナ・マールガ）では、欲望（イッチャー）、行動（クリヤー）、学習（ヴィディヤー）のすべてをコントロールする。行動の道（カルマ・マールガ）に進めば、人生の目標を達成するための苦行（タパス）、聖典の学習（スヴァディヤーヤ）を経験し、自分の行動の成果を神に捧げることになる（イーシュヴァラ・プラニダーナ）。信仰の道（バクティ・マールガ）では、神の名を聞き（シュラヴァナ）、神の象徴を瞑想し（マナナ）、神の輝きを考える（ニディディャーサナ)。また、トゥーリヤ・アヴァスターという魂の４番目の段階がある。その段階は、眠り（ニドラー）も夢（スヴァプナ）も目覚め（ジャグルティ）も超えた状態であるが、求道者の身体は眠っているかのごとく休み、心は夢を見ているようでも、知性は完全に目覚めている。

15 「アオム」の広い意味を自覚したものは、人生の束縛から解放される。また、身体、息、感覚、心、知性は、「アオム」の音節に溶け込む。

16 「アオム」は、すべてのヴェーダが賛美し、すべての献身で表現される言葉である。聖なる学びの目的であり、聖なる生活の象徴である。乾いた木に秘められた火は、何度もこすることによって炎をあげることができる。同じように、求道者に潜在する内なる神は、「アオム」の音によって呼び覚まされ、顕現する。知的な自覚を聖なる音節「アオム」にこすりあわせることにより、自己の中に潜在している神性を目覚めさせることができる。

17 「アオム」の音に瞑想することによって、求道者は安定し、純粋で誠実になり、気高くなることができる。ヘビが古い皮から脱皮するように、求道者はあらゆる悪から脱皮する。そして恐怖も死もない最高の精神の平静状態に至る。

18 「アオム」という言葉は最もすばらしいもののひとつであり、荘厳な力をもっている。したがって、神の名を付け足し、プラーナーヤーマを行うときのマントラに組み合わせることで、その力を広げていかなければならない。マントラの例として、「アオム・ナモー・ナーラーナヤーナ」、「アオム・ナマー・シヴァーヤ」、「アオム・ナモー・バガヴァテ・ヴァースデヴァーヤ」、そしてガーヤトリ・マントラがある。

18　ヴリッティ

1　ヴリッティとは、「行為」「動き」「動作の過程」「方法」という意味である。

2　ヴリッティ・プラーナーヤーマには、サマ・ヴリッティとヴィシャマ・ヴリッティがある。呼気、クンバカ、吸気の長さが同じ場合は前者であり、長さが異なれば後者である。

サマ・ヴリッティ・プラーナーヤーマ

3　サマとは「等しい」「同一」「同じ方法で」という意味である。サマ・ヴリッティ・プラーナーヤーマは４つの過程、つまり吸気（プーラカ）、吸気後のクンバカ（アンタラ・クンバカ）、呼気（レーチャカ）、呼気後のクンバカ（バーヒャ・クンバカ）の長さを等しくするよう行われる。たとえば吸気の長さが５秒だとすれば、呼気もクンバカも５秒にする。

4　サマ・ヴリッティ・プラーナーヤーマは、まず吸気と呼気の長さを等しくすることから始める。

5　呼気と吸気を完全にやわらかいリズムで行うように心がけながら、時間が同じになるようにする。

6　それができるようになって初めて、吸気後のクンバカを試みる。最初のうちは、このアンタラ・クンバカの時間を吸気、呼気の長さと同じにするのはむずかしいだろう。

7　アンタラ・クンバカは段階的に進める。最初は、吸気を1としたら、クンバカ¼、呼気1の割合で始める。これがしっかりできるようになったら、次は、吸気1：クンバカ½：呼気1、吸気1：クンバカ¾：呼気1というように、徐々にクンバカの時間を延ばしていく。それが楽にできるようになったとき、目標の1：1：1の割合に到達するようにする。

8　吸気1：クンバカ1：呼気1の割合をマスターするまでは、呼気後のクンバカ（バーヒャ・クンバカ）に入ってはいけない。

9　呼気後のクンバカの練習は段階的に、次のような割合で始めるとよい。しっかりできるようになってから、次の段階に進むこと。

吸気1：クンバカ1：呼気1：クンバカ¼
吸気1：クンバカ1：呼気1：クンバカ½
吸気1：クンバカ1：呼気1：クンバカ¾
吸気1：クンバカ1：呼気1：クンバカ1

10　最初のうちは、吸気後のクンバカだけで始める。アンタラ・クンバカのサイクル（吸気・クンバカ・呼気）のあと、次のサイクルを行う前に3～4回普通呼吸をする。これを5～6回繰り返す。これがやさしく、気持ちよく行えるようになったら、普通呼吸の数をだんだん減らしていき、最後は普通呼吸を入れない。

11　吸気、アンタラ・クンバカ、呼気が同じ割合で無理なくできるようになったら、3～4サイクルごとに1回、バーヒャ・クンバカを入れる。

12　前項が無理なくできるようになったら、吸気1：アンタラ・

クンバカ１：呼気１：バーヒャ・クンバカ１の割合のサマ・ヴリッティ・プラーナーヤーマを行う。

ヴィシャマ・ヴリッティ・プラーナーヤーマ

13　ヴィシャマとは「不規則な」という意味である。吸気と呼気とクンバカの時間が異なるので、このように名づけられた。ヴィシャマ・ヴリッティ・プラーナーヤーマでは、リズムが中断され各要素の割合が変化するので、強靭な神経と強い肺がなければ、実践は困難であり危険でもある。

14　まず次のように段階をふんで、アンタラ・クンバカの時間を延ばしていくよう練習する。

吸気１：クンバカ２：呼気１
吸気１：クンバカ３：呼気１
吸気１：クンバカ４：呼気１

それから割合を調整する。

吸気１：クンバカ４：呼気１¼
吸気１：クンバカ４：呼気１2/4
吸気１：クンバカ４：呼気１¾
吸気１：クンバカ４：呼気２

これが無理なくできるようになったら、呼気後にバーヒャ・クンバカを入れて、同じように段階をふんで練習する。

吸気１：クンバカ４：呼気２：クンバカ¼
吸気１：クンバカ４：呼気２：クンバカ2/4
吸気１：クンバカ４：呼気２：クンバカ¾

吸気１：クンバカ４：呼気２：クンバカ１

これがヴィシャマ・ヴリッティ・プラーナーヤーマの１サイクルである。

15　最初のうちは、すぐ息切れがして、呼気、バーヒャ・クンバカ、吸気のリズムを維持するのがむずかしいが、信念をもって鍛えていくとできるようになる。

16　理想の割合は、吸気１：クンバカ４：呼気２：クンバカ１である。つまり吸気が５秒であれば、クンバカ20秒、呼気10秒、クンバカ５秒になる。

17　(14)が無理なくできるようになったら、その過程を逆にして練習する。つまり、吸気が10秒であれば、クンバカ20秒、呼気５秒になるように、段階的に行う。

吸気１　：クンバカ４：呼気１
吸気１¼：クンバカ４：呼気１
吸気１2/4：クンバカ４：呼気１
吸気１¾：クンバカ４：呼気１
吸気２　：クンバカ４：呼気１

これが無理なくできるようになったら、呼気後にバーヒャ・クンバカを入れて、段階をふんでクンバカの時間を延ばしていく。

吸気２：クンバカ４　呼気１：クンバカ¼
吸気２：クンバカ４　呼気１：クンバカ2/4
吸気２：クンバカ４　呼気１：クンバカ¾
吸気２：クンバカ４　呼気１：クンバカ１

18　時間の長さはさまざまに変えてよい。たとえば、吸気を20秒、クンバカを10秒、吸気を５秒、クンバカを2.5秒にすれば、その割合は４：２：１：½になる。

19　ヴィシャマ・ヴリッティ・プラーナーヤーマは、１：２：４：½、２：４：½：１、４：½：２：１、½：１：４：２など、その割合をいろいろ試みることができる。その組み合わせ方は無数にあり、一生の間にすべてを試みることは不可能である。組み合わせの例は「27　スーリヤ・ベダナとチャンドラ・ベダナ」の〈注意〉を参照のこと。

注意

20　ヴィシャマ・ヴリッティ・プラーナーヤーマの道は困難で危険を伴うものである。したがって、経験の深いグルの指導なしに自分勝手に行ってはならない。

21　ヴィシャマ・ヴリッティ・プラーナーヤーマでは呼気、アンタラ・クンバカ、吸気、バーヒャ・クンバカの割合が変わるので、身体のあらゆる組織、とくに呼吸器官、心臓、神経に無理がかかる。そのため脳と血管が緊張し、高血圧を起こしたり、落ち着かなくなったり、いらいらしたりすることがあるので、相当に気をつけて行うこと。

22　サマ・ヴリッティ・プラーナーヤーマとクンバカの練習に関する注意は、ヴィシャマ・ヴリッティにも当てはまる。スヴァートマーラーマが『ハタヨガ・プラディーピカー』で述べた言葉を思い出してほしい——プラーナは、ライオン、ゾウ、トラよりもゆっくりと手なずけるべきである。さもなければ実践者を殺してしまうことになるだろう。

III

プラーナーヤーマの実践

19　ウッジャイ

ウッジャイという言葉は、ウドとジャヤという２語からなる。ウドは「上昇」「広がり」のほかに、「卓越」「力」の意味がある。ジャヤには「征服」「成功」のほかに、「制限」という意味も含まれている。ウッジャイ・プラーナーヤーマを行うと肺が十分に拡張され、強大な征服者のように胸を張ることから、この名がついた。

このプラーナーヤーマでは、クンバカ（止息）を伴う段階を別にすれば、どの段階をいつ行ってもかまわない。ただし、心臓が重苦しかったり、つまった感じがしたりするとき、横隔膜が弾力性を失っているとき、あるいは興奮していたり、心拍に異常があるときには、厚板（30cm四方、厚さ４cmぐらい）を２枚床に重ねておいてその上に寝るようにする。背中を板にのせ、尻がこの板より低くなるようにして、腕をまっすぐ下方に伸ばす（写真79–81）。写真82に示すように、クッションなどを使うのもいいだろう。写真83のように、ももに重みをかけてやると快適でリラックスできる。板２枚のかわりに、枕や毛布を代用してもよい（写真84）。身体が弱かったり病気のせいで脚が伸びきらない人は、膝を曲げて、脚を枕やいすにのせるようにする（写真85・86）。

このようにして、背中の位置が定まったら、骨盤の筋肉を使って息を吸い始める。こうすると緊張も取れ、吸気の始めに、横隔膜が少し下がりやすい。また肺と呼吸筋は円滑に働き、呼吸は深くなる。プラーナーヤーマは、心室肥大の人、先天的な心臓疾患の人に卓効をあらわす。さらに、病状の悪化を防ぐため少しも身体を動かせない心臓疾患の人の恐怖感も静める。

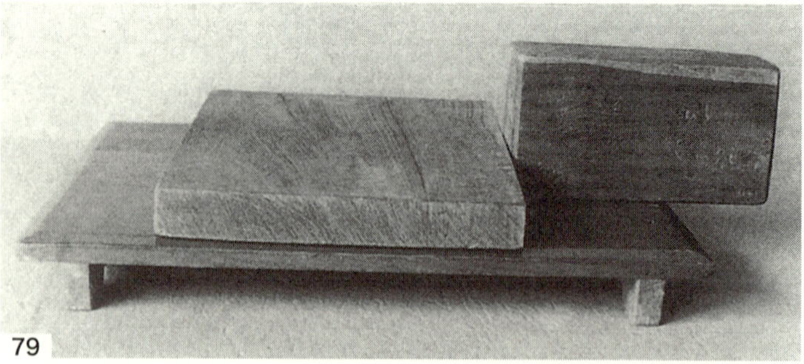
79

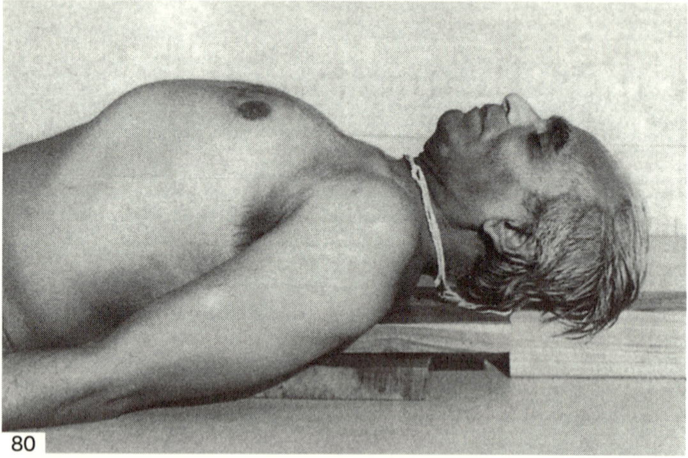
80

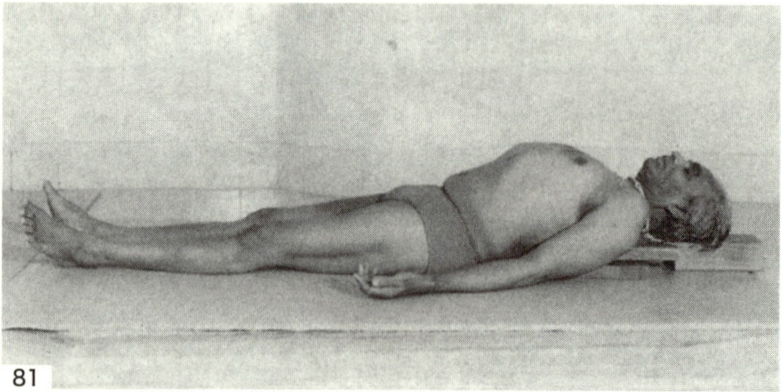
81

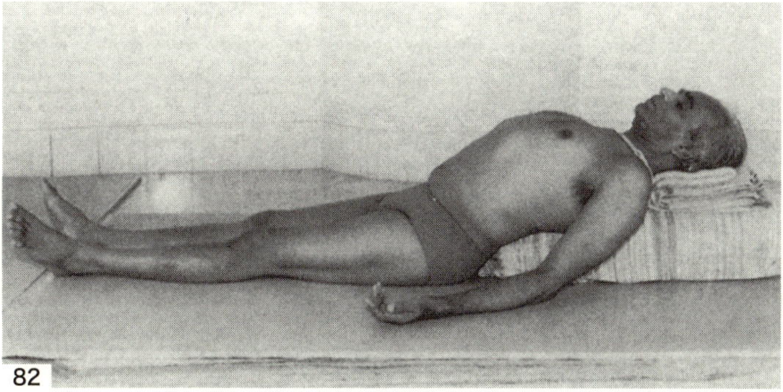

82

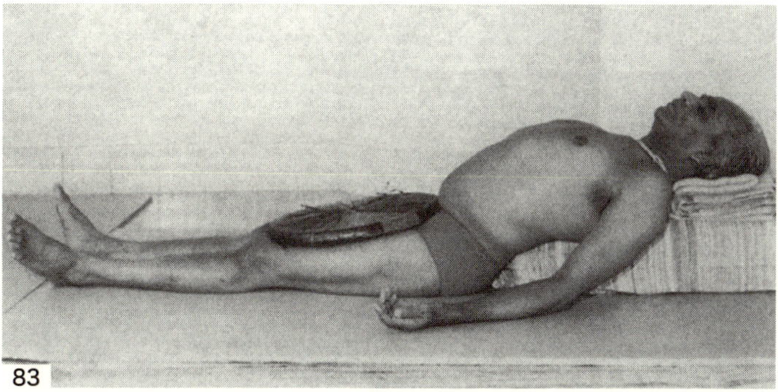

83

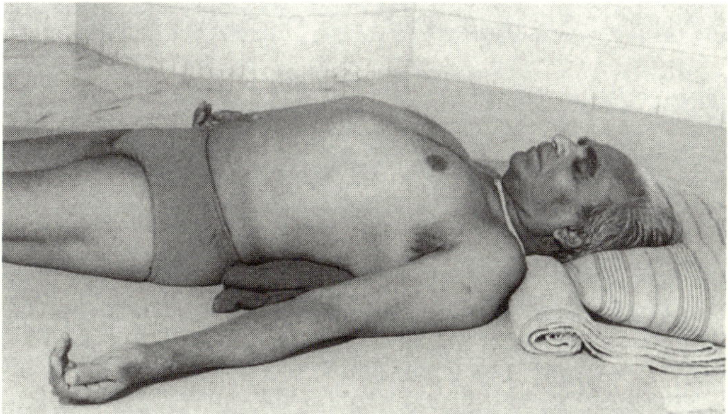

84

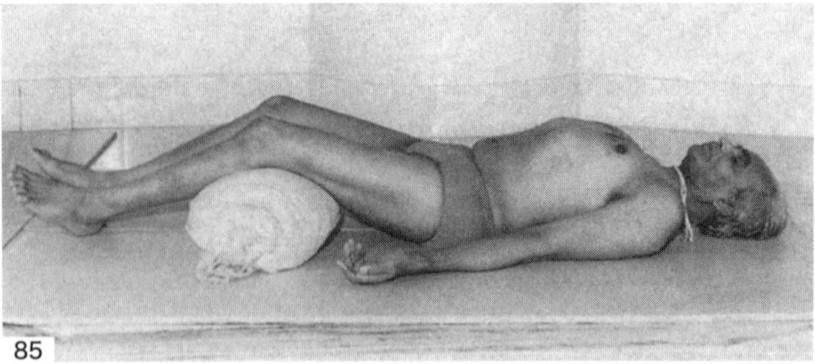

85

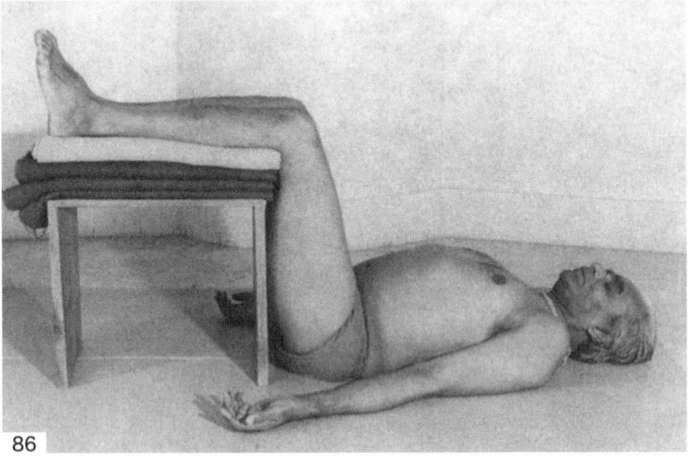

86

〈注意〉

①あらゆるプラーナーヤーマの全段階が、呼気（レーチャカ）で始まり吸気（プーラカ）で終わる。まず肺の中にある空気を全部吐き出してから、プラーナーヤーマを始める。心臓に負担をかけるから、呼気で終わってはならない。どの段階でも普通に息を吸ってから終わること。決して無理をしてはならない。

②副鼻腔の中での吸気と呼気の通過場所は違っている。吸気のとき、息は副鼻腔底部の内側を流れている（写真87）。呼気のときは、最上部の外側を流れている（写真88）。

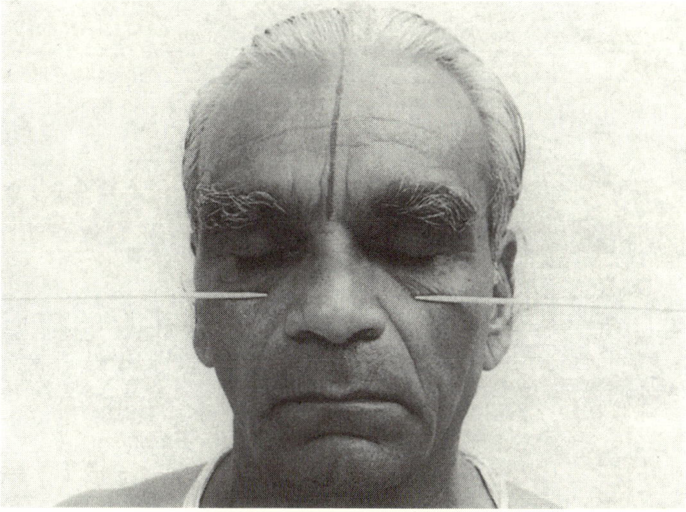

87

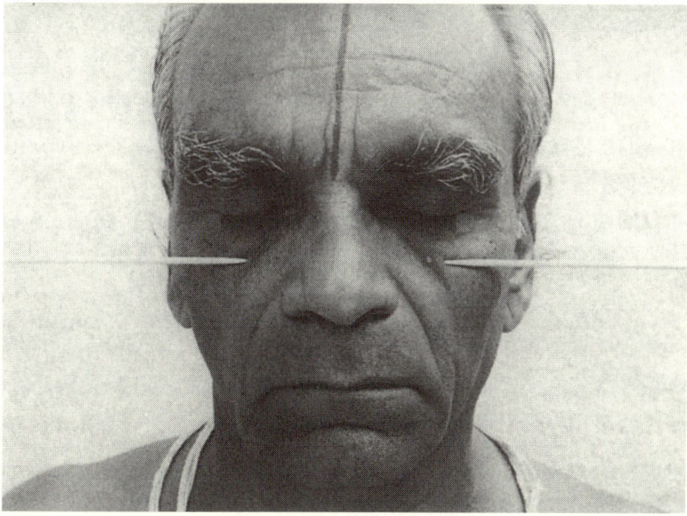

88

③吸気はすべて「スー」という音を伴い、呼気はすべて「フー」という音を伴う。
④プラーナーヤーマの初心者は、「11　座り方」の(30)の写真42・43で説明したように、身体を支えて行うとよい。
⑤シャヴァアサナは、各プラーナーヤーマの終わりに行うと述べたが、２種類以上のプラーナーヤーマを続けて行う場合は、全部が終わってから１回だけシャヴァアサナを行うべきである。

第１段階

この準備段階は、肺内部の感覚を自覚するための訓練である。この訓練により、両肺の等量呼吸ができるようになる。

〈方法〉

①毛布を床に敷く。その上にもう１枚の毛布を３つ折りか４つ折りにして、片側にそろえて敷き、その上に後頭部と背部をぴったりつけ、仰向けに寝る（写真89)。
②身体をまっすぐにし、眼を閉じて１～２分静かにしている（写真50)。このとき胸をへこませない。顔の筋肉をリラックスさせるためには、柔らかい布で眼を覆うようにする（写真90)。
③普通に呼吸をする。この間ずっと呼吸に意識を集中し、呼吸の流れを感じるようにする。
④息を吸うときには、両肺を等しく空気で満たすようにしながら、胸が上にそして外に拡がるのを感じるようにする。この２つの動きは、同時に行わなければならない。
⑤静かに息を吐き、両肺を等しく空にする。もし両肺が均等に機能しなければ、それを正すこと。
⑥これを10分間ぐらい続ける。この間、眼は閉じていること。

〈効果〉

注意深くなり、神経の働きを活発にし、肺の緊張を取り、深呼吸がしやすくなる。

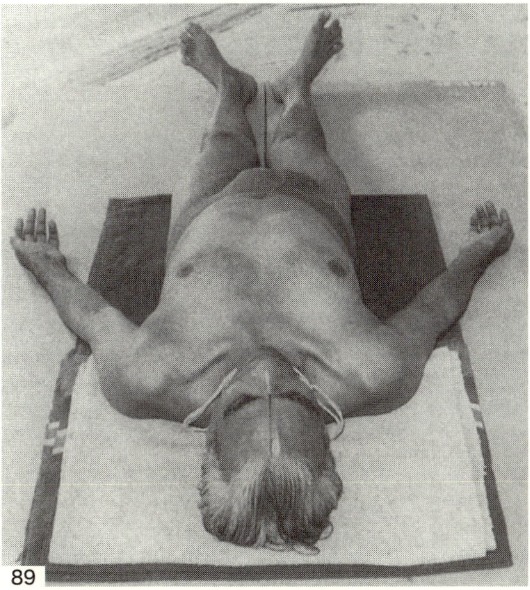

89

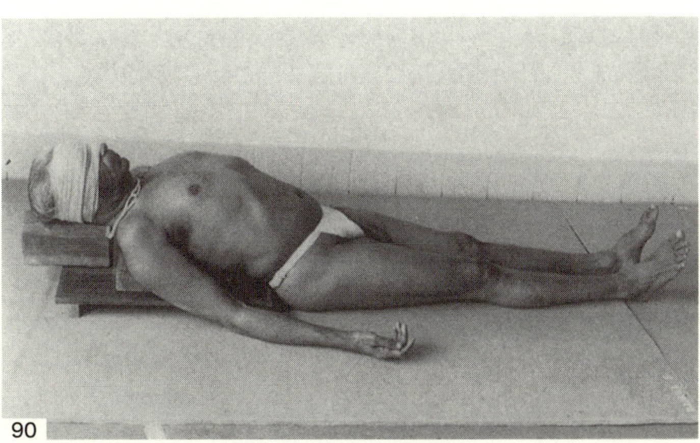

90

第２段階

この準備段階は、呼気の持続時間を延ばし、その要領をつかむ訓練である。

〈方法〉

①第１段階の①、②の指示に従って、仰向けに寝る（写真89）。

②眼球を緊張させないで眼を閉じ、眼の奥を見るようにする。このとき眼を興奮させず、あるがままにして感受性を豊かにしておかなければいけない（写真54）。

③身体の中のすべての音を感受できるようにする。

④まず、肺が空になる感じがするまで静かに息を吐くが、そのとき、腹部の臓器を圧迫しないようにする（写真91）。

⑤鼻から普通に息を吸う。すなわち吸気（プーラカ）である。

⑥肺が空になる感じがするまで、ゆっくり、深く、一定の速度で息を吐く。これが呼気（レーチャカ）である。

⑦10分間ぐらい続けてからリラックスする。ここでは、ゆっくりと深く、一定の速度で吐くように注意する。

〈効果〉

神経が静まり、頭脳が冷静になる。このゆっくりした一定の速度の深い呼気は、心臓疾患と高血圧の人にとって理想的である。

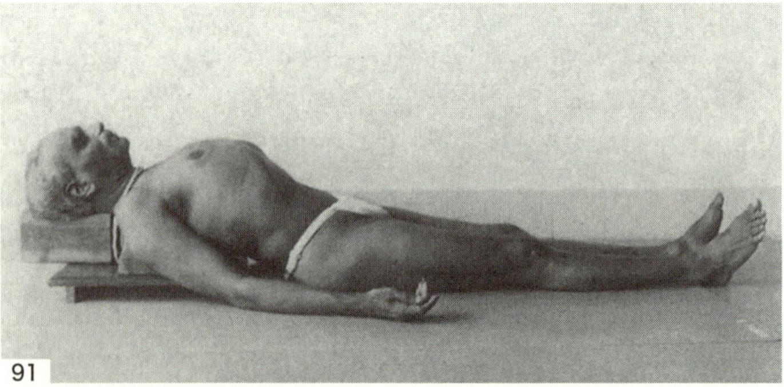

91

第３段階

この準備段階は吸気の持続時間を延ばし、その要領をつかむ訓練である。

〈方法〉

①第１段階の①、②に記されている要領で仰向けになり、第２段階の②～④の指示に従う。

②横隔膜をリラックスさせ、腹をふくらませないで息を吸い、横隔膜を横に伸ばす（写真92のように腹をふくらませてはいけない）。腹をふくらませないためには、横隔膜を浮肋骨（第11・12肋骨）より上方に上げないようにする（写真93・94）。

③鼻から注意深くゆっくり深く、一定の速度で「スー」という音を出して息を吸う。両肺が等分に満たされるようにすること。

④この「スー」という音を注意深く聞き、終始一定のリズムを維持する。

⑤吸気音が聞こえなくなるまで、完全に肺に息を入れる。

⑥深く息を吸うと眼球が上がりやすい（写真95）。意識的に眼球を鼻の方におろし、肺の内部を見るようにする（写真54）。

⑦呼気の始めに、横隔膜を脚の方向に下げないよう固定し、それからゆっくりと息を吐くが、深く吐いてはならない。このとき

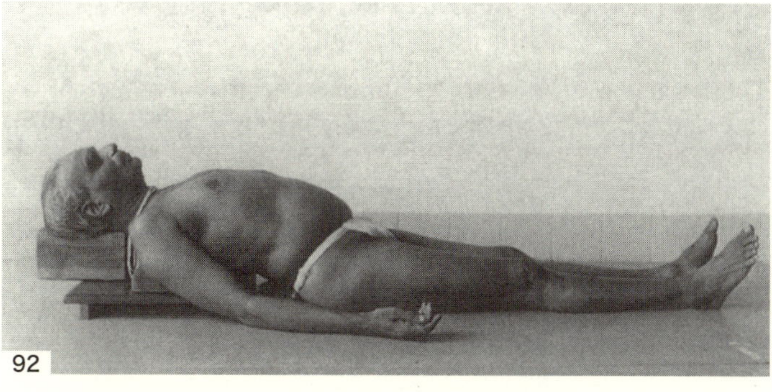

92

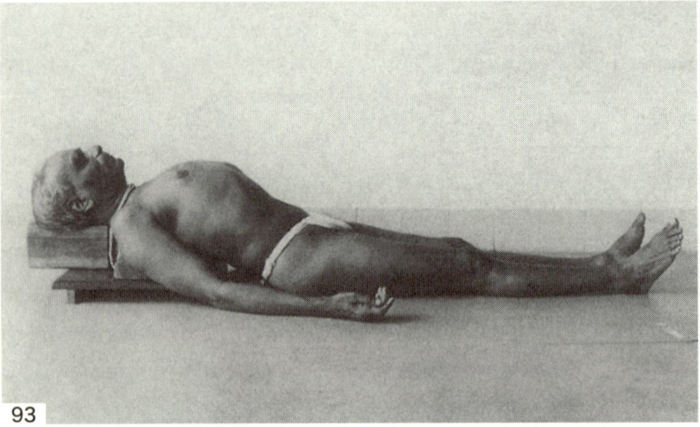

93

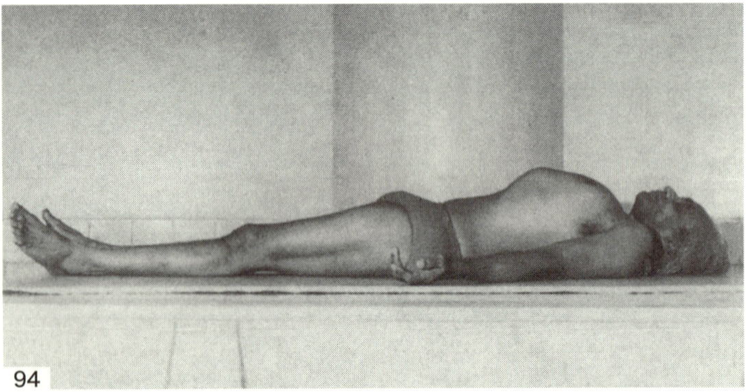

94

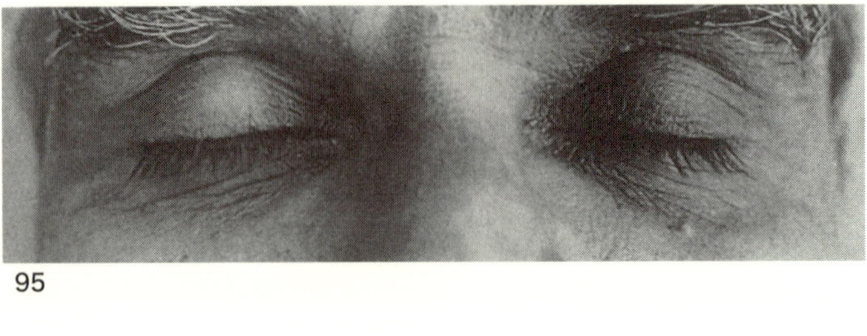

95

には呼気は、普通の呼気よりも少し長めになる。
⑧10分間行ってから、リラックスする。
⑨この段階では、吸気をゆっくりした深い一定の速度で行うように注意すること。もう一度この「スー」という音に耳を傾け、終始一定のリズムを維持すること。もっとリズミカルに深く呼吸するためには、最初に述べたように背中に２枚の厚板を使用するとよい（写真80–86）。

〈効果〉

この予備的段階は、低血圧、喘息、抑うつ状態の人によい。神経系が活発になり、自信がもてるようになる。

第４段階

この準備段階は吸気と呼気の時間を長くする訓練である。これは深い呼吸の要領をつかむのに役立つ。

〈方法〉

①第１段階の①、②の要領で仰向けになり、第２段階の②〜④の指示に従う。
②第３段階の②〜⑤の要領で息を吸う。
③まず、横隔膜を動かさないようにし、肺が空になるまで、ゆっくり深く一定の速度で息を吐きながら、徐々に横隔膜をゆるめる。
④この①〜③で１サイクルである。このサイクルを10〜15分間繰り返してから、リラックスする。

〈効果〉

エネルギーがわき、神経の働きを静め、その調子を整える。第１段階から第４段階まではウッジャイ・プラーナーヤーマの準備段階であり、仰向けになって行う。

第5段階

呼吸は第1段階の呼吸に似ているが、ここでは座って行う。呼吸を観察する能力を身につけ、一定のリズムで呼吸ができるようになる。

〈方法〉

①パドマアサナ、シッダアサナ、スワスティカアサナ、ヴィーラアサナ、あるいは他のどんな座法でもいいから、自分に合った楽な座り方で座る（写真1-12）。

②しばらく静かにしている。そのとき、背中と背骨を動かさないようにする。このとき、背筋には力を入れないで、上体の異常を修正することができるように動かせる状態にしておく。また、背骨がぐらぐら動かず安定するために、背筋はよく動くようにしておく。つまり、背筋が呼吸に合わせて伸縮できるようにしておかなければならない。息を吸うときには、背筋が呼吸に同調して動かなければならない。この動きがゆっくりであればあるほど、息を深く吸うことができる。

③顎をまっすぐ下げ、胸郭を内側からもち上げる。顎を胸骨上方の両鎖骨間のくぼみにおく。すなわちジャーランダラ・バンダである（写真57）。これが完全にできない場合は、緊張させない程度に頭を低くして練習を続ける（写真63）。

④腕を下げ、手のひらを上向きにして手首を膝の上にのせる（写真32）。あるいは人差指と親指で印を結ぶ。ニヤーナ・ムドラー（写真13）である。

⑤眼球は写真95のように緊張させないで、受身にし、眼を閉じて眼の奥を見るようにする（写真54）。

⑥意識は、身体の中の音を聞ける状態にしておく。

⑦まず、腹部の器官を圧迫しないで、できるだけ長く息を吐く（写真96・97）。写真96・97の身体の点に注意すること。吸気、呼気、クンバカのときの皮膚の動きを示している。

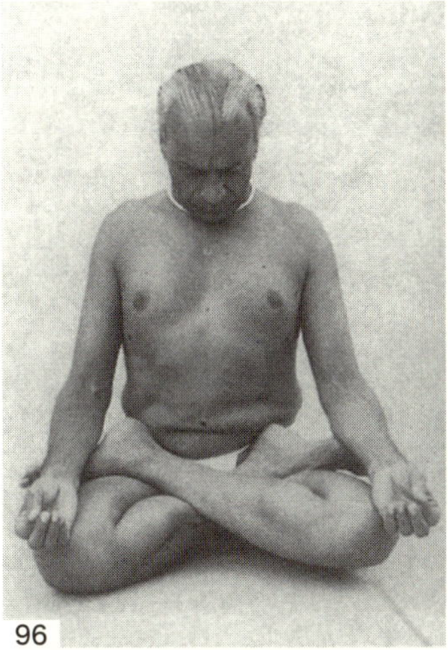
96

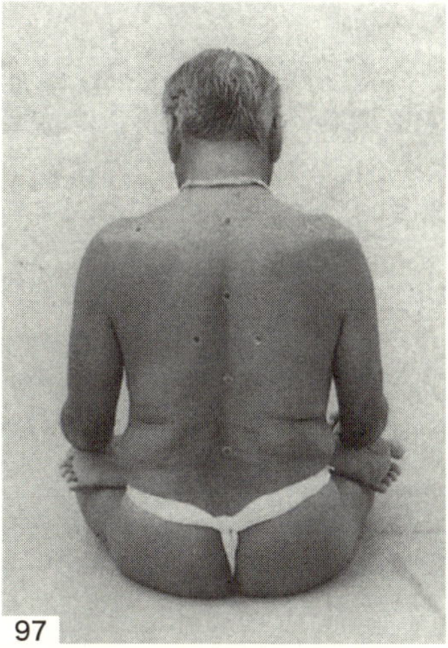
97

⑧呼吸の流れを観察しながら第１段階の③〜⑥の指示に従う。これを10分間行い、シャヴァアサナ（写真182）で数分間休息する。

第６段階

呼吸は第２段階の呼吸に似ているが、座って行う。呼気の持続時間を長くすることと、その要領を体得する訓練である。

〈方法〉

①第５段階の①〜⑦の指示に従い、どの座法でもいいから自分に合った座り方で座り、肺の中の空気を全部吐きだす（写真96）。
②鼻から普通に息を吸う。
③肺が空になるまで、ゆっくり深く一定の速度で息を吐く。
④呼気の間、姿勢に注意し、息を吐く「フー」という音を注意深く聞く。終始一定のリズムを維持し、円滑に行う。
⑤ここまでが１サイクルとなる。これを10分間繰り返し、普通に呼吸してからシャヴァアサナ（写真182）で休息する。ここでは、ゆるやかで深い一定の速度で息を吐くことに注意する。

第７段階

呼吸は第２段階の呼吸と同じだが、座って行う。吸気の持続時間を長くすることと、その要領を体得する訓練である。

〈方法〉

①第５段階の①～⑦の指示に従って、自分に合った座り方で座り、息を吐く（写真96）。

②第３段階の③～⑦の指示に従って、鼻からゆっくり注意深く息を吸う。

③ゆっくりと息を吐くが、深く吐いてはならない。呼気は普通のときよりも少し長くなる。

④ここまでが１サイクルとなる。これを10分間繰り返し、普通に呼吸してからシャヴァアサナ（写真182）で休息する。

第５段階から第７段階は、座って行うウッジャイ・プラーナーヤーマの予備訓練である。

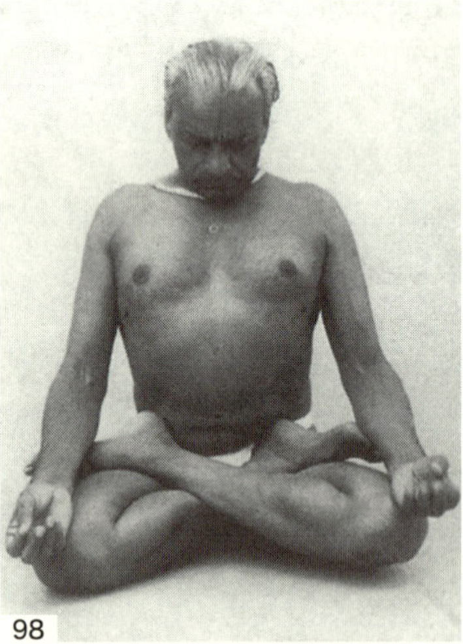
98

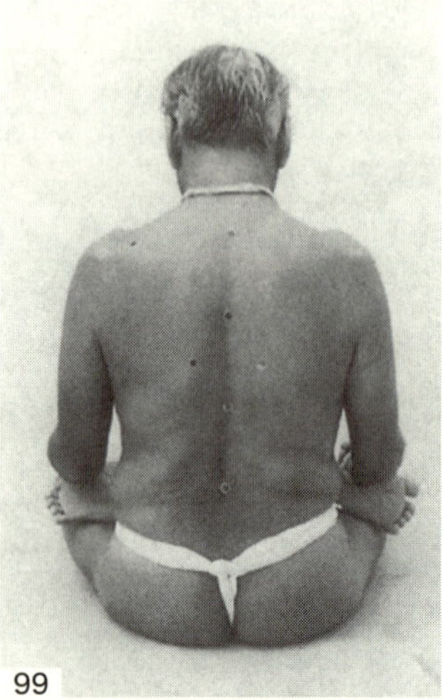
99

第８段階

第１段階から第４段階までが、仰向けで行うウッジャイの予備訓練、第５段階から第７段階までが、座って行う予備訓練であったが、この第８段階では、深い呼吸とともに、ウッジャイの本練習を始める。

〈方法〉

①第５段階の①〜⑦の指示に従って、自分に合った座り方で座り、肺の中の空気を全部吐き出す（写真96）。

②鼻から、ゆっくりと深く、一定の速度で息を吸い込む。

③息を吸うとき、「スー」という音を聞きながら、吸気の流れと調子とリズムを制御調整する。呼吸の流れは音の響きでコントロールされ、音は呼吸の流れによってコントロールされる。これがプラーナーヤーマを成功させる秘訣である。

④肺の下部から上部、すなわち鎖骨まで空気で満たす。つまり、意識的に肺のすみずみまで息を吸い込むのである（写真前面98・後面99・側面100）。

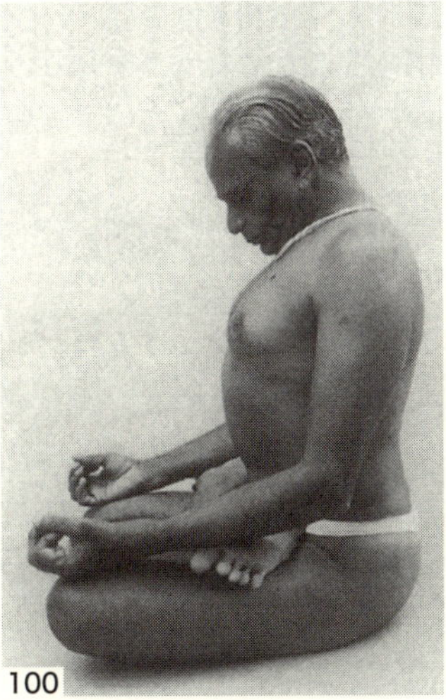

100

⑤たえず息の流れを意識すること。
⑥身体、肺、頭脳、意識が主体的に活動するのでなく、すべてを感受できる状態にしておく。呼吸は神より授かったものであり、乱暴に吸気してはならない。
⑦吸気時には、腹をふくらませない。常に横隔膜は肋骨より下にしておく。すべてのプラーナーヤーマを行うときにもこのことを守らなければならない。もし横隔膜が浮肋骨よりも上になると、胸がふくらまず、中腹部がふくらんでしまう。
⑧前の④、⑥、⑦に述べた動きは、恥骨から胸骨までの腹部全体を背骨に引き寄せてから、次に頭の方へ上げるものである。これは内臓のマッサージにもなる。
⑨深く息を吸うとき、身体の前面では内肋間筋がもち上げられる。息を吐く直前に、この筋肉は、もっと高くもち上げられて呼気の準備をする。
⑩この後、深く息を吐くことになるが、この過程においては胴体と横隔膜が活発に機能する。
⑪横隔膜とともに内肋間筋ももち上げ、その状態で呼気を開始する。ゆっくり深く一定の速度で息を吐く。
⑫数秒後、徐々に胴体が自然にリラックスし、肺が結果的に空になる。呼気の間中、無意識にならないよう注意すること。
⑬ここまでが1サイクルとなる。10〜15分繰り返す。眼を閉じ、腕をリラックスさせて行う。普通に呼吸してから仰向けになり、シャヴァアサナ（写真182）で休む。
⑭生命力を神からの賜物として拝受するのだから、感謝し、崇高な気持ちで、また歓喜して息を吸う。御心のままにという謙虚な気持ちを静かに表しながら、感謝の心で息を吐く。
⑮上体の筋肉が、吸気および呼気に応じた動きをするとき、ほんのわずかに動きが止まる瞬間がある。この状態を気づくように練習すること。

〈効果〉

このプラーナーヤーマは、神経を静めて調子を整える。深呼吸により、血液は生命力を培うエネルギーを組織の末端にまでいきわたらせる。痰を減らし、胸の病気を治し、声がきれいになる。

第９段階

これは初心者向きであり、肺が空気で満たされたときに息を止めるクンバカを行う。これが意識的な吸気後のクンバカ（サヒタ・アンタラ・クンバカ）である。

〈方法〉

①第５段階の①〜⑦の指示に従って、自分に合った座り方で座り、息を吐く（写真96）。

②息を吸い、そして止める。上体をたるませず、身体に起こるすべてを感じ取るようにする（写真前面101・後面102・側面103）。

③息を止めている間はずっと、鼻、眼、頭を上げないこと（写真78）。

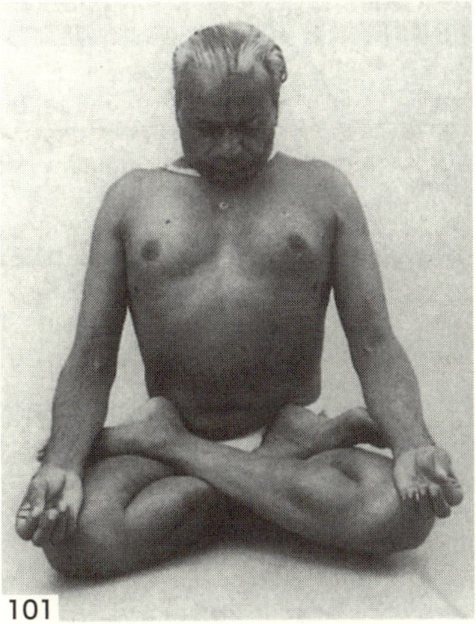
101

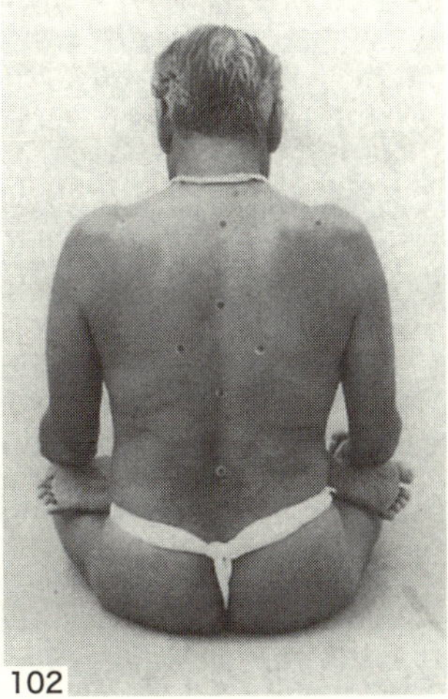
102

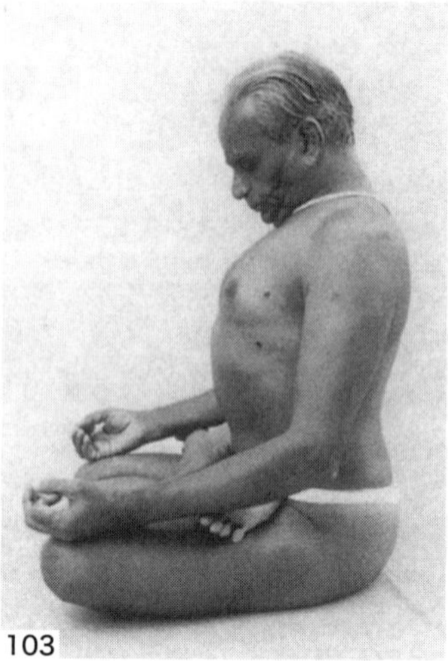

103

④身体の皮膚の毛穴のすみずみにまで、息がいきわたるのを感じ、この過程を意識すること。

⑤数秒後、この意識は弱まり始める。このようになったらすぐ普通に息を吐く。ここまでが1サイクルである。これを10〜15分行う。

⑥この練習中、少しでも疲労が感じられたら、普通の呼吸に戻り、少し休んでからまた行うとよい。

⑦楽にできるようになったら練習を強度にし、10〜15秒ぐらいなら楽に息を止めることができるようになるまで練習する。クンバカの時間を延ばすためには、横隔膜を肺の方にもち上げた状態で、腹部をひっこめ背骨の方に引き上げる。その後、鼻梁を上げないで息を止める（写真78）。

⑧もし肺に硬さが感じられたり、こめかみや頭部に緊張が感じられたら、それは自分の能力以上のことをしていることを意味する。このような場合は、クンバカの時間を短くすること。クンバカから呼気への移行は円滑に行うこと。

⑨胴体と横隔膜と肺を一度にゆるめないよう制御しながら、ゆっ

くりと息を吐く。この練習が終わったら、数回深呼吸をしてから、シャヴァアサナ（写真182）で休息する。

〈注意〉

吸気後のクンバカは仰向けで、枕を頭の下においてジャーランダラ・バンダ（写真77）をして行ってもよい。

〈効果〉

サヒタ・アンタラ・クンバカを行うと、呼吸と肺との、また神経と精神との協調性が高まる。正しく行えば、体内にエネルギーが満ちあふれ、充実感が得られ、心身ともにダイナミックな状態になる。仕事に対する能力が高まり、失望感が除去され、希望がわいてくる。エネルギーがつくり出されるので、神経系が活発に働き、忍耐強くなる。低血圧、無気力、怠惰、不信に悩む人にとっては理想的な呼吸法である。しかし高血圧、過度の緊張症、心臓疾患の人には勧められない。

第10段階

初心者向きであり、肺が空になったとき意識的に息を止めるクンバカを行う。サヒタ・バーヒャ・クンバカと呼ばれている。

〈方法〉

①第５段階の①〜⑦の指示に従って、自分に合った座り方で座り、肺の空気を全部吐き出す（写真96）。

②普通に息を吸って、一定の速度で、緊張しないようゆっくり息を吐いて、できるだけ肺の空気を外に出す。

③無理をしてはいけないが、できるだけ長く息を止めてから、普通に吸う。ここまでが１サイクルで、10〜12回繰り返すか、または10分間行う。

④腹部が圧迫されたり、こめかみに圧迫を感じたり、息切れがするのは、これ以上無理だということを意味する。このような場合にはクンバカの時間を短くすること。吸気への移行は円滑に

行わなければならない。この練習中、疲労が感じられたら、普通呼吸と交互に行ってもよい。
⑤数回深呼吸をしてから、シャヴァアサナ（写真182）で休息する。
〈注意〉
呼気後のクンバカ（バーヒャ・クンバカ）も、仰向けで頭の下に枕をおいて行ってもよい。
〈効果〉
呼気後のクンバカは神経の緊張を和らげるので、緊張しすぎの人や高血圧の人にとくによい。水に浮かぶ空っぽの器になったかのように、なるがままの心境で心安らかな状態になる。しかし、絶望状態の人や、うつ病や低血圧の人には勧められない。

第11段階

これは上級者向けのアンタラ・クンバカである。

〈方法〉
①第５段階の①〜⑦の指示に従って、自分に合った座り方で座り、息を吐く（写真96）。
②力まず、ゆっくりとまた耳ざわりな音をたてないで、上半身に気を配りながら、強く深く息を吸う。
③10〜15秒息を止める（写真101-3）。
④気をつけていないと身体がゆるんでくる。身体を伸ばした状態を持続するのに、肋骨の脇側を上げるとよい。次に恥骨、会陰部、肛門を締め、腰を背骨の方にもち上げる。つまりムーラ・バンダ（写真69）である。
⑤このように胴体をもち上げると頭部が緊張するので、頭部は首のつけ根から下げる。このようにすればジャーランダラ・バンダがよくでき、また頭部の緊張が和らげられる。
⑥胴体の皮膚の毛穴のすみずみにまで息がいきわたり、身体全体の感覚の高まりを感じるようにする。

⑦眼、耳、舌を受身に保ち、脳はくつろがせておく。
⑧もしクンバカの時間が長すぎると、喉が緊張し、顔面の筋肉とこめかみが硬くなってくる。これは身体がゆるんできたということである。だから④の指示に従い、エネルギーを充電すること。
⑨もし頭部と胴体にまだ緊張が感じられ、顔がほてっているようであれば、正姿勢を持続していないか、あるいは自分の能力以上のことをしているかのどちらかである。これは神経系に害をおよぼすことがあるので、このような場合にはクンバカを続けないこと。
⑩胴体の形、横隔膜、肺を制御しながら、普通にあるいは深く息を吐く。
⑪ここまでが1サイクルとなる。10〜12サイクルを、終始注意事項を守り、意識的に行う。クンバカの能力には個人差があるので、持続時間を云々することはできない。3回か4回普通呼吸をしたあとで再び次のサイクルを始める、という割合で行うとよい。
⑫練習後、息を吸い、普通に呼吸してから、シャヴァアサナ（写真182）で休息する。この段階では、吸気や呼気よりもクンバカに注意して練習する。

〈効果〉

頭がはっきりしない、吐き気がする、疲れやすい人によい。身体が暖まり、痰を出し、活気と自信が出てくる。また集中力がつく。方法をまちがうといらだちやすくなり、心臓がドキドキし、短気になり疲労する。

第12段階

上級者向けの、呼気後に息を止めるバーヒャ・クンバカの訓練である。

〈方法〉

①第５段階の①〜⑦の指示に従って、自分に合った座り方で座り、息を吐く（写真96）。

②普通に息を吸い、一定の速度で強く息を吐く。無理をせず、急な動きもせず、耳ざわりな音もたてないで、できるだけ肺を空にする。

③息を吐き終わったら、息を吸わずに呼吸を止め、腹部全体を背骨の方へ引き込み、胸部の方へともち上げるようにする。これがウッディーヤーナ・バンダ（写真104）である。

④できるだけ長くこの状態を持続する。緊張を感じたら、腹部をリラックスさせ、普通の状態に戻して息を吸う。

⑤ここまでが１サイクルとなる。これを８〜10サイクル繰り返してから息を吸い、普通に呼吸してから、シャヴァアサナで休息する（写真182）。

⑥練習が進むにつれ、呼気後のクンバカの時間を延ばす。この持続時間には個人差があるから、自分の能力を観察して延ばしていくこと。

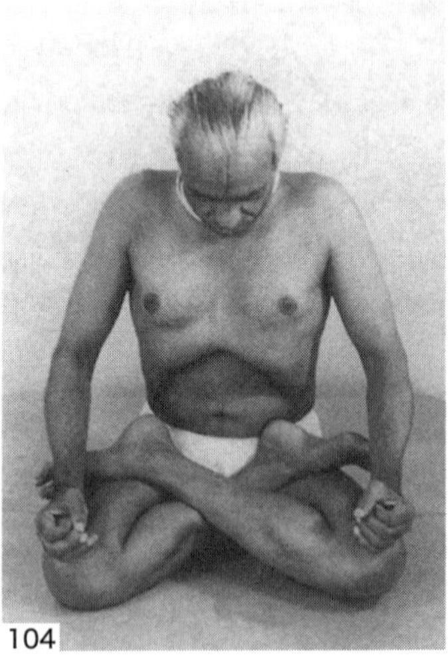

104

⑦ウッディーヤーナ・バンダを行っている間は、決して息を吸ってはいけない。息切れが生じ、また心臓に無理をかける危険があるからである。

⑧最初のうちは、呼気後のクンバカを行ったあと、３～４回深呼吸をして、それから再び行うとよい。

〈効果〉

腹部臓器を浄化し、その位置異常を治す。

第13段階

この上級者向けの段階は、吸気後のクンバカと呼気後のクンバカの両方と、２～３回の普通呼吸を連続させたものである。

〈方法〉

①第５段階の①～⑦の指示に従って、自分に合った座り方で座り、息を吐く（写真96）。

②深く息を吸う。いっぱいに息を吸ったあと、10秒間息を止める（写真101）。

③深く息を吐く。完全に吐ききったあと、５秒間ウッディーヤーナ・バンダ（写真104）で息を止め（バーヒャ・クンバカ）、それから深く息を吸う。ここまでが１サイクルである。

④息を吐き、２～３回深呼吸をする。それから再び次のサイクルを繰り返し、また２～３回深呼吸をする。

⑤深呼吸を入れながら５～６サイクル行い、息を吸って終わる。普通に呼吸してから、シャヴァアサナ（写真182）で休息する。

ウッジャイ・プラーナーヤーマのまとめ

段階		吸気		アンタラ・クンバカ		呼気		バーヒャ・クンバカ	
		普通	深く	MBなし	MBあり	普通	深く	UBなし	UBあり
仰臥位	1	○				○			
	2	○					○		
	3		○			○			
	4		○				○		
座位	5	○				○			
	6	○					○		
	7		○			○			
	8		○				○		
	9	○		2-3秒		○			
	10	○					○		
	11		特に深く		10-15秒	いずれか		できるだけ長く	
	12	○					特に深く		できるだけ長く
	13		特に深く		10-15秒	いずれか			できるだけ長く

MB＝ムーラ・バンダ
UB＝ウッディーヤーナ・バンダ

20　ヴィローマ

ローマとは「髪」の意味で、ヴィは「分離」あるいは「否定」という意味を表す。だから、ヴィローマは「髪に逆らう」「自然の摂理に反する」という意味になる。

ヴィローマ・プラーナーヤーマでは、吸気あるいは呼気は連続して行われず、途中で何回か中断して行う。たとえば、1回完全に息を吸うのに15秒かかるとしたら、ヴィローマでは、2〜3秒吸っては止め、また2〜3秒吸っては止めして、1吸気全体の長さを25〜30秒ぐらいにする。呼気も同様に行う。このプラーナーヤーマは、階段を1段昇っては休み、また1段昇っては休むという動作に似ている。吸気あるいは呼気を中断しているとき、無意識に息を吸ったり吐いたりしないよう注意すること。このヴィローマ・プラーナーヤーマは9段階に分かれており、方法は次の通りである。

第1段階

この段階では、仰向けになって吸気（プーラカ）を中断する。初心者、病弱者、あるいは疲労、衰弱、緊張、低血圧の人が行うとよい。

〈方法〉

①ウッジャイの第1段階のときと同じく、数分間静かに仰向けに寝る。「19　ウッジャイ」の初めに説明したように、厚板かクッションを使うことが望ましい。

②ウッジャイの第2段階の②〜④の指示に従って、肺の中の息を

全部吐き出す（写真91）。

③肺の中の息を全部吐き出したら、静かに２〜３秒息を吸い、中断して２〜３秒息を止め、また２〜３秒を吸うということを繰り返す。中断したときは、横隔膜は軽く固定されているはずである。中断後、再び息を吸い始めるとき、横隔膜をゆるめてはならない。肺が完全に満たされるまで吸気を続ける。普通４〜５回の中断が必要であろう。この訓練中は、少しの緊張も感じてはならない。

④次に、ウッジャイの第２段階のように、ゆっくりと深く息を吐き、横隔膜を制御しながら徐々にゆるめる。

⑤これがヴィローマの第１段階の１サイクルである。これを７〜10分、あるいは疲労を感じない程度に繰り返す。その後、２〜３回普通に呼吸をしてから、シャヴァアサナ（写真182）で休息する。

第２段階

この段階では、仰向けになって、呼気（レーチャカ）を中断する。初心者、虚弱者、病弱者、あるいは疲労、緊張、高血圧、心臓の調子がよくないとき行うとよい。

〈方法〉

①ウッジャイの第１段階のときと同じく、数分間静かに仰向けになり、ウッジャイの第２段階の②〜④の指示に従う。肺の中にある息を全部吐き出す（写真91）。

②ウッジャイで行ったように、中断しないで長く深く息を吸って肺を完全に満たすが、緊張してはならない。

③２〜３秒息を吐き、中断して２〜３秒息を止め、また２〜３秒息を吐くということを繰り返す。このように、肺が完全に空になるまで続ける。普通４〜５回の中断が必要であろう。腹部を制御しながら徐々にゆるめていく。

④これがヴィローマの第２段階の１サイクルである。これを７～10分、あるいは疲労を感じない程度繰り返す。息を吸ったあと、シャヴァアサナ（写真182）で休息する。

〈効果〉

心身がくつろぎ軽くなる。

第３段階

この段階は、第１段階と第２段階を合わせたもので、やはり仰向けになって行う。

〈方法〉

①ウッジャイの第１段階のときと同じく、数分間静かに仰向けになる。ウッジャイ第２段階の②～④の指示に従い、息を吐く（写真91）。
②第１段階の③の指示に従い、中断しながら息を吸う。
③息を吸い切ったら、１～２秒息を止める。
④第２段階の③の指示に従い、中断しながら息を吐いていく。
⑤これが第３段階の１サイクルである。これを８～12分、あるいは緊張が感じられない程度続ける。最後は、息を吸い、シャヴァアサナ（写真182）で休息する。

第４段階

この段階では、座った姿勢で吸気を中断する。この方法は初心者に向いている。

〈方法〉

①ウッジャイの第５段階の①～⑦の指示に従って、自分に合った座り方で座る。緊張しないようにして息を吐く（写真96）。
②第１段階の③と同じ要領で息を吸う。
③肺が完全に満たされたら、腹部の臓器を静かに背骨の方へ引き

寄せ、もち上げるようにする。次に、ウッジャイの第6段階のときのように、腹部を徐々にゆるめながらゆっくり息を吐く。

④これがヴィローマの第4段階の1サイクルである。7〜10分、あるいは疲労が感じられないうちは続ける。2〜3回普通呼吸をしてから、シャヴァアサナ（写真182）で休息する。

〈効果〉

第1段階と同じように疲労回復に効能がある。

第5段階

この段階では、座った姿勢で呼気を中断する。普通の健康状態の初心者に適している。

〈方法〉

①ウッジャイ第5段階の①〜⑦の指示に従って、自分に合った座り方で座る。緊張しないで息を吐く（写真96）。

②途中、中断をせず、一気に長く深く肺いっぱいに息を吸う。

③第2段階の③の要領で、横隔膜を動かさないようにして呼気を行う。横隔膜の固定を徐々にゆるめていく。

④これが第5段階の1サイクルである。これを8〜10分、あるいは緊張が感じられないうちは繰り返す。普通呼吸を2〜3回繰り返してから、シャヴァアサナ（写真182）でくつろぐ。

〈効果〉

気分がよくなり落ち着いてくる。

第6段階

この段階は、第4段階と第5段階を組み合わせたもので、やはり座って行う。

〈方法〉

①ウッジャイの第5段階の①〜⑦の指示に従って、自分に合った

座り方で座る。緊張しないで息を吐く（写真96）。

②第１段階の③と同じ要領で息を吸う。

③２〜３秒息を止める。腹部をもち上げ、第５段階の③の要領で中断しながら呼気を行う。

④これがヴィローマの第６段階の１サイクルである。10〜15分間、あるいは緊張が感じられないうちはこれを繰り返す。２〜３回普通呼吸してから、シャヴァアサナ（写真182）で休息する。

〈効果〉

忍耐力がつき、気分が明るくなる。

第７段階

この段階では、中断しながらの吸気に続いて、吸気後に息を止める。これは中級者か、あるいは、練習してある程度の実力がついていて集中的な訓練を望む人に適している。

〈方法〉

①ウッジャイ第５段階の①〜⑦の指示に従って、自分に合った座り方で座る。緊張しないで深く息を吐く（写真96）。

②第１段階の③と同じ要領で、息を吸う。

③肺を息でいっぱいにしたところで、10〜15秒息を止め（アンタラ・クンバカ　写真101）、横隔膜を固定したあと、徐々にゆるめながら、ゆっくり息を吐く。

④これが第７段階の１サイクルである。これを15〜20分、あるいはもっと長く、疲労や緊張が感じられないうちは繰り返す。２〜３回普通呼吸してから、シャヴァアサナ（写真182）で休息する。

〈効果〉

低血圧の人によい。肺の細胞に空気が満たされ、肺の中が柔軟になり、正確に、また容易に快適に深い呼吸の要領が身につけられる。

第８段階

この段階では、中断しながらの呼気に続いて、呼気後に息を止める。これは、練習を積んである程度の実力がついた人に適している。

〈方法〉

①ウッジャイの第５段階の①〜⑦の指示に従って、自分に合った座り方で座る。緊張しないで、肺が空になるまでゆっくり息を吐く（写真96）。

②途中で中断せずに、長く深く息を吸う。肺を完全に満たすようにするが、緊張がすぎてはならない。

③２〜３秒息を止める。

④第２段階の③の要領で息を吐いていく。

⑤次の吸気の前で５〜６秒クンバカする。

⑥これが第８段階の１サイクルである。15〜20分、あるいは疲労が感じられないうちは繰り返す。２〜３回普通に呼吸をしてから、シャヴァアサナ（写真182）で休息する。

〈効果〉

神経を休め、気持ちを静める。

第９段階

この段階は、第７段階と第８段階を組み合わせたもので、⑴吸気、呼気の中断、⑵吸気後、呼気後のクンバカ、⑶バンダを含むものである。ヨガを長年実践してきた、上級者のみが行うこと。

〈方法〉

①ウッジャイ第５段階の①〜⑦の指示に従って、自分に合った座り方で座る。緊張しないで肺が空になるまで息を吐く。

②第１段階③の要領で息を吸う。

③ムーラ・バンダで、10〜15秒、あるいはできるだけ長く息を止

める。

④第２段階③の要領で息を吐いていく。

⑤肺が空になったら、５〜６秒息を止める。ウッジャイ第12段階の③に述べたように、ウッディーヤーナ・バンダ（写真104）を併用するが、緊張しすぎないよう注意すること。

⑥これがヴィローマの第９段階の１サイクルである。これを15〜20分、あるいは疲れが感じられないうちは繰り返す。２〜３回普通に呼吸してから、シャヴァアサナ（写真182）で休息する。

〈効果〉

第７段階と第８段階の両方の効果がある。

ヴィローマ・プラーナーヤーマのまとめ

段階		吸気		アンタラ・クンバカ		呼気		バーヒャ・クンバカ	
		中断なし	中断あり	MBなし	MBあり	中断なし	中断あり	UBなし	UBあり
仰臥位	1		○			○			
	2	○					○		
	3		○				○		
座位	4		○			○			
	5	○					○		
	6		○				○		
	7		○	10-15秒		○			
	8	○					○	5-6秒	5-6秒
	9		○		10秒		○		

ＭＢ＝ムーラ・バンダ
ＵＢ＝ウッディーヤーナ・バンダ

21　ブラマリーとムールチャーとプラーヴィニー

ブラマリー・プラーナーヤーマ

大きな黒いマルハナ蜂のことをブラマラという。この呼吸法がブラマリーと呼ばれているのは、息を吐くときに、マルハナ蜂が飛んでいるとき出すブーンという音と同じ音が出るからであろう。このプラーナーヤーマに最も適した時間は、夜の静寂時である。ブラマリーには、仰向けの姿勢で行う方法と座った姿勢で行う方法の２つがある。

〈方法〉

①仰向けも座った姿勢も同じように行う。ウッジャイのときと同じく、深く息を吸い、ブーンというような、あるいはつぶやくような音を伴いながら息を吐く。このプラーナーヤーマでは、クンバカは勧められない。ジャーランダラ・バンダを伴わないシャンムキー・ムドラーをしながらならよいであろう。

②終わったら、シャヴァアサナ（写真182）で休息する。

シャンムキー・ムドラー（写真105・106）

〈方法〉

①肘を肩の高さに上げ、両手を顔にあて、外界の音を遮断するために親指の先を耳の穴に入れる。親指の先では痛みを感じるようなら、力を弱めるか、耳珠（耳の穴の横にある小さな突出部）をおさえる。眼を閉じ、上瞼を中指で引き下げ、人差指を中指の上にあて、光をさえぎる。眼球は、自由に動く状態に保ちなが

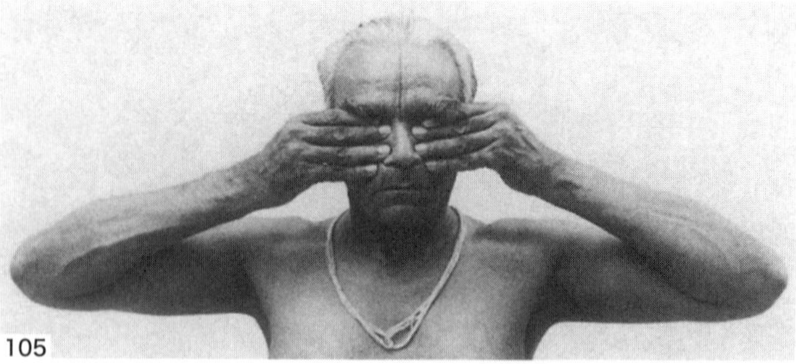
105

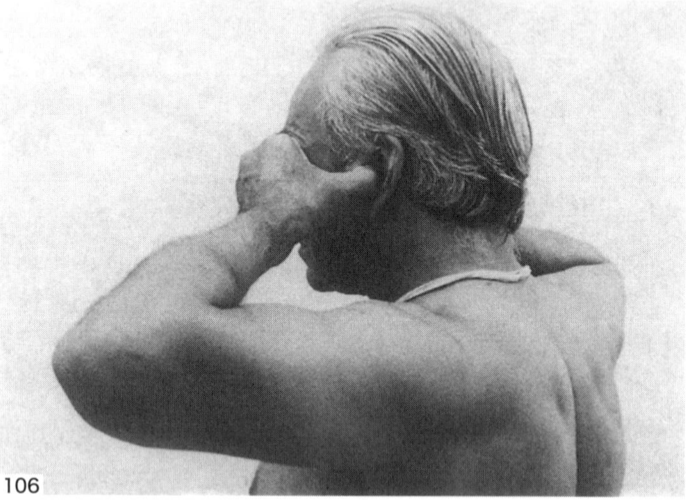
106

ら指で軽く押す。

②次に鼻孔を薬指の先でおさえて、空気の通路を狭くし、ゆっくりして規則的でリズミカルな呼吸ができるようにする。小指は上唇につけておき、呼吸の流れを感じるようにしておく。このようにすると、耳が親指で閉じられているので、体内の音が聞える。眼球をおさえることによって、まぶしく光るさまざまな色が見え、時には太陽の光のようにはっきり見えることもある。

③手でおさえることが困難ならば、こめかみのところから、頭の回りに柔らかい布を巻いて耳と目を覆うとよい（写真107）。

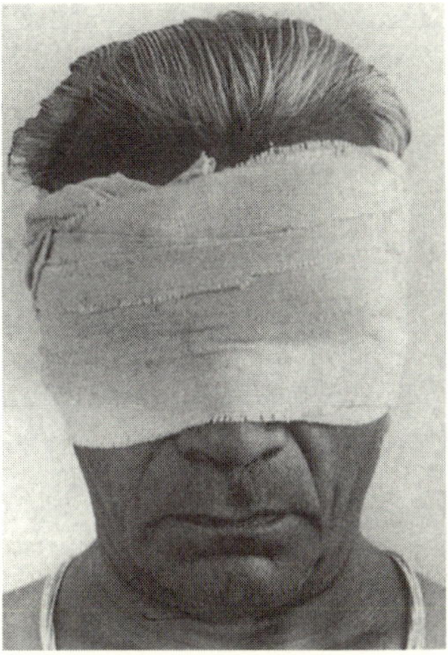

107

〈注意〉

頭を布で覆ってプラーナーヤーマを行うときは、ジャーランダラ・バンダでクンバカを試みてもよい（写真108）。

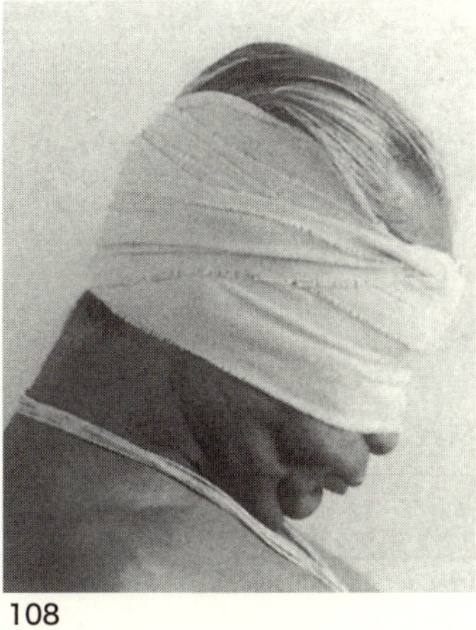

108

〈効果〉
ブーンという音が眠りを誘うので、不眠症の人によい。

ムールチャー・プラーナーヤーマ

ムールチャーとは気絶状態になることをいう。このプラーナーヤーマは、ウッジャイと同様に行うが、吸気後のクンバカを気絶しそうになるまで続ける。心の動きを休止させ、性欲を静める。

プラーヴィニー・プラーナーヤーマ

プラーヴァは、「泳ぐこと」あるいは「浮かぶこと」である。このプラーナーヤーマについてはほとんど知られていない。これを行うと、水に簡単に浮かぶことができるといわれている。

ムールチャーおよびプラーヴィニー・プラーナーヤーマは、今はほとんど行われていない。

ブラマリー・プラーナーヤーマのまとめ

段階			吸気		呼気	シャンムキー・ムドラー
			普通	深く	ブーンという音	
仰臥位	1	A	○		○	
		B	○		○	○
	2	A		○	○	
		B		○	○	○
座位	3	A	○		○	
		B	○		○	○
	4	A		○	○	
		B		○	○	○

22　指の使い方

鼻の構造

1　鼻の内部は円錐形の小室になっており、骨と軟骨で支えられ、その外側は皮膚で、内側は粘膜で被われている。鼻中隔で２室に分けられ、左右の鼻腔を形成している。鼻孔の奥の方には、形が不規則ないくつもの小孔があり、その小孔が頭蓋の副鼻腔に通じている。

2　鼻孔に入った空気は、鼻毛や繊毛のフィルターにかけられたうえで、気管を通って肺に送り込まれる。鼻の中ほどまでくると通路が広くなり、そこで空気の流れはわずかながらゆるやかになる。頭蓋につながるところでは、渦巻き状で多くのひだのある鼻甲介と呼ばれる３つの骨が、鼻の小室に接している。鳥の羽のような形をした鼻甲介は、空気の流れに螺旋を描かせる。この流れが、吸いこんだ空気を適当に暖めたり、冷ましたり、湿度を調節したりして、冷たい空気や乾いた空気が直接気管支に入りこんで、粘膜を痛めないようにしている。このように、複雑で形が変りやすい鼻の内側の粘膜をかすめながら、空気は流れているのである。プラーナーヤーマでは、親指と２本の指で鼻に力を加え、空気の通り道を広くしたり狭くしたりして、鼻の中の空気の形、方向、流れをコントロールする。この空気の流れをできるだけ注意深く監視するようにしていると、内的意識が養われてくる。さらに、空気の流れで起きる震動に耳を傾けるようにすると、この内的意識はいっそう高められる。プラーナーヤーマでは、耳が重要な役割を演ずるというのはこのためである。

3　鼻孔の中の空気の流れは、頭蓋底部の篩骨を通じて、嗅覚器官にも影響を与える。篩骨溝には嗅覚にかかわる神経繊維が通っており、この神経繊維が、知覚を感覚に変える大脳辺縁系に刺激を与えるのである。

4　鼻孔に入った空気は粘膜上を移動する。だから、この粘膜の働きが十分でなければ、呼吸は各気管に刺激を与えすぎ、不規則になってしまう。粘膜の分泌は、周りの空気が変わるとつまってしまうことがあるし、タバコや煙、感染媒体、精神状態などのさまざまな要素に影響されやすいのである。空気の流れは、傷や風邪、その他種々の病気、また血液の循環の変化によって、ときどき一方の鼻孔へとかたよる。このような変化を受けると、空気の通路にあたる鼻や鼻孔の形や大きさは変わるのである。

5　鼻中隔の軟骨についていて、鼻の形を支える補助的役割をしている筋肉は、鼻孔を拡げたり縮めたりする。この筋肉は、唇とまゆ毛につながっていて、顔の筋肉の一部をなし、怒りや不快などの感情、あるいは危険にあったときの精神状態を表し、内に秘められた表情がここに現れる。

6　ヨガの教本のひとつである『シヴァ・スヴァローダヤ』によれば、５つの元素である土（プリティヴィー）、水（アープ）、火（テージャス）、空気（ヴァーユ）、空間（アーカーシャ）は鼻に存在する(写真109)。プラーナーヤーマの実行中、呼吸の中の生命エネルギー（プラーナ）が、この５つの元素が存在する位置の上を流れるとき、これらの元素に接触し、プラーナーヤーマを行う人の態度に影響を与える。この元素の存在する位置あるいは場所は、５分ぐらいごとに変わる。普通では、空気が右の鼻孔の土の位置を通るとき、左の鼻孔では水の位置を通っている。このパターンを図示すれば、

右の鼻孔：土→水→火→空気→空間
左の鼻孔：水→火→空気→空間→土

のようになる。

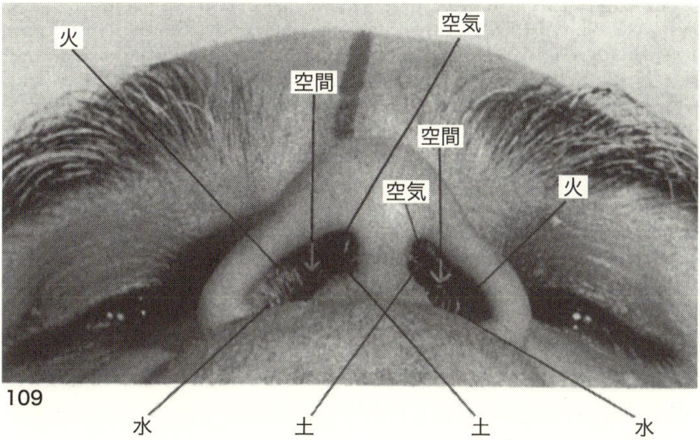

109

この位置の移動は徐々に行われる。この５つの元素あるいはエネルギーの流れている位置、場所を判定し、空気がいつ鼻孔のどの部分で触れているかを識別するためには、長年の訓練が必要である。しかし、経験を積んだ師の下で訓練すれば、より短期間でできるようになるであろう。右手の親指と薬指と小指を、鼻の上で正確かつ繊細に調整することによって、空気が両方の鼻孔の同じ位置を同時に流れるようになり、頭脳が明晰になり、精神が安定する。『シヴァ・スヴァローダヤ』では、空気が両方の鼻孔の中央部（空間の元素のあるところ）を流れているときこそ、最もよく瞑想（ディヤーナ）できる理想的な条件だと述べてある。

指の使い方

7　プラーナーヤーマを行う人にとって必要な訓練は、優れた音楽家になるための訓練にたとえられよう。神の羊飼いであるクリシュナは、笛を巧みに吹いて神秘的な音の世界を創り出し、森の女の子たちを魅了しその心をかち取った。プラーナーヤーマを行うときには、鼻孔で「演奏する」ことによって、すなわち、あたかも笛を吹くように優美に指で鼻を扱い、呼吸のパターンを巧みに操作することによって、自分の感覚を静めるのである。

管楽器には数個の穴が開いているが、鼻には２つしかない。だからこの上なく微妙な呼吸の調子、濃淡をコントロールするために、笛の奏者よりも優れた技術をもっていなくてはならない。

優れた音楽家は自分の楽器に影響を与える大気の変化はもちろん、その楽器の構造、形態、ストップ（音孔を指でおさえる装置）、その他の特性をよく研究するものである。たえず指を使う練習を積み重ねることによって、その微妙な調整のための妙技と、音の微細な変化を聞く耳の働きを高める訓練をして、指と耳の技術を協調させることができるようになるのである。このような段階に達して初めて、音楽の流れ――その調子、高低、響き、拍子というもの――を理解し始めることができるのである。

プラーナーヤーマを行う人は、皮膚に与える外の空気の変化、鼻孔の乾きや湿りの状態とともに、鼻孔の形や構造、皮膚の感じ、鼻孔の大きさや鼻中隔のずれなどのような自分自身の鼻の特異性なども観察するのである。また練習によって手首と指が巧みに動くようにし、鼻孔の中の５つの元素（土、水、火、空気、空間）の位置を、鼻の外側の皮膚の上から指先で調節するのである。この５つの元素の位置は、管楽器でいえばそれぞれの穴にあたり、その穴を閉じたり開いたりすることによって音の調節ができる。自分が加減し矯正する呼吸の音を注意深く聞いて、これら５つの元素の位置するところで鼻の通路を狭めたり拡げたりすることにより、呼吸の流れ、リズム、響きを調節するのである。

寺の聖所の番人たち（ドヴァーラパーラ）が敬虔な信者の群れの入場を制限するように、指は呼吸の量と流れを制限し、また鼻孔を狭くすることによって不純物を空気とともに吸い込まないようにするのである。

狭められた鼻孔を空気が通るため、吸気がコントロールされて長くなり、肺は酸素を吸収する時間を多く与えられる。一方、コントロールされた呼気でも同じことで、吸収されないで残っていた酸素が吸収され、老廃物が放出されるのである。

指のコントロールで鼻孔を狭めてプラーナーヤーマを行うと、感受性が鋭くなり、意識が鮮明になる。ウッジャイとヴィローマ・プラーナーヤーマを実行することにより、自分の身体で実際に体験ができるし、プラーナーヤーマの知識もいっそう深まるはずである。

指のコントロールによるプラーナーヤーマでは、この理論上の知識と実際に得た理解とを結びつけるのである。このように理論と実際を結合させることによって、プラーナーヤーマを行う人の知識に火がともされ、知性が炎となって燃えさかり、強固な意志とエネルギーが満ちた状態になるのである。

8　プラーナーヤーマは大別して次の２種類に分けられる。

(1)鼻孔を指でコントロールしないもの。

(2)右手の親指と他の２指で、鼻孔を通る呼吸の流れを制限し、コントロールするもの。これは指でコントロールされたプラーナーヤーマと呼ばれる。このプラーナーヤーマはさらに2種類に分けられる。

(a)呼気と吸気が両方の鼻孔で同時に行われるが、指で両鼻孔の一部を閉じて、その圧力とバランスにより両方の鼻孔から等しく呼吸が流れるようにするもの（写真110)。

(b)一方の鼻孔が親指以外の指で完全にふさがれている状態

で、部分的に開いた親指側の鼻孔から呼吸が流れるもの。あるいはその逆。たとえば、親指で部分的に閉じられた右の鼻孔で呼吸がなされるならば、鼻中隔を右に押さないように気をつけながら、薬指と小指で左の鼻孔を完全に閉じなければならない（写真111）し、また逆も同様である（写真112）。ふさがれた鼻孔に呼吸が流れないよう注意すること。

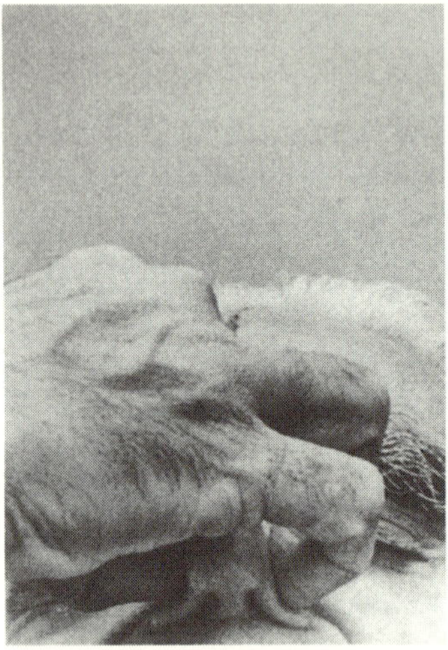
110

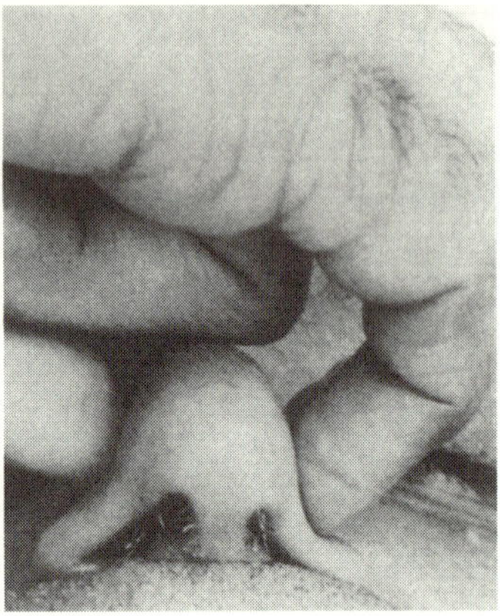
111

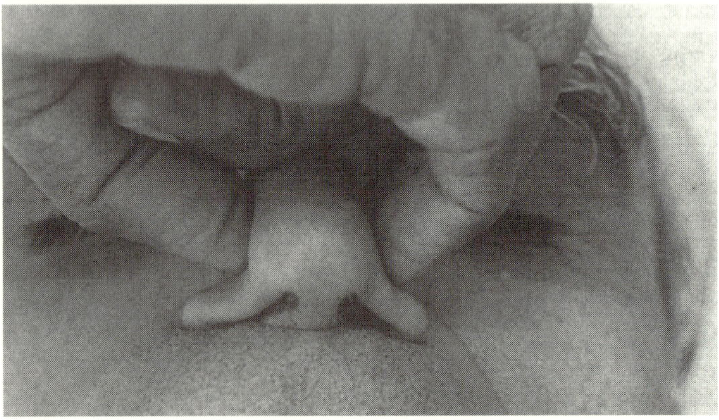
112

最初の⑴では身体の肉体的相だけが使われる。⑵は進んだ段階のプラーナーヤーマで、微妙で精巧な指のコントロールの技巧を使って空気の流れが制限される。

9　古代インドだけでなく、ほとんどの古代文明でそうであったように、めでたい、また厳粛な儀式は右手でとり行われた。左手で行う行為や儀式はすべて不吉であるとみなされていた。その流れを汲んでか、プラーナーヤーマでも、左手は右手あるいは右腕が動かなくなった場合のみ使われる（写真113)。

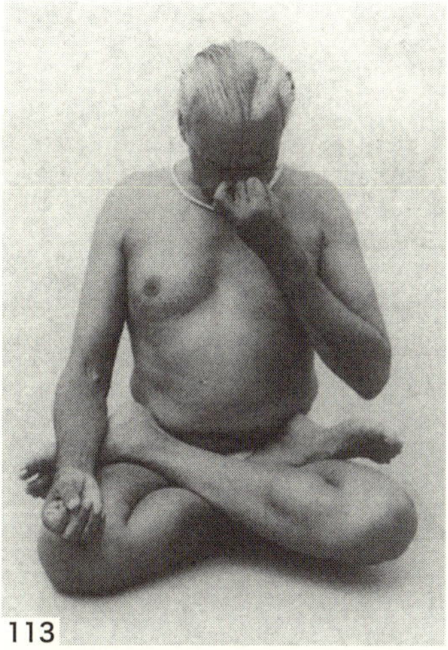
113

10　『ゲーランダ・サンヒター』のようなヨガの教本には、正確な位置は限定していないが、右手の親指、薬指、小指を鼻につけるようにと書かれている（写真114)。これ以外の指、つまり人差指とか中指を使ったとしたなら、前腕と手首が傾きだるくなってしまうであろうし（写真115)、この２指は鼻からずり落ちてしまい、正確かつ微妙な圧力が鼻にかけられなくなって、プラーナーヤーマの正確さが失われてしまう。また人差指と中指を額の中央部にあてたり（写真116）、外側に拡げたり（写真117）すると、親指、薬指、小指にかかる圧力が一定にならず、指の湾曲が不揃いになり、呼吸の流れを不規則にしてしまうのである。

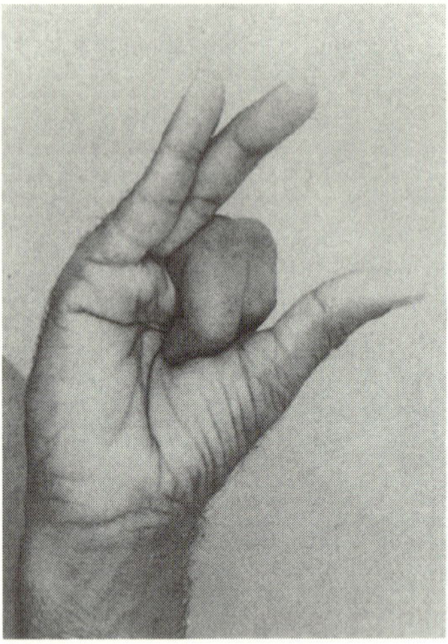
114

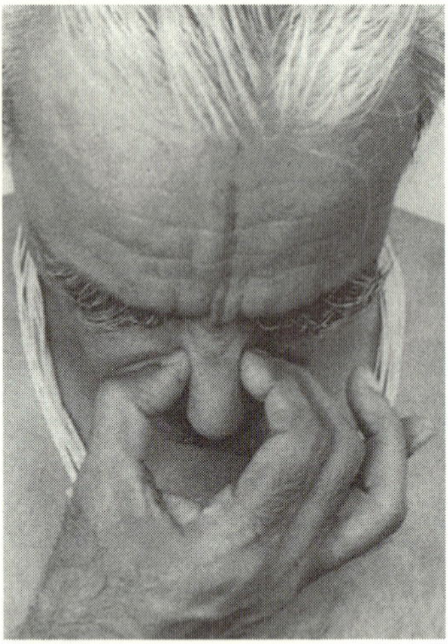
115

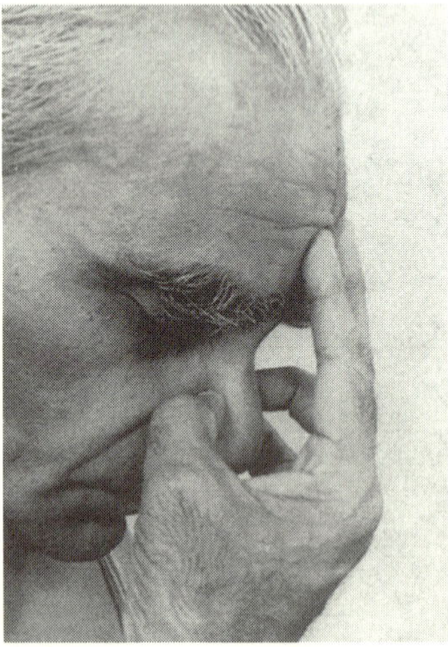
116

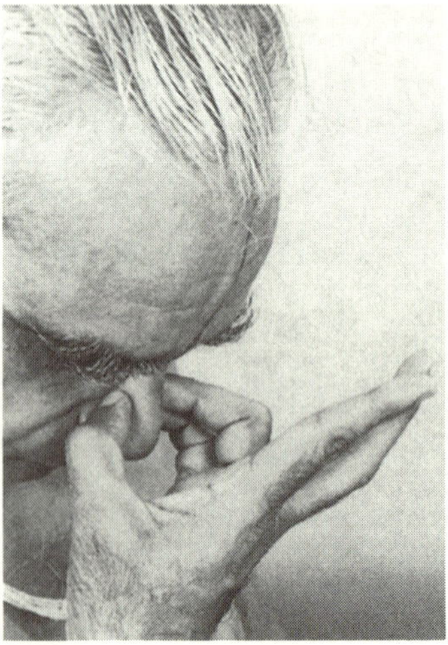
117

11　人差指と中指が手のひらのくぼみに折り込まれると、親指は右側の鼻の上にのり（写真118）、薬指と小指は左側の鼻の上にのり（写真119）、また手首はほどよく中央におかれる（写真120）。この位置では、親指と薬指と小指は鼻の両側をなめらかにまた自由に動くことができ、手のひらも均等にバランスがとれる。また呼吸をコントロールする手首と指の動きを司る右前腕の中央部の神経と筋肉が最も働きやすい。

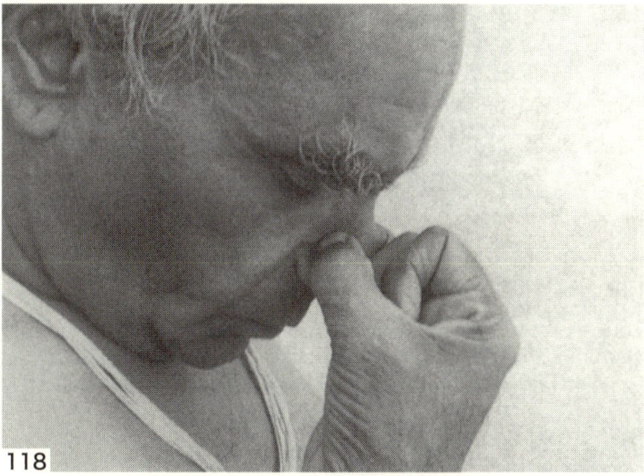
118

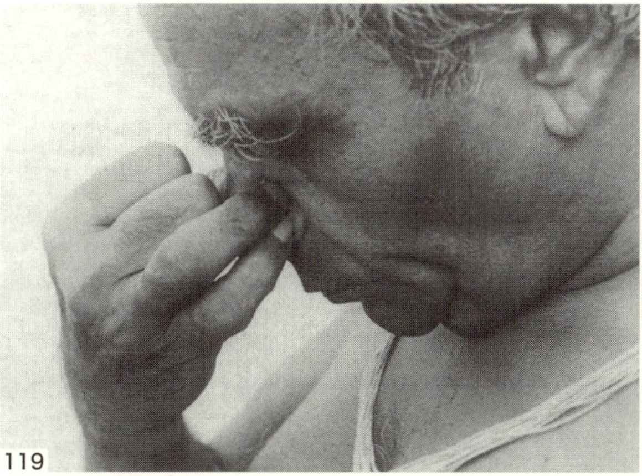
119

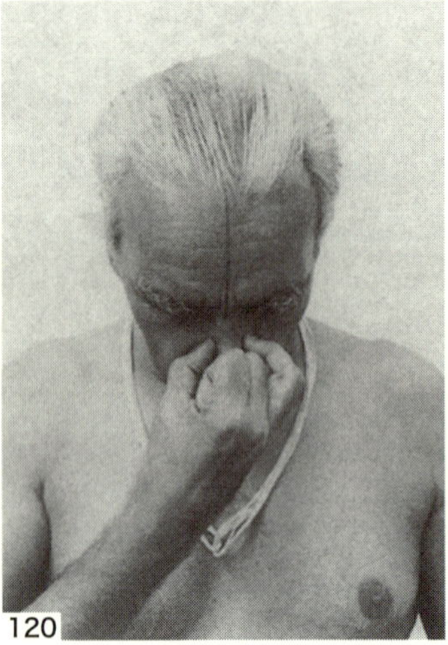
120

12　座って指を使うプラーナーヤーマを行うときには、両肩が同じ高さで床と平行であるように、そして顎が鎖骨間のくぼみにのっているように注意する（写真57）。

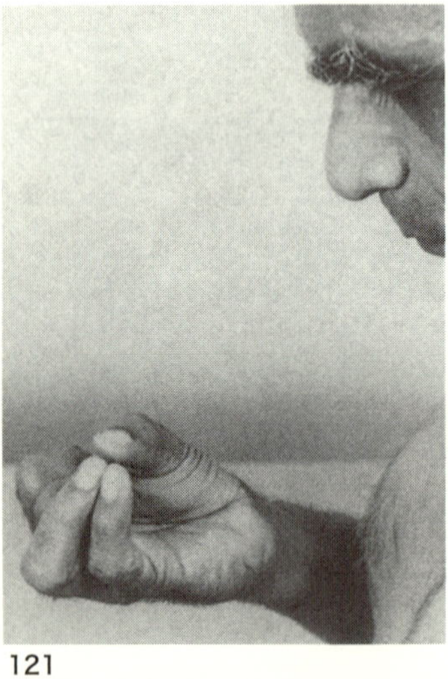
121

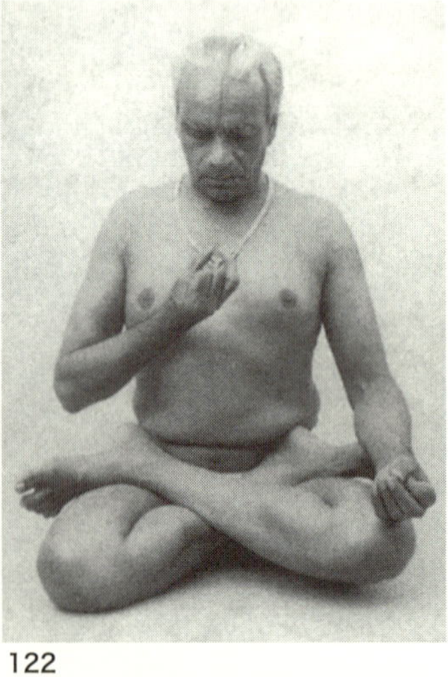
122

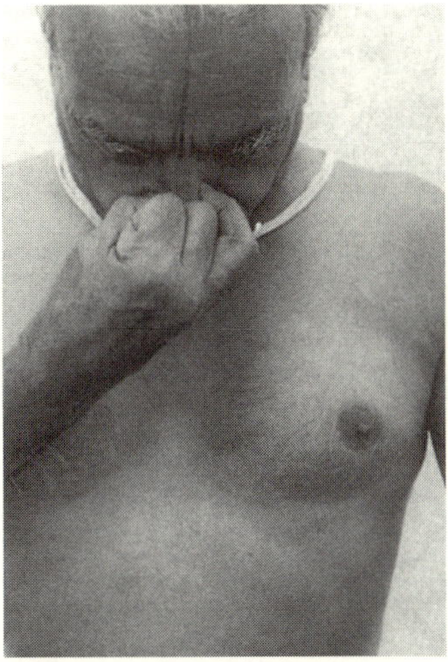

123

13　左手を左膝の上にのせ、二頭筋、前腕、あるいは手首などを緊張させないで右腕を肘から曲げる（写真121・122）。鼻孔の広さをコントロールするには、安定と、正しく習得されたやり方、鋭敏さが必要であるが、力みや緊張があってはならない。

14　曲げた右手を胸につけないこと（写真123）。脇の下を閉じないこと。腕で胸を押さないこと。常に肩を下げ、腕はリラックスしていて軽く、親指と薬指と小指の指先以外は使わず動かさない（写真120）。

15　人差指と中指の先を、手のひらでつくるくぼみの中に折り曲げる（写真124）。こうすると、親指と他の４指との間にすきまができ、親指の指先に対して薬指と小指の指先がうまく合い、手が緊張しない。

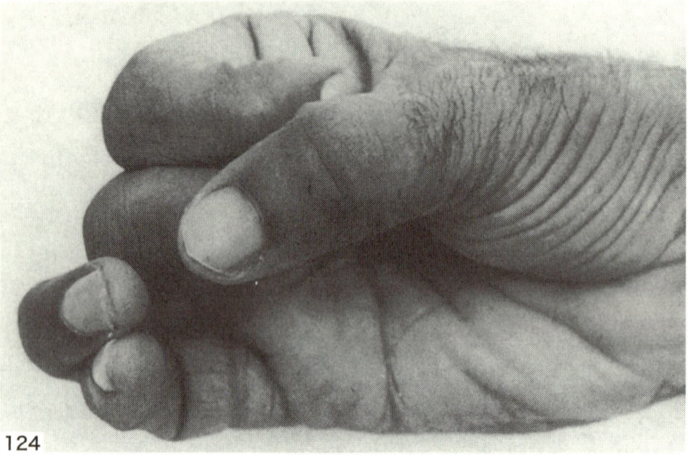

124

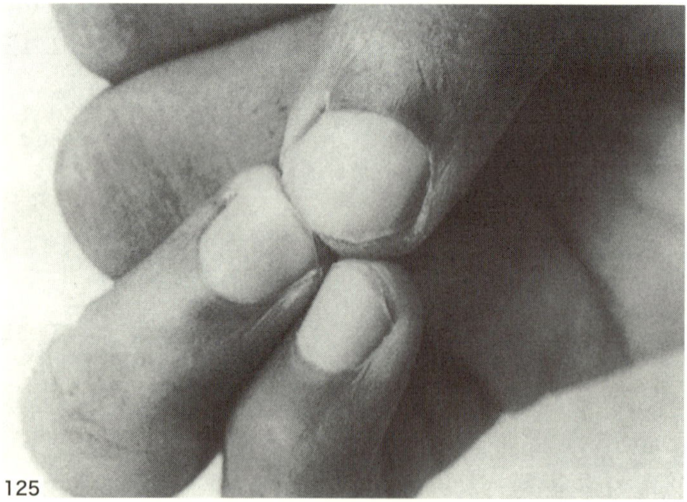

125

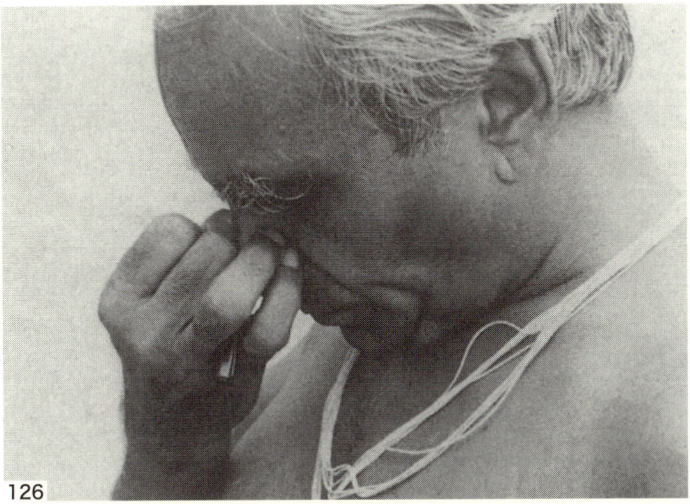

126

16　薬指と小指各々の先端の大きさは、親指の先端の大きさよりもずっと小さい。これを同じにするためには、この薬指と小指の２指で親指の大きさに合わせるように先端を合わせて曲げ、薬指と小指のつけ根にすきまを保つ（写真125)。むずかしければ、１cm 大ぐらいのコルクのような丸い物を指のつけ根の間に入れる（写真126)。そうすると、この３指は新しい形に慣れることであろう。親指先端の中心は薬指、小指の先端を合わせた部分と向かい合うようにおく（写真127)。普通、親指の皮膚は他の２指の皮膚よりも硬いので、薬指と小指の先端を親指であまり強く押さないようにする。

17　親指、薬指、小指の先が鼻に正対するまで右手首を上げる。右手首を顎から離しておき、親指の先端と薬指、小指の先端が鼻孔と水平になるようにする（写真128)。

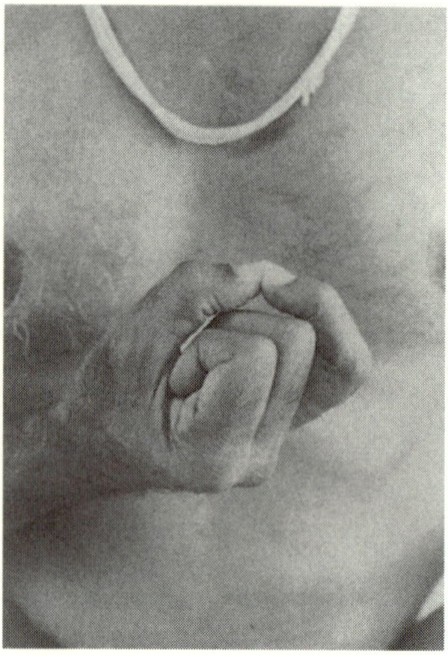

127

18　鼻の骨と軟骨との間に、小さな逆Ｖ字形のくぼみがある。この鼻のくぼみの下の皮膚はへこんでいる。指の先端は凸型をしている。その凸型をした指先を写真129に示したように、鼻のくぼみの前面に均等にあてるのである。プラーナーヤーマを行っている間は鼻孔の外側の壁を鼻中隔と平行に保ち、指の先端の角から角までを使って圧力をかける。鼻孔の上に写真130のように指をおき続けるのではなく、鼻のつけ根においた指の先端を静かに鼻孔に向けて回転させ、呼吸の流れを感じるようにする（写真131・132）。両方の鼻孔の一部を閉じて鼻孔の中を呼吸が均等に流れているかどうかを計る（写真110）。もし指のおさえが一定でなければ、呼吸の流れは一定でなくなり、神経系に緊張を生じ、脳細胞が緊張する。また個人個人の必要に応じて、瞬間的に鼻孔を拡げたり狭めたりするためには、指先の調整が巧みにできなくてはならない。指のコントロールで鼻孔を拡げたり狭めたりすることは、美しい写真を撮るためには、正しい露出とシャッタースピードが同調していなければならないカメラにたとえられる。カメラ

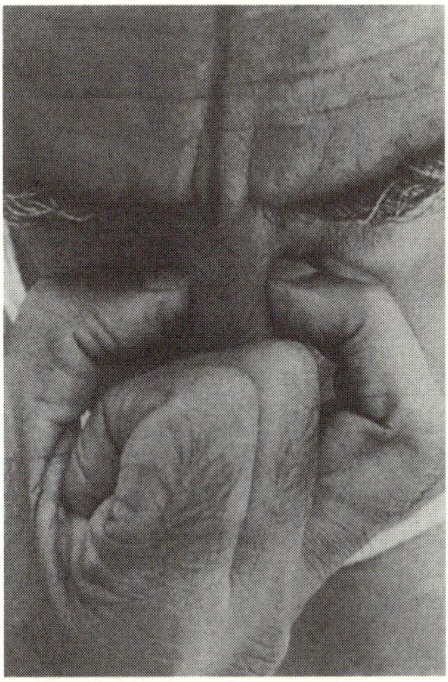
128

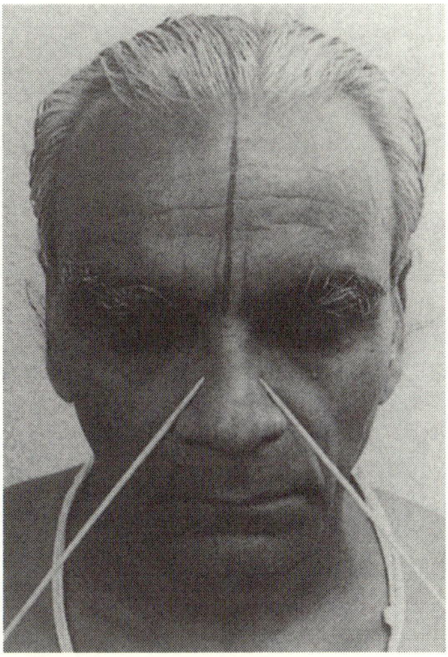
129

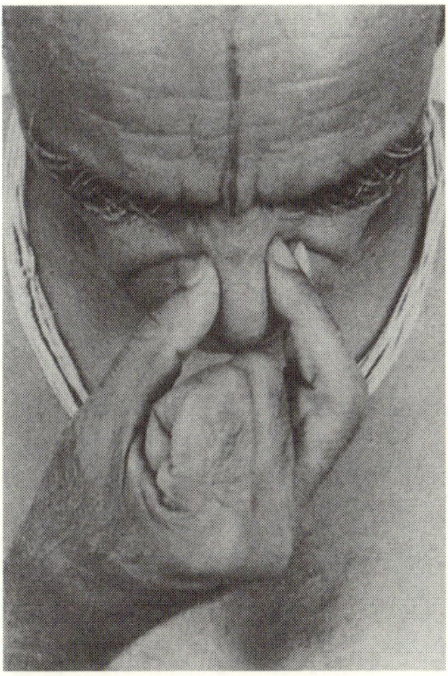
130

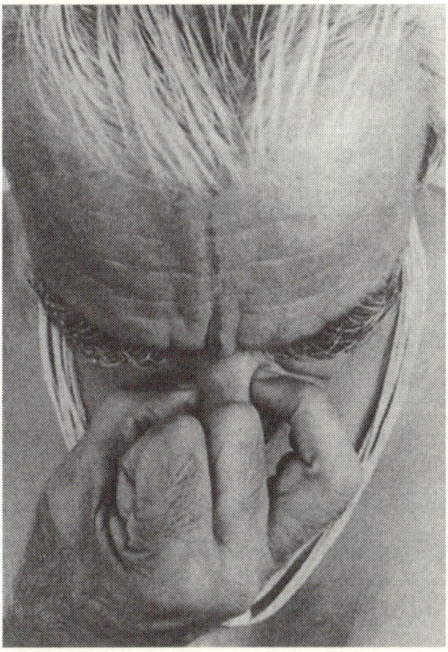
131

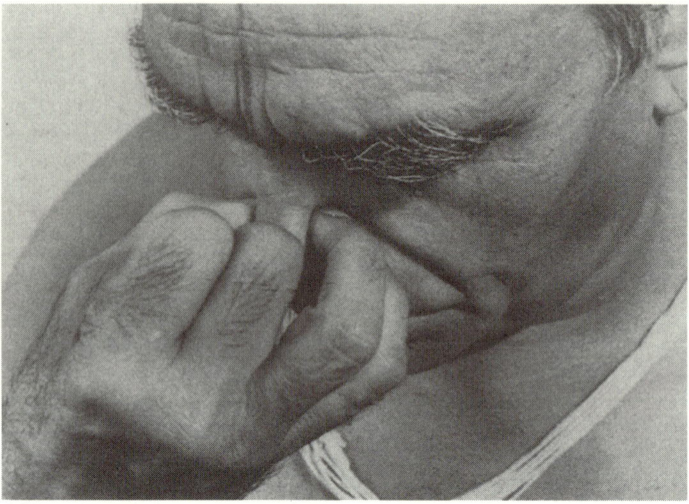

132

のレンズの絞りの調節が不正確ならば、写真はよく写らない。同様に、鼻孔が細心の注意を払って操作されなかったら、プラーナーヤーマを行ってもよい結果は得られない。鼻孔を正しく調節することによって、鼻孔の外部の測定できるところから、内部の測定できない深いところまでの、息の流れがコントロールできるのである。

19　指を使ってコントロールするプラーナーヤーマでは、右手の親指とそれに向かい合う薬指と小指の２指は、カリパス（「４　呼吸器官」(18)）のような働きをする（写真127)。右鼻孔の上におかれた親指の先端と、左鼻孔の上におかれた薬指と小指の先端でコントロールがされるのである。プラーナーヤーマを最も効果的に行うにはこの３指を使うのがよい。

20　普通、鼻の皮膚は指の先端の皮膚よりも柔らかいので、鼻孔をおさえようとする場合、指が緊張してしまう。この緊張をほぐすためには、左手を使って、鼻孔をおさえている右手の指の皮膚を、指先から指の付け根の方に引くように軽くマッサージする(写真133・134)。鼻孔の皮膚と指先の皮膚が同じぐらいの柔らかさになったかどうか確かめてみること。このようにすると、指先の緊張は取れ、鼻孔内の粘膜が空気の流れを感受できる状態を保つことができる。そのようになると、鼻孔内部の呼吸が、粘膜上を円滑に、やわらかく繊細に流れる。この粘膜の感受性がいいと、単に呼吸の持続時間を長くできるばかりでなく、指もまた呼吸の流れをよく習得し、感じ、抑制し、コントロールすることができる。粘膜上の呼吸の流れを円滑にやわらかくするためには、鼻の皮膚の上におく指を繊細に調整しなければならないということをよく覚えておいてほしい。

21 指先の皮膚が柔らかく感覚が鋭敏になればなるほど、呼吸のコントロールは正確になる。ほんのちょっと軽く押すだけで、どちらの側の鼻孔も広くなったり狭くなったりして、呼吸の流れと

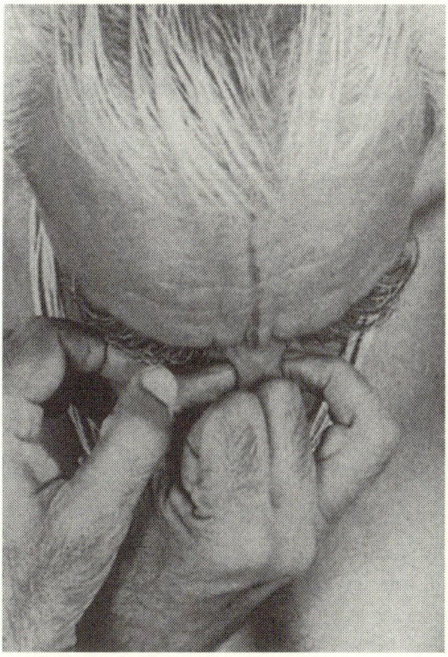
133

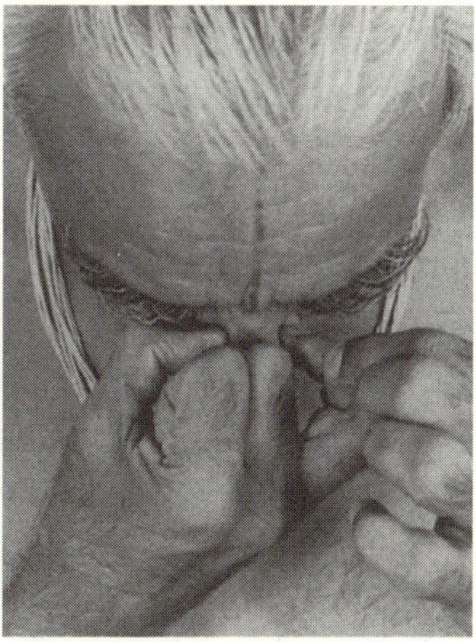
134

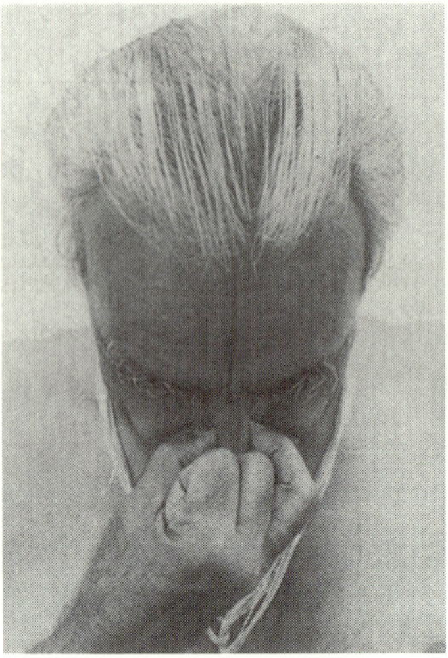
135

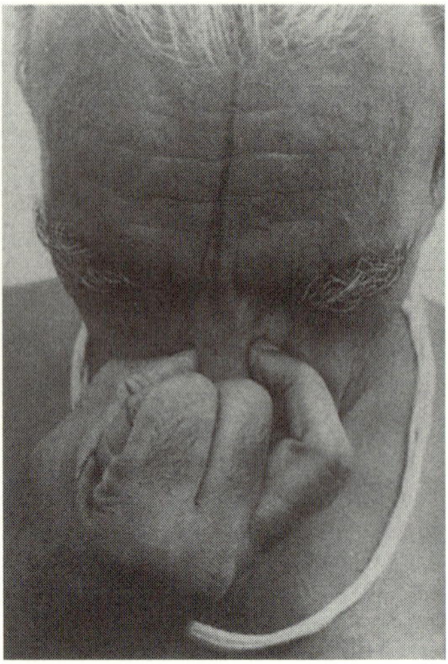
136

関連したエネルギーの微妙な変化が調節できるようになるのである。

22　鼻をつまむように強くおさえすぎたり、刺激したりしてはならない（写真135）。また鼻中隔を押してその位置をずらせてはならない（写真136）。呼吸の流れを妨げるだけでなく顎も傾いてしまうからである。指を急激に動かしてはならない。指は、鼻孔を拡げたり狭めたり微妙な調整をするために、繊細な感覚とその動きが必要である。

23　鼻の粘膜に乾きや緊張が感じられたら、粘膜にかけている指の圧力を軽くすること。しかし指を離してはいけない。接触が血液の流れを維持しているのである。接触を続けることによって、鼻と指先の皮膚を新鮮に、清潔に、鋭敏にしておくことができるのである。指先がねばねばしてきたら、左手で鼻の外部の皮膚を引き下げればよい（写真137・138）。

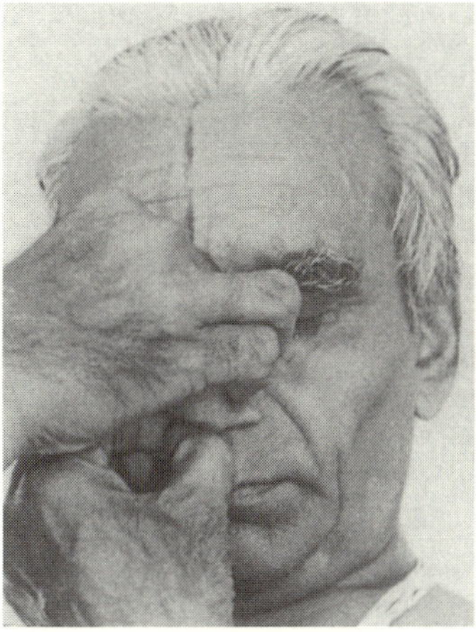

137

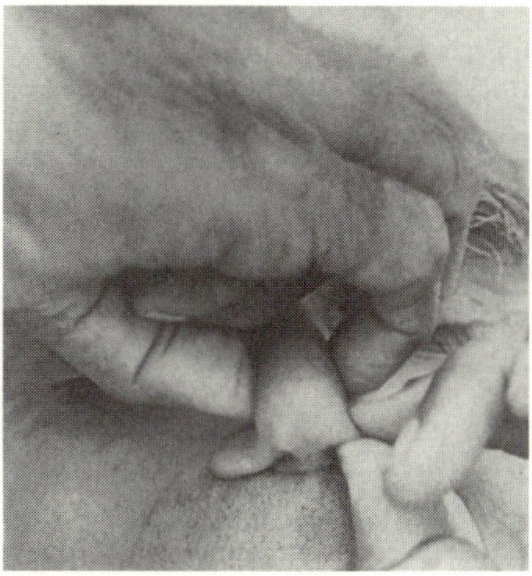

138

24　手を鼻にもってくるときに、顎が右に動かないように注意すること。

25　右手を使う人の場合、指の圧力を左鼻孔から右鼻孔へと移すとき、顎が右に傾きやすい。左手を使う人の場合は左に傾く。顎の中心と胸骨の中心が常に一直線にあるよう注意すること。

26　吸気のとき、鼻の粘膜を通過する空気は上向きに流れ、呼気のときには下向きに流れる。指は無意識に呼吸に従ってしまう。呼吸の流れと反対の動きをするように指を調整すること。

27　プラーナーヤーマの吸気では、鼻孔に入った空気は鼻中隔の両側の壁に沿って鼻の中央を通り、そこを楽々とすべるように進んで、肺の中に入る。一方、呼気では、鼻孔の外側の壁に沿って出る。従って、吸気と呼気とでは、指先の使い方を変えなければならない。

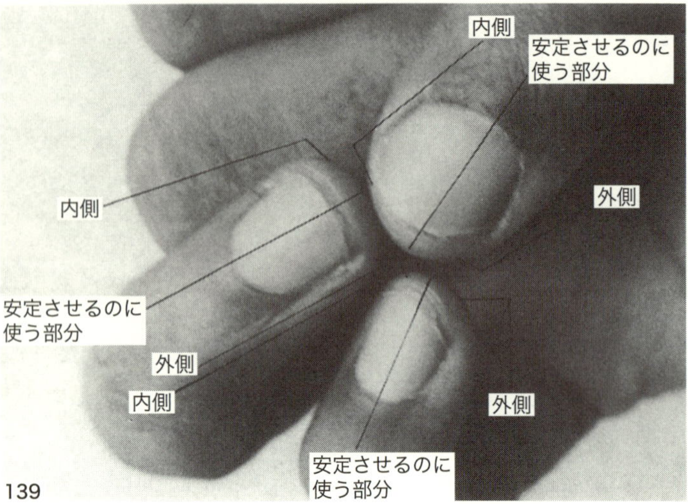

139

28　指先を外側、中央、内側の３つの部分に分割する（写真139）。吸気のときには指先の内側の部分を使って鼻孔を狭めることによって入ってくる空気をコントロールし、中央部を使って呼吸を安定させ、振動を防ぐ。また指先の外側の部分を使って気管支に流れ込むのをコントロールする。

29　吸気のときには、鼻のつけ根の空気の通り道を狭めるために、指の先端に軽く圧力をかける。このとき必要な指の操作は、貯水池からまわりの田畑へ水を送る操作にたとえられよう。空気が水の役割を果し、指先は水門の役割を果たすわけであるが、その水門を通って水は灌漑用水路、すなわち気管支に流れ込むのである。流れは水門によってコントロールされるわけである。水門は急激な流れを調整して、水路の水の高さを一定に保つのである。水路はさらに細かい灌漑用水路に枝分かれして、水を田畑に導き入れる。気管支も細気管支に枝分かれして、吸入した空気を肺胞のすみずみにまで運ぶのである。

30　呼気のときには、指先の外側の部分を使って鼻孔を狭めることによって、鼻の奥から出てくる空気をコントロールする。中央部を使って急激な流出を防ぎ、安定させる。指先の内側で鼻孔を狭めることによって、呼気の流れをコントロールする。これが、吸気のときと同じような指先の使い方をしたならば、息がつまるような感じになるであろう。指先の外側の圧力は軽くし、内側に圧力をかけること。このようにすると、呼気の流出が円滑にコントロールされる。呼気は川が海へ流れ出すのにたとえられる。肺胞からの呼気の流れは山中の細い沢水で、細気管支は沢水が合流した小川にあたる。その小川がだんだん合流して大きな流れになり、デルタを通って海に出る。細気管支の中の空気は気管支の中に流れ、それからデルタにあたる鼻孔に流れ、大気という大海に出て行くのである。

31　呼吸の音が荒かったり、早かったりしたら、それは空気の通路が広すぎるということである。このような場合には、通路を狭くしてやれば、流れはより円滑になるであろう。もしこの流れが正しく平均していれば、指先に軽い震動を感じるはずである。呼吸がたてる快い音の響きを聞いて、それがより洗練された音になるようにする。もしこの音が快く響く音ではなく、耳ざわりな音だとしたら、それは指先を鼻孔に正しくあてていないことを示すものである（写真130）。このときはすぐ指の先端を鼻孔と平行になるように調整すること。

32　指先と鼻の粘膜との間の関係を、完全に理解して実行すること。呼吸の流れを指先が追い、その指先が鼻に繊細に触れ、バランスのとれた、コントロールされた圧力を維持できるようにならなければ、指を使うプラーナーヤーマは完璧に習得することはできない。

33　花のほのかな芳香を静かにかぐときのように、あたかも空気の芳香を吸い込むかのようにして、プラーナーヤーマを実行しなさい。

34　もし吸気が呼気よりも長ければ、それは吸気のときに、呼気のときよりも空気の通行が鼻孔内で妨害されているということである。呼気の時間を長くするには、指の圧力を吸気の間は少し減じ、呼気の間は増すようにする。もしそれを反対にすると逆の結果になってしまう。時間をかけて練習して両方を同じ長さにすることができたら、鼻孔をさらに狭める。そうすると、呼吸が円滑に精巧になるだけでなく、深く長くなる。指にかける圧力が大きすぎたり、あるいはまったくないと指先に感覚がなくなってしまう。訓練と経験のみが正しい感覚を発達させる。

35　初めの吸気の円滑さと時間の長さをよく把握し、息を吐き出すとき、それを維持するようにすること。最初の呼吸が常にめやすとなる。持続時間を延ばすためだけでなく、プラーナーヤーマの練習中はずっとこれと同じことがあてはまる。リズムとバランスがヨガの秘訣である。

36　我々は無意識に「ソーハム」、すなわち「不滅の霊魂である神（サー）よ、私（アーム）は今呼吸をさせていただいています」という意味の祈りの言葉をささやく。吸気は「サー」という音を、呼気は「アーム」という音を伴って流れる。我々はこの無意識の祈り（ジャパ）を、その意味（アルタ）も理解せず、信仰心（バーヴァナー）ももたず発している。プラーナーヤーマを行うときは、この祈りの意味を理解し、信仰心をもって聞くこと。このことが悟れたとき（ナーダーヌサンダーナ）、プラーナーヤーマの実践者自身が呼吸の音に吸収されてしまっている状態になる。このような状態になることによって、入ってくる息を人生の霊薬そして神よりの恩恵として、また出ていく息を、神の御心のままにという気持ちの表現と解釈できるのである。

37 目、顎、ほお、そしてこめかみのまわりの皮膚を柔らかくリラックスさせておく。息を吸うときまゆ毛を上げないこと。

38 息を無理に強く吸ったり吐いたりすると自我が増大する。もし呼吸の流れが円滑で、プラーナーヤーマ実習者にもほとんど聞こえない程度なら、謙虚な気持ちになる。これは自己修養の第一歩である。

39 鼻の骨を折ったことのある人、鼻中壁がまっすぐでない人は、指の調整をいくぶん変えること。鼻骨の近くにある穴を見つけ、その真上の皮膚に指先をつけておく。鼻骨が右へ曲がっていたら、親指の中央の先端を鼻の皮膚とともに上へ動かす（写真140）。鼻骨が左の方へ曲がっていたら、薬指の先端を鼻の皮膚とともに動かすこと（写真141）。

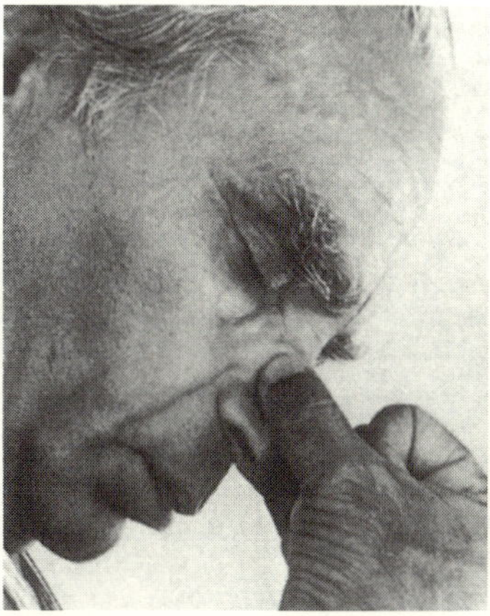
140

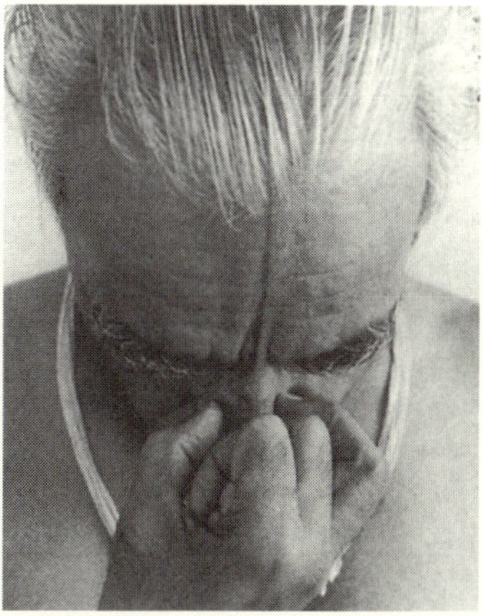
141

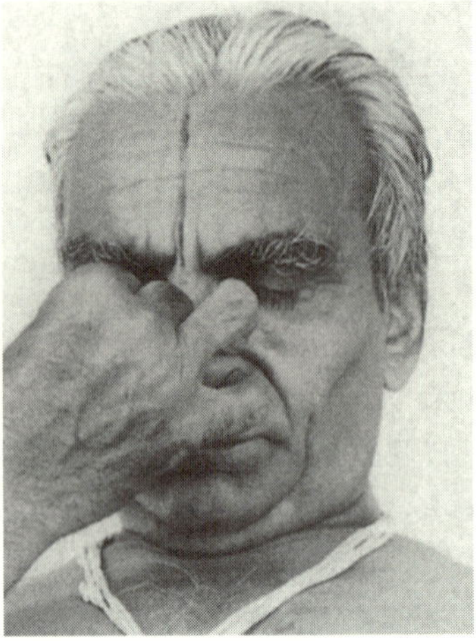

142

40　鼻孔を拡げている肉厚の部分（小鼻）は皮膚がたいへん柔らかいので、ほんのちょっと圧力を加えただけでも鼻孔がふさがれ、通りが悪くなってしまう。もし左側の鼻孔の通りが悪くなったと感じたら、小指を中へ入れてふくらませる（写真142）が、右側ならば親指の先端の内側の部分を鼻のつけ根に向かって押し上げること（写真140）。

41　鼻の皮膚が乾いたと感じたら、指先で皮膚をもち上げ、息を吸うときに鼻中隔の方へ静かに押すようにする。鼻孔が乾いたと感じたら鼻孔への圧力を弱める。また指先が呼吸の流れについていかなかったら、その日は練習をやめること。

42　最初の呼吸の量と質をしっかりと把握しておくこと。呼吸の量や長さが変わり始めたり、あるいは小鼻の外側が硬くなったりざらざらしてきたら、その日の練習はやめること。

43　頭痛がしたり、悩み事や心配事があったり、落ち着かないとき、また鼻がつまっていたり鼻水が出たり、熱があったり、また熱がひいた直後には、決して指を使うプラーナーヤーマを行ってはならない。このようなときにはシャヴァアサナ（写真182）で、普通に息を吸い、ゆっくり深く息を吐き出すようにする。

23　バストリカーとカパーラバーティ

バストリカー・プラーナーヤーマ

バストリカーとは、「ふいご」の意味である。つまり、空気をふいごのように力強く吸い入れたり、吹き出したりするプラーナーヤーマである。他のあらゆるプラーナーヤーマでは、吸気が呼気の型とリズムを決めるが、バストリカーでは、呼気が力と速度を決め、呼吸が生き生きとして力強い。発せられる音が、鍛冶屋のふいごが出す音によく似ているので、この名がつけられたのであろう。

第１段階

鼻孔は終始開いておく。

〈方法〉

①ウッジャイ第５段階の①～⑦の指示に従って、自分に合った座り方で座る。肺の中の空気をすべて吐き出す（写真96）。

②短く、強く一息吸い、速く強く一気に息を吐く。これを繰り返すと、次の吸気は最初の吸気よりも速く、力強いことがわかる。これは、吸気の前の呼気が強いからである。

③すばやく吸って、すばやく吐く。これをひとつと数えて、バストリカーの強い呼吸の１回とする。

④このような強い呼吸を４～８回続けて行い、１サイクルが完成する。呼気で終わること。

⑤普通は、ウッジャイのときのように数回ゆっくりと深く呼吸するが、吸気のあと、ムーラ・バンダで５～８秒のクンバカを入

れてもよい（写真101）。もちろん、それからウッジャイのときのように、ゆっくりと深く息を吐く。こうすると、肺と横隔膜が休まり、また新しいバストリカーの強い呼吸に備えることができる。

⑥クンバカを入れても入れなくてもよいが、ウッジャイを混じえてこのバストリカーのサイクルを３～４回繰り返す。それから深呼吸をして、シャヴァアサナ（写真182）で休息する。

⑦スタミナが増すにつれて、バストリカーの１サイクルの呼吸の回数だけでなく、サイクルの回数もふえるだろう。しかし、呼吸の調子が変わったらすぐに中止すること。

第２段階

両方の鼻孔が、部分的に終始閉じられている。

〈方法〉

①ウッジャイ第５段階の①～⑦の指示に従って、自分に合った座り方で座る。肺の中の空気をすべて吐き出す（写真96）。

②「22　指の使い方」の(12)～(22)で説明したように、右手を鼻にもっていく。

③親指、薬指、小指の先端で両鼻孔を部分的に閉じる。両鼻孔の開きぐあいが等しくなっているかどうか確かめること（写真110）。

④第１段階の②～⑦の指示に従って、バストリカーの強い呼吸を行う。

⑤５～６回繰り返し、数回深呼吸を行い、シャヴァアサナ（写真182）で休息する。

第３段階

ここでは、バストリカーはウッジャイの呼吸を間に入れて、鼻孔を交互に使って行われる。上級者は、ウッジャイの呼吸を入れないで行ってもよい。

〈方法〉

①ウッジャイ第５段階の①～⑦の指示に従って、自分に合った座り方で座る。肺の中の空気をすべて吐き出す（写真96）。

②「22　指の使い方」の(12)～(22)に従い、右手を鼻にもっていく。

③指のコントロールを使って、左の鼻孔を完全に、右の鼻孔を部分的に閉じる（写真111）。

④右の鼻孔から力強く息を吸って力強く吐くことを、４～８回行うが、毎回同じ強さで行われているかどうか確認しながら行うこと。左の鼻孔から呼吸がもれないように注意し、強い呼気で終わる。

⑤次に、右の鼻孔を閉じて、左の鼻孔を部分的に開く（写真112）。そして、左の鼻孔で力強く呼吸する。右の鼻孔でしたのと同じように注意して行い、回数も同じであること。右の鼻孔から呼吸がもれないように注意し、強い呼気で終わる。

⑥右と左の鼻孔で行う呼吸を合わせて、第３段階の１サイクルとする。

⑦３～４サイクル繰り返し、数回深呼吸してからシャヴァアサナ（写真182）で休息する。

⑧もし、続けてできないようなら、１サイクル終わるごとに、肺を休めるためにウッジャイの呼吸を数回行うとよい。

第４段階

第３段階では、右の鼻孔で力強く呼吸し、次に左の鼻孔で同じことを繰り返して１サイクルとした。第４段階では、吸気と呼気を別々の鼻孔で行う。つまり、右の鼻孔で息を吸ったら、左の鼻孔で息を吐き、次にそれを逆にするのである。つまり、バストリカーの強い呼吸を使って、右鼻孔で吸い左鼻孔で吐くことを４～

５回行い、次に左鼻孔で吸い右鼻孔で吐くことを４～５回行う。これが第４段階の１サイクルとなる。

〈方法〉

①ウッジャイ第５段階の①～⑦の指示に従って、自分に合った座り方で座る。肺の中の息を完全に吐き出す（写真96）。

②「22　指の使い方」の(12)～(22)に従い、右手を鼻にもっていく。

③左の鼻孔を完全にふさぎ、右の鼻孔を半分開き（写真111）、右の鼻孔から速く強く息を吸う。すばやく右の鼻孔を閉じ、左の鼻孔を半分開いて力強く息を吐く（写真112）。これを４～５回繰り返す。これで１サイクルの前半となる。

④次に③と同じ要領で、右鼻孔を完全にふさぎ、半分開いた左鼻孔から吸う。すばやく左鼻孔を閉じ、右鼻孔を半分開いて速く力強く吐く。これを４～５回繰り返す。これが１サイクルの後半である。終始同じリズムと調子と量を維持し、前半と同じ回数にする。

⑤前半と後半（③、④）を合わせたものを１サイクルとし、３～４回行ったあと、肺を休めるためにウッジャイの呼吸を数回行ってから、シャヴァアサナ（写真182）で休息する。

カパーラバーティ・プラーナーヤーマ

カパーラバーティは、クリヤー（浄化法）という解釈もあるが、ここではプラーナーヤーマとして解説しておく。カパーラとは「頭蓋骨」、バーティとは「光」「光沢」を意味する。カパーラバーティは、バストリカーとほぼ同じであるが、それよりは穏やかなものである。吸気はゆっくり、呼気は力強く行い、呼気を終えるたびに、ほんの少しのクンバカを加える。バストリカーがきつすぎると感じたら、このカパーラバーティを行うようにする。カパーラバーティは、バストリカーと同様に５段階に分かれている。各段階とも、バストリカーと同じ要領で、それにクンバカを加えて練習する。

〈バストリカーとカパーラバーティの効果〉

肝臓、脾臓、膵臓の働きと、腹部筋肉の働きが活発になり、消化を促進する。また、副鼻腔から老廃物を排出し、鼻水が止まる。陽気な気分になれる。

〈注意〉

①バストリカーは、全身を活発にするプラーナをつくり出す。しかし、炉をあまりにたきすぎるとボイラーが燃えてしまうように、あまり長く練習しすぎると、呼吸が強いので組織が摩滅して、肺が危険な状態になるので注意すること。

②「ふいご」の音がしなくなったらすぐやめて、普通呼吸を始めるか、繰り返すサイクルの回数を減らすか、その日はやめる。

③いらだちや緊張が感じられたら、すぐ練習をやめること。

④呼気の音が正しくなかったり、強い呼吸ができなくなったら、練習をやめること。少しの無理でも、鼻血が出たり、肺に障害を起こす。

⑤きゃしゃな体格の人や、肺活量のあまりない人は、バストリカーやカパーラバーティを行ってはならない。血管や脳に障害を起こす恐れがある。

⑥次のような人は行ってはならない。

・女性――力強い呼吸によって、腹部臓器と子宮の位置異常を起こしたり、乳房がたるむ恐れがあるからである。

・耳か眼に疾患のある人――たとえば、耳ダレの出る人、網膜剥離とか緑内障などの人である。

・高血圧または低血圧の人。

・鼻血、耳鳴り、耳痛といった症状が現れた人――何日か練習を休むこと。もう一度行ってみて、もし同じような兆候が起こるようなら、このプラーナーヤーマは向いていないと判断すべきであろう。

⑦バストリカーによって、クンダリニーの力（クンダリニー・シャクティ）が覚醒されるという、まちがった考えをしている人が多い。権威ある書物にも同じようなことが書かれてあるが、これは、真実とはほど遠いものである。バストリカーとカパーラバーティが、頭をさわやかにし、活発にすることは確かであるが、もしこれらがクンダリニーを覚醒させるものだと思って、危険を無視して続けると、身体全体、とくに神経と脳に大きな障害をもたらすことになるかもしれない。

24　シータリーとシータカーリー

この２つのプラーナーヤーマでは、鼻孔ではなく口で吸気を行う。そのときジャーランダラ・バンダ（頭を前屈させる）は行わない。

シータリー・プラーナーヤーマ

このプラーナーヤーマは、身体の組織を冷やす。

第１段階

この段階では、吸気は舌を丸めた口から行われるが、クンバカと呼気はウッジャイのときのように行われる。

〈方法〉

①ウッジャイ第５段階の①〜⑦の指示に従って、自分に合った座り方で座り、肺の中の息を全部吐き出す（写真96）。
②頭をまっすぐに伸ばし、口を開け、唇をOの形にする。
③舌をつき出し、縦に丸くする（写真143）。
④縦に丸くした舌をできるだけつき出し（写真144）、ストローで吸うときのような感じで息を吸い、肺を完全に満たす。空気はぬれた舌を通りぬけるので湿る。
⑤十分に息を吸いこんだところで、舌をひっこめ、口を閉じる。
⑥頭を下げ、ジャーランダラ・バンダ（写真57）を行う。ムーラ・バンダはしてもしなくてもよいが、５〜10秒息を止める（写真101）。
⑦ウッジャイのときのように息を吐く。

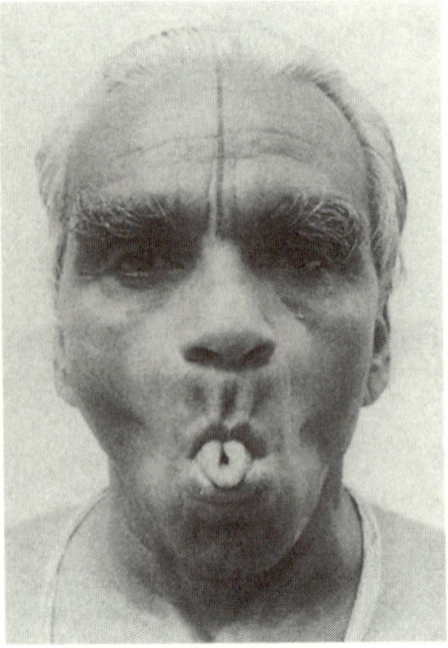
143

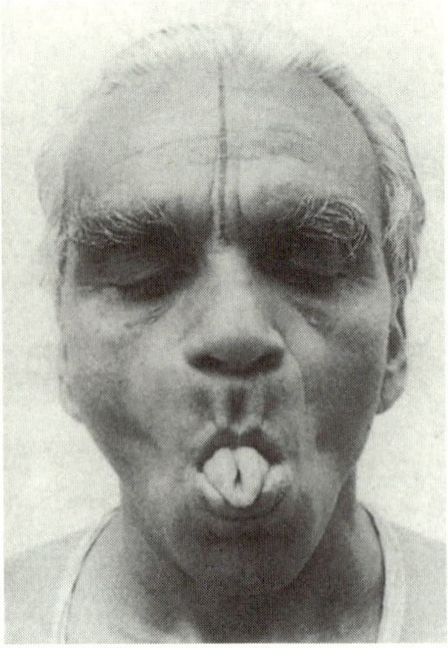
144

⑧この①～⑦がシータリーの1サイクルである。これを5～10分行い、最後のサイクルの終わりに、両鼻孔から普通に息を吸い、シャヴァアサナ（写真182）で休息する。

第2段階

この段階では、吸気は第1段階と同じ要領で行われるが、呼気は部分的に閉じた両鼻孔で行われる。

〈方法〉

①ウッジャイ第5段階の①～⑦の指示に従い、自分に合った座り方で座り、肺の中の息を全部吐き出す（写真96）。

②吸気は、第1段階の②～⑥と同様に行い（写真144）、ムーラ・バンダ（写真69）で、5～10秒息を止める。

③「22　指の使い方」の(12)～(22)で説明したように、右手を鼻にもっていく。

④親指と薬指と小指の先端で、両鼻孔を部分的に閉じ、鼻孔の外

側の内壁が鼻中隔と平行を保つように、両鼻孔に均等に圧力をかける（写真110）。

⑤緊張しないでゆっくり一定の速度で完全に息を吐く。指を鼻孔の上で細かく調整して、両方の鼻の呼気の量をコントロールし、その流れが均等になるように調整する。

⑥肺が完全に空になった感じがしたら、右手をおろして膝の上におく。

⑦ここまでが１サイクルである。５〜10分繰り返す。最後のサイクルの終わりに両鼻孔から普通に息を吸い、シャヴァアサナ（写真182）で休息する。

第３段階

この段階でも、吸気は第１段階や第２段階と同じように行われるが、呼気は、一方の鼻孔を閉じ、もう一方は部分的に閉じて行われる。そしてこれを左右交互に行うのである。

〈方法〉

①ウッジャイ第５段階の①〜⑦の指示に従って、自分に合った座り方で座り、深く息を吐く（写真96）。

②吸気は第１段階の②〜⑥までの指示に従って行い（写真144）、ムーラ・バンダで息を止める（写真101）。

③「22　指の使い方」の(12)〜(22)で説明したように、右手を鼻にもっていく。

④左の鼻孔を完全に閉じ、右の鼻孔は部分的に閉じる（写真111）。緊張をしないでゆっくり一定の速度で完全に息を吐く。

⑤肺が完全に空になったと感じたら、右手をおろして膝の上におき、また同じ要領で息を吸う。

⑥右手を鼻にもってきて右鼻孔を完全に閉じ、左鼻孔を部分的に閉じる（写真112）。緊張しないでゆっくり一定の速度で完全に息を吐く。吐ききったら手をおろす。

⑦ここまでが１サイクルである。５～10分繰り返す。最後のサイクルの終わりに、両鼻孔を開いて普通に息を吸ってから、シャヴァアサナ（写真182）で休息する。

シータカーリー・プラーナーヤーマ

シータカーリーとは、寒さの原因となるものを意味する。これはシータリー・プラーナーヤーマの変形である。

〈方法〉

前述のシータリーと同じ方法と段階に従うが、舌を丸くしないで行う。唇は少し開いて、舌の先端をほんの少し突き出すが、平らにしておく。シータカーリーはシータリーのように３段階あり、シータリーと同じ方法で行う。舌と唇がちがうだけである。

〈シータリーとシータカーリーの効果〉

この２つのプラーナーヤーマを行うと活気が生まれる。体組織を冷やし、眼と耳の緊張をとる。また体温が低すぎるとき、胆汁過多のときに行うとよい。肝臓と脾臓の働きが活発になり、消化が促進され、喉の渇きをいやす。口臭のある人にもよい。これらのプラーナーヤーマは、鼻がつまっているときでも行ってよい。

シータリーとシータカーリー・プラーナーヤーマのまとめ

〈シータリー・プラーナーヤーマ〉

段階	吸 気(頭をまっすぐにする)		アンタラ・クンバカ(ジャーランダラ・バンダを行う)		呼 気
	深く	舌を丸める	MBなし	MBあり	深く
1	○	○	いずれか。(行う場合は5-10秒)		鼻孔を開く
2	○	○		○	両鼻孔を部分的に閉じる
3	○	○		○	左右の鼻孔を部分的に交互に閉じる

〈シータカーリー・プラーナーヤーマ〉

段階	吸 気(頭をまっすぐにする)		アンタラ・クンバカ(ジャーランダラ・バンダを行う)		呼 気
	深く	舌を丸めない	MBなし	MBあり	深く
1	○	○	いずれか。(行う場合は5-10秒)		鼻孔を開く
2	○	○		○	両鼻孔を部分的に閉じる
3	○	○		○	左右の鼻孔を部分的に交互に閉じる

MB＝ムーラ・バンダ

25　アヌローマ

アヌは「いっしょに」とか「順序よく」という意味で、ローマは「髪」とか「自然の摂理」という意味である。呼気の流れを繊細にするために、鼻孔を指でコントロールするプラーナーヤーマである。

このアヌローマの練習に入る前に、ウッジャイとヴィローマ・プラーナーヤーマをよく習得しておかなければいけない。

アヌローマ・プラーナーヤーマでは、鼻孔を開いて息を吸い、クンバカはしてもしなくてもよいが、上級者はムーラ・バンダを加える。呼気は、両鼻孔を部分的に開くか、あるいは一方の鼻孔は完全に閉じ、もう一方の鼻孔は部分的に閉じて行う。上達してきたら、ウッディーヤーナ・バンダを併用する。

あらゆる段階で、吸気は呼気よりも短くなる。それは、呼気を繊細に長くすることが強調されているからである。

このアヌローマと後で述べるプラティローマ、スーリヤ・ベダナ、チャンドラ・ベダナ、ナーディ・ショーダナの各プラーナーヤーマは、座って行わなければならない。とくに、「11　座り方」で説明したアサナの形で座って行う。

第１段階（A）

この段階では鼻孔を開いて深く息を吸い、次に両鼻孔を部分的に閉じて深く息を吐く。呼気を長くするために、よく訓練された指先で両鼻孔を均等におさえ、吐く息をよくコントロールできるようにする。また、呼気の流れを鮮明に感じ取れるようにする。

〈方法〉

①ウッジャイ第５段階の①～⑦の指示に従って、自分に合った座り方で座る。肺の中の息を全部吐き出す（写真96）。

②肺がいっぱいになるまで、両鼻孔から深く息を吸う（写真98）。

③１～２秒息を止めて、「22　指の使い方」の(12)～(22)の説明のように、右手を鼻孔にもってくる。

④指でコントロールしながら呼気を始める。

⑤両鼻孔を指先で部分的に開き、鼻孔の外側の内壁を鼻中隔と平行に、また鼻中隔から両鼻孔の外側までを等距離にする（写真110）。

⑥鼻孔の両側を均等におさえ続けて、微細な呼気の流れを左右均等に出すことができるようにしておく。

⑦どこにも力を入れないで、ゆっくり注意して深く息を吐く。

⑧指をしっかり固定し、敏感にしておき、鼻孔を調節して左右の呼気の流れを観察し、量を等しくする。

⑨肺が完全に空になったら、右手をおろして膝の上におく。

⑩この①～⑨まででで１サイクルである。これを15～20分間行う。最後は普通に呼吸してから、シャヴァアサナ（写真182）で休息する。

〈効果〉

このプラーナーヤーマは鼻孔を掃除する。

第１段階（B）

この段階では、両方の鼻孔を開いて深く息を吸い、呼気のときは一方の鼻孔は完全に閉じ、他方は部分的に開いておく。これを交互に行う。ここでは左右各々の鼻孔が、呼気のときに他の援助なしにそれ本来の働きに目覚め、感受性を高めるように訓練される。鼻孔を閉じたり開いたりするとき、鼻孔の外側の内壁はいつでも鼻中隔に平行にしておくよう注意すること。

〈方法〉

①ウッジャイ第５段階の①〜⑦の指示に従って、自分に合った座り方で座る。息を吐いて肺を空にする（写真96)。

②第１段階(A)の②、③の指示に従って息を吸い、１〜２秒止める（写真98)。

③右鼻孔から息を吐く準備（右手を鼻にもってくる）をする。薬指と小指の先で左の鼻孔を完全に閉じる。指で押しすぎて、鼻中隔の位置を変えないように気をつけること。

④右鼻孔の外側の内壁が鼻中隔と平行になるようにして、親指の先で鼻孔を部分的に開く（写真111)。

⑤部分的に開いた右鼻孔からゆっくりと注意深く息を吐く。親指の先で息が円滑に流れ出るようにコントロールし、左鼻孔から息がもれないように注意する。

⑥肺が完全に空になった感じがしたら、右手をおろして右膝の上におく。

⑦次に肺が完全に満たされるまで、両鼻孔を開いて深く息を吸い、１〜２秒止める（写真98)。

⑧左鼻孔から息を吐く準備、つまり、右手を鼻にもってくる。鼻中隔の位置を変えないで、親指の先で右鼻孔を完全に閉じる。

⑨左鼻孔の外側の内壁が鼻中隔と平行になるようにして、薬指と小指の先で左鼻孔を部分的に開く（写真112)。

⑩部分的に開いた左鼻孔から、ゆっくり完全に息を吐く。この二指の先で呼気が円滑に流れ出るようにコントロールし、右鼻孔から息がもれないように注意する。

⑪肺が完全に空になった感じがしたら、右手をおろして右膝の上におく。

⑫これで１サイクルが終わる。これを15〜20分間繰り返す。最後は普通に呼吸してから、シャヴァアサナ（写真182）で休息する。

〈効果〉

気分が爽快になるので、高血圧や緊張過度の人への対策としてよい。

第２段階（Ａ）

この段階は第１段階の（Ａ）と同じであるが、吸気後に息を止める過程が加わる（アンタラ・クンバカ）ので、中級者向きのものである。

〈方法〉

①ウッジャイ第５段階の①〜⑦の指示に従って、自分に合った座り方で座り、肺の中の息を全部吐き出す（写真96）。
②第１段階（Ａ）の②のように、肺がいっぱいになるまで、両鼻孔から深く息を吸う（写真98）。
③肺がいっぱいになったら、10〜15秒あるいはできるだけ長く息を止める（写真101）。
④呼気は、第１段階（Ａ）の⑤〜⑧の指示に従う（写真110）。右手をおろす。
⑤ここまでで１サイクルである。これを10〜15分繰り返す。最後は普通に呼吸してから、シャヴァアサナ（写真182）で休息する。

〈効果〉

自分の中で何が起こっているかを意識できるようになり、集中力が身につく。

第２段階（Ｂ）

この段階は第１段階の（Ｂ）と同じであるが、吸気のあとで息を止める（アンタラ・クンバカ）過程が加わる。

〈方法〉

①ウッジャイ第５段階の①〜⑦の指示に従って、自分に合った座り方で座り、深く息を吐く（写真96）。
②第１段階（Ａ）の②の指示に従って、肺がいっぱいになるまで、

両鼻孔から深く息を吸う（写真98）。

③肺がいっぱいになったら15秒〜20秒、あるいはできるだけ長く息を止める（写真101）。

④第１段階（B）の③〜⑤の指示に従って、右の鼻孔から息を吐く（写真111）。

⑤肺が完全に空になったら右手をおろし、膝の上におく。

⑥再び第１段階（A）の②の指示に従って、肺がいっぱいになるまで深く息を吸う（写真98）。

⑦肺がいっぱいになったら、前述③と同じ時間息を止める（写真101）。

⑧第１段階（B）の⑧〜⑩の指示に従って、左の鼻孔から息を吐く（写真112）。それから、右手をおろす。

⑨これで１サイクルが完成する。これを10〜15分繰り返す。最後は普通に息を吸ってから、シャヴァアサナ（写真182）で休息する。

〈効果〉

呼気がきれいにコントロールされ、長くなる。

第３段階（A）

第１段階の（A）と同じであるが、ウッディーヤーナを伴わず、呼気後に息を止める（バーヒャ・クンバカ）過程が加わる。

〈方法〉

①ウッジャイ第５段階の①〜⑦の指示に従って、自分に合った座り方で座り、息を吐く（写真96）。

②第１段階（A）の②の指示に従って息を吸う（写真98）。

③第１段階（A）の④〜⑧に述べたように、部分的に開いた両鼻孔から息を吐き始める（写真110）。

④肺が完全に空になったと感じたら、右手をおろして膝の上におく。５秒間息を吸わないでゆったりとしている。つまりウッデ

ィーヤーナを伴わないで息を止めるのである（写真96）。

⑤これで１サイクルが完成する。これを10〜15分繰り返す。最後は普通に呼吸してから、シャヴァアサナ（写真182）で休息する。

〈効果〉

鼻孔がきれいになり、気持ちが静まり落ち着く。

第３段階（Ｂ）

第１段階の（Ｂ）と同じであるが、ウッディーヤーナを伴わず、呼気後に息を止める（バーヒャ・クンバカ）過程が加わる。

〈方法〉

①ウッジャイ第５段階の①〜⑦の指示に従って、自分に合った座り方で座り、息を吐く（写真96）。

②第１段階（Ａ）の②の指示に従って息を吸う（写真98）。

③次に第１段階（Ｂ）の③〜⑤のように、右鼻孔から息を吐く（写真111）。

④肺が完全に空になったと感じたら、右手をおろし膝の上におく。５秒間ゆったりと息を吸わないでくつろぐ（写真96）。

⑤前述②と同じ要領で深く息を吸う（写真98）。

⑥次に第１段階（Ｂ）の⑧〜⑩のように、左鼻孔から息を吐く（写真112）。

⑦肺が空になったと感じたら右手をおろし、５秒間息を吸わないでゆったりとしている（写真96）。

⑧これで１サイクルが完成する。これを10〜15分繰り返し、吸気で終わる。最後は普通に呼吸してから、シャヴァアサナ（写真182）で休息する。

〈効果〉

呼気が繊細にコントロールできるようになり、自己の内面に眼が向くようになる。

第４段階（A）

この段階の(A)・(B)ではバンダを伴う。吸気後はムーラ・バンダで息を止め、呼気後はウッディーヤーナ・バンダで息を止める。

〈方法〉

①ウッジャイ第５段階の①〜⑦の指示に従って、自分に合った座り方で座り、息を吐く（写真96）。

②第１段階(A)の②の指示に従って息を吸う（写真98）。

③肺が満たされたら、10〜12秒、あるいはできるだけ長くムーラ・バンダで息を止める（写真101）。

④腹部の緊張を徐々にゆるめながら、第１段階(A)の⑤〜⑧の指示に従って、ゆっくりと息を吐く（写真110）。

⑤肺が空になったと感じたら、右手をおろし膝の上におく。それから５〜６秒ウッディーヤーナ・バンダで息を止める（写真104）。

⑥ウッディーヤーナの緊張をとく。

⑦これで１サイクルが完成する。これを15〜20分繰り返す。最後は普通に呼吸してから、シャヴァアサナ（写真182）で休息する。

〈効果〉

忍耐力がつき、自己反省をうながし、ディヤーナ（瞑想）への準備ができる。

第４段階（B）

第１段階の(B)と同じであるが、第４段階(A)のようにバンダを伴う。

〈方法〉

①ウッジャイ第５段階の①〜⑦の指示に従って、自分に合った座り方で座り、息を吐く（写真96）。

②第１段階（Ａ）の②の指示に従って息を吸う（写真98）。
③肺がいっぱいになったら、第４段階（Ａ）の③のようにムーラ・バンダで息を止める（写真101）。
④腹部の緊張を徐々にゆるめながら、第１段階（Ｂ）の③〜⑤の指示に従って、左鼻孔を閉じておき、部分的に開かれた右鼻孔から息を吐く（写真111）。
⑤肺が完全に空になったと感じたら、右手をおろし膝の上におく。それから５〜６秒ウッディーヤーナ・バンダで息を止める（写真104）。
⑥ウッディーヤーナの緊張をといて、前述②のように両鼻孔を開いて深く息を吸う（写真98）。
⑦10〜15秒、あるいは前述③と同じ長さだけムーラ・バンダで息を止める（写真101）。
⑧第１段階（Ｂ）の⑧〜⑩の指示に従って右鼻孔を完全に閉じ、部分的に開いた左鼻孔から息を吐く（写真112）。
⑨肺が完全に空になったと感じたら、右手をおろして５〜６秒ウッディーヤーナ・バンダで息を止める（写真104）。
⑩ウッディーヤーナの緊張をとく。
⑪鼻孔を開いた２回の吸気、ムーラ・バンダを用いての２回のアンタラ・クンバカ、左右の鼻孔を交互に使っての２回の呼気、そしてウッディーヤーナ・バンダを用いての２回のバーヒャ・クンバカが１サイクルとなる。10〜15分これを繰り返し、吸気で終わる。最後は普通に呼吸してから、シャヴァアサナ（写真182）で休息する。

〈効果〉

強い刺激があるので、それだけ多大な効果が得られる。

次の第５段階（Ａ）から第８段階（Ｂ）までは、吸気はすべてヴィローマで行い、呼気はすべてアヌローマで行う。

第５段階（A）

この段階は、第１段階の（A）と同じであるが、呼気は第１段階の（A）の要領に従って行い、吸気はヴィローマの第１段階のように中断を伴う。

第５段階（B）

この段階は、第１段階の（B）と同じであるが、吸気を中断しながら行う。

第６段階（A）・（B）

この段階は、それぞれ第２段階の（A）・（B）と同じであるが、吸気を中断しながら行う。

第７段階（A）・（B）

この段階は、それぞれ第３段階の（A）・（B）と同じであるが、吸気を中断しながら行う。

第８段階（A）・（B）

この段階は、それぞれ第４段階の（A）・（B）と同じであるが、吸気を中断しながら行う。

〈第５段階から第８段階までの効果〉

これらの段階では、これまでのプラーナーヤーマよりも強い刺激があるので、大きく強い効果が期待できる。第８段階が最も刺激の強いもので、これを行うには強い体力、注意力、意志、忍耐、決意が必要である。

アヌローマ・プラーナーヤーマのまとめ

段階		吸気		アンタラ・クンバカ		呼気		バーヒャ・クンバカ	
		ウッジャイ	ヴィローマ	MBなし	MBあり	両鼻孔を部分的に閉じる	左右の鼻孔を部分的に交互に閉じる	UBなし	UBあり
1	A	○				○			
	B	○					○		
2	A	○		10-15秒		○			
	B	○		10-15秒			○		
3	A	○				○		5秒	
	B	○					○	5秒	
4	A	○			10秒	○			5-8秒
	B	○			10秒		○		5-8秒
5	A		○			○			
	B		○				○		
6	A		○	10秒		○			
	B		○	10秒			○		
7	A		○			○		5秒	
	B		○				○	5秒	
8	A		○		10秒	○			5-8秒
	B		○		10秒		○		5-8秒

MB＝ムーラ・バンダ
UB＝ウッディーヤーナ・バンダ

26　プラティローマ

プラティとは「反対」あるいは「対抗」という意味で、ローマとは「髪」「自然の摂理」という意味である。だから、プラティローマとは、自然の摂理に反する行為ということになる。これは、アヌローマの反対である。プラティローマでは、息を吸うとき、鼻孔を指先で狭めて吸気をコントロールし、吸気の流れがきめ細かなものになるようにする。

また、アヌローマと同じように、各段階が(A)系列と(B)系列に分かれている。(A)系列では両方の鼻孔を部分的に開き、吸気をコントロールするが、(B)系列では左右の鼻孔を交互に閉じて行われる。呼気はすべてウッジャイのように、両鼻孔を開いて息を吐く。

このプラーナーヤーマでは、吸気の方が呼気より長い。ゆっくり、注意深く、時間をかけて吸気することが強調されている。アヌローマとプラティローマは、ヴィシャマ・ヴリッティ・プラーナーヤーマのような、高度なプラーナーヤーマを行うための基礎であり、踏み石となるものである。

第１段階(A)

この段階では、吸気は両鼻孔をコントロールしてわずかに開いて行われ、呼気は鼻孔を開いて行われる。きめ細かく注意深い吸気をするためには、指先で両鼻孔を均等にコントロールしなければならない。

〈方法〉

①ウッジャイ第５段階の①〜⑦の指示に従って、自分に合った座り方で座り、息を吐く（写真96）。

②「22　指の使い方」の(12)〜(22)の説明に従って、右手を鼻にもっていく。

③鼻孔をできるだけ狭く、また鼻孔の外側の内壁を鼻中隔と平行にしておくように、両鼻孔を指先でコントロールする（写真110）。

④両方の鼻の中の広さが同じになるように、両鼻孔の外側に均等に圧力をかける。鼻中隔を動かさないように注意すること。これで鼻孔は、吸気を受け入れる準備ができたことになる。

⑤力を入れないで、ゆっくり慎重に、深く息を吸う。鼻孔に入ってくる空気の流れを感じること。両鼻孔に均等に、適量に、なめらかに空気が入り続けるようにする。もし、そうでない場合はすぐに両鼻孔を調節できるように、指先は敏感でなければならない。

⑥肺が完全にいっぱいになったら、１〜２秒息を止めて、右手をおろして膝の上におく。

⑦肺が完全に空になるまで両鼻孔を開いて、ゆっくり、着実に、スムーズに息を吐く。

⑧この①〜⑦までで１サイクルが完成する。このサイクルを10〜15分、あるいは無理と感じられない程度繰り返す。最後は普通に呼吸してから、シャヴァアサナ（写真182）で休息する。

〈効果〉

だるさや不快感を取り除く効果がある。

第１段階（B）

この段階では、指先で鼻孔を片方ずつコントロールして吸気を行い、次に両鼻孔を開いて深く呼気を行う。こうすると、鼻孔に流れる吸気は純化されて長くなり、知性と意識を高めることができる。また、この段階がマスターできると、ナーディ・ショーダナ・プラーナーヤーマへの準備ができたことになる。

〈方法〉

①ウッジャイ第５段階の①～⑦の指示に従って、自分に合った座り方で座り、息を吐く（写真96）。

②「22　指の使い方」の(12)～(22)の指示に従い、右手を鼻にもっていく。

③鼻中隔の位置を変えずに、薬指と小指の先で完全に左鼻孔を閉じる。

④写真111のように、親指の先で右鼻孔をコントロールして、できるだけ狭くする。これで吸気がゆっくりになり、少しずつ吸うので、吸気のときの音が洗練されたものとなる。

⑤右の鼻孔の外側の内壁を、鼻中隔と平行に保つこと。

⑥少し開いてコントロールされている右鼻孔から、肺がいっぱいになるまで、できるだけゆっくり、深く、注意深く息を吸い込む。肺がいっぱいになったら１～２秒息を止める。

⑦手をおろし膝の上におく。肺が空になったと感じるまで、ゆっくり、やわらかく、一定の速度で注意深く息を吐く。

⑧吐き終わったら、再び前述の②～⑥の指示に従って、こんどは左鼻孔から息を吸う。このとき、右鼻孔は完全に閉じておくこと（写真112）。

⑨手をおろし膝の上におく。⑦の要領で息を吐く。

⑩ここまでで１サイクルが完成する。これを10～15分繰り返す。最後のサイクルが終わったら、普通に息を吸い、シャヴァアサナ（写真182）で休息する。

〈効果〉

鼻の粘膜が敏感になり、指先が器用になる。

第２段階（A）

この段階では、わずかに開いてコントロールされた両鼻孔から息を吸う。その後に両鼻孔を閉じ、ムーラ・バンダをして息を止めてから、両鼻孔を開いて息を吐く。

〈方法〉

①ウッジャイ第５段階の①〜⑦の指示に従って、自分に合った座り方で座り、息を吐く（写真96）。

②第１段階（A）の②〜⑤の指示に従って、息を吸う（写真110）。

③肺が完全にいっぱいになったら、指先の中央部を使って両鼻孔を閉じ、空気がもれないようにする（写真145）。15〜20秒、あるいはできるだけ長く、ムーラ・バンダ（写真69）で息を止める。

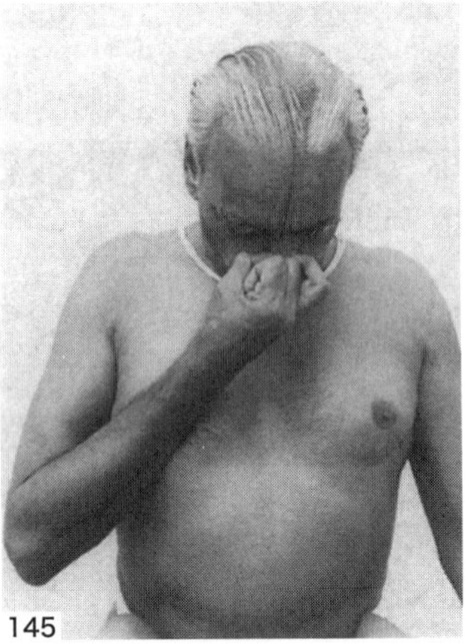

145

④右手をおろし、膝の上におく。

⑤肺が完全に空になるまで、両鼻孔から静かに、ゆっくり、一定の速度でなめらかに息を吐き出す。

⑥ここまでで１サイクルが完成する。15〜20分、あるいは無理と感じられない程度繰り返す。最後のサイクルが終わったら、普

通に呼吸してから、シャヴァアサナ（写真182）で休息する。

第２段階（B）

要領は第１段階の（B）と同じであるが、第２段階（A）と同様、ムーラ・バンダを伴い、吸気後に息を止める。

〈方法〉

①ウッジャイ第５段階の①〜⑦の指示に従って、自分に合った座り方で座り、息を吐く（写真96）。
②右手を鼻にもっていき、第１段階（B）の③〜⑥の指示に従って息を吸う（写真111）。
③肺いっぱいに息を吸ったあと、両鼻孔を閉じ（写真145）、ムーラ・バンダ（写真69）で15〜20秒、あるいはできるだけ長く息を止める。
④右手を膝におろす。肺が完全に空になったと感じるまで、両鼻孔を開いて静かに、ゆっくり、一定の速度でなめらかに息を吐く。
⑤再び右手を鼻にもっていき、右鼻孔を閉じる。左鼻孔は少し開いているようコントロールする（写真112）。
⑥第１段階（B）の④〜⑥の指示に従って（ただし右と左を逆にして）、左の鼻孔から息を吸う。
⑦吸気が終わったら、前述③の要領で息を止める。
⑧右手を膝の上におろし、前述④のようにゆっくりと息を吐く。
⑨鼻孔を片方ずつ使った２回の吸気、鼻孔を閉じてムーラ・バンダを伴った２回のアンタラ・クンバカ、鼻孔を開いた２回の呼気で１サイクルが完成する。これを15〜20分、あるいは無理と感じられないうちは繰り返す。最後のサイクルを終えたあと、普通に呼吸してから、シャヴァアサナ（写真182）で休息する。

〈第２段階の効果〉

この段階では、クンバカのときの指の正確な位置を学ぶ。鼻孔が完全に閉じているので、頭と顔の筋肉には緊張が感じられない。

第３段階（A）

第２段階の（A）と同じであるが、ウッディーヤーナ・バンダを伴って呼気後に息を止める過程が加わる。

〈方法〉

①ウッジャイ第５段階の①〜⑦の指示に従って、自分に合った座り方で座り、息を吐く（写真96）。
②「22　指の使い方」の(12)〜(22)の説明に従って、右手を鼻にもっていく。
③第１段階（A）の③〜⑤の指示に従って息を吸う（写真110）。
④右手をおろして膝におき、肺が完全に空になったと感じるまで、両鼻孔を開いてゆっくり、一定の速度で、なめらかに息を吐く。
⑤10〜15秒、またはできるだけ長くウッディーヤーナ・バンダで息を止めてから（写真104）、ウッディーヤーナの緊張をとく。
⑥１回の吸気、１回の呼気、そしてウッディーヤーナ・バンダを伴う１回のバーヒャ・クンバカで１サイクルが完成する。これを10〜15分、または無理と感じられない間は繰り返す。最後のサイクルが終わったら、普通に呼吸をしてから、シャヴァアサナ（写真182）で休息する。

第３段階（B）

第２段階の（B）と同じであるが、呼気後ウッディーヤーナ・バンダで息を止める過程が加わる。

〈方法〉

①ウッジャイ第５段階の①〜⑦の指示に従って、自分に合った座

り方で座り、肺の中の空気を残らず吐き出す（写真96）。
②「22　指の使い方」の(12)～(22)の説明に従って、右手を鼻にもっていく。
③第１段階(Ｂ)の③～⑥の指示に従って、左鼻孔を完全に閉じ、少し開いた右鼻孔からコントロールしながら息を吸う（写真112）。
④手をおろし、肺が完全に空になったと感じるまで、両鼻孔でゆっくり、一定の速度でなめらかに息を吐く。
⑤ウッディーヤーナをしながら、10～15秒、あるいはできるだけ長く息を止める（写真104）。それから、ウッディーヤーナの緊張をとく。
⑥右手を鼻にもっていき、右鼻孔を完全に閉じ、左鼻孔を少し開ける（写真112）。第１段階(Ｂ)の④～⑥の指示に従って（ただし右と左を逆にして)、左鼻孔からゆっくり、注意深く、深く息を吸う。
⑦手をおろして膝の上におき、前述④の要領で息を吐く。
⑧肺が完全に空になったと感じたら、ウッディーヤーナ・バンダをしながら、10～15秒、あるいはできるだけ長く息を止める（写真104）。それからウッディーヤーナの緊張をとく。
⑨２回の吸気（左右の鼻孔から１回ずつ)、両鼻孔を開いた２回の呼気、そしてウッディーヤーナ・バンダを伴う２回の呼気後のクンバカで、１サイクルが完成する。自分の能力に応じて、10～15分ぐらい繰り返す。最後のサイクルが終わったら、普通に呼吸してから、シャヴァアサナ（写真182）で休息する。

〈第３段階の効果〉

第２段階(Ａ)・(Ｂ)の効果に加えて、腹部の筋肉と器官が強化される。

第４段階(Ａ)

この段階は上級者のためのものである。これは第２段階(Ａ)と第３段階(Ａ)を合わせたもので、吸気後にムーラ・バンダで息を止め、呼気後にウッディーヤーナ・バンダで息を止める過程が加わる。

〈方法〉

①ウッジャイ第５段階の①〜⑦の指示に従って、自分に合った座り方で座り、息を吐く(写真96)。

②「22　指の使い方」の(12)〜(22)の指示に従って、右手を鼻にもっていく。

③第１段階(Ａ)の③〜⑤の指示に従って、部分的に開いた両鼻孔から息を吸う(写真110)。

④肺がいっぱいになったら、第２段階(Ａ)の③の要領で両鼻孔を閉じて(写真145)、15〜20秒、あるいはできるだけ長く、ムーラ・バンダで息を止める(写真69)。

⑤右手をおろし、膝の上におく。

⑥肺が完全に空になったと感じるまで、やわらかく、一定の速度で、ゆっくり、なめらかに息を吐く。

⑦次に10〜15秒、あるいはできるだけ長くウッディーヤーナをしながら息を止める(写真104)。それから緊張をとく。

⑧再び、吸気、ムーラ・バンダでのアンタラ・クンバカ、呼気、ウッディーヤーナ・バンダでのバーヒャ・クンバカの過程を繰り返す。

⑨１回の吸気、ムーラ・バンダを伴う１回のアンタラ・クンバカ、１回の呼気、ウッディーヤーナ・バンダを伴う１回のバーヒャ・クンバカが、このプラーナーヤーマの１サイクルである。自分の能力に応じてこれを繰り返す。最後のサイクルが終わったあと、普通に呼吸してから、シャヴァアサナ(写真182)で休息する。もし、少しでも無理な感じがしたら、その日は練習をやめること。

第４段階（Ｂ）

この段階はこれまでのどの段階よりもはげしく、複雑である。これは第２段階（Ｂ）と第３段階（Ｂ）を合わせたものであるが、吸気のあとにムーラ・バンダを伴うクンバカ、呼気のあとにウッディーヤーナを伴うクンバカが加わる。

〈方法〉

①ウッジャイ第５段階の①～⑦の指示に従って、自分に合った座り方で座り、息を吐く（写真96）。

②「22　指の使い方」の(12)～(22)の説明のように、鼻に右手をもっていく。

③第１段階（Ｂ）の③～⑥の指示に従って、右鼻孔から息を吸う（写真111）。

④十分に息を吸ったあと、第２段階（Ｂ）の③のようにムーラ・バンダで息を止める（写真145）。

⑤右手をおろし、第２段階（Ｂ）の④のように息を吐く。

⑥肺が完全に空になった感じがしたら、10～15秒、あるいはできるだけ長く、ウッディーヤーナで息を止める（写真104）。

⑦第３段階（Ｂ）の⑥と同じく、再び右手を鼻にもっていき、左鼻孔から息を吸う（写真112）。

⑧肺がいっぱいになったら、前述の④と同じ長さだけムーラ・バンダで息を止める（写真145）。

⑨手をおろし、⑤のように息を吐く。

⑩肺が空になった感じがしたら、⑥と同じようにウッディーヤーナで息を止める（写真104）。その後、緊張をとき、また繰り返す。

⑪２回の吸気（１回は右鼻孔から、１回は左鼻孔から）、２回のムーラ・バンダを伴う吸気後のクンバカ、２回の両鼻孔を開いた呼気、２回のウッディーヤーナ・バンダを伴う呼気後のクンバカで１サイクルが完成する。これを自分の能力に応じてやれ

るだけ繰り返す。最後のサイクルが終わったら、普通に息を吸い、シャヴァアサナ（写真182）で休息する。もし少しでも無理と感じたら、その日はプラーナーヤーマの練習はやめること。

〈第４段階の効果〉

この２つの上級者用のプラーナーヤーマの効果は、第２段階(A)・(B)、第３段階(A)・(B)の効果を合わせたものである。

〈注意〉

ヴィローマ・プラーナーヤーマとプラティローマ・プラーナーヤーマを合わせて行うこともできる。つまり、吸気や呼気の中断を加えることも可能であるが、不必要な緊張を生み、鼻の粘膜と指先の緻密な感覚を失うので、あまり勧められない。

プラティローマ・プラーナーヤーマのまとめ

段階		吸気		アンタラ・クンバカ	呼気	バーヒャ・クンバカ
		両鼻孔を部分的に閉じる	左右の鼻孔を交互に部分的に閉じる	MBあり	鼻孔を開く	UBあり
1	A	○			○	
	B		○		○	
2	A	○		15-20秒	○	
	B		○	15-20秒	○	
3	A	○			○	10-15秒
	B		○		○	10-15秒
4	A	○		15-20秒	○	10-15秒
	B		○	15-20秒	○	10-15秒

ＭＢ＝ムーラ・バンダ
ＵＢ＝ウッディーヤーナ・バンダ

27　スーリヤ・ベダナとチャンドラ・ベダナ

スーリヤ・ベダナ・プラーナーヤーマ

スーリヤは「太陽」、ベダナの語源のビドは「突き通す」あるいは「通りぬける」という意味である。

スーリヤ・ベダナ・プラーナーヤーマでは、吸気はすべて右鼻孔からなされ、呼気はすべて左鼻孔からなされる。プラーナのエネルギーは、吸気のときはピンガラー（スーリヤ）ナーディを通って流れ、呼気のときはイダー（チャンドラ）ナーディを通って流れる。呼吸の流れは指でコントロールされ、肺は吸気からより多くのエネルギーを吸収する。

第１段階

この段階は、右鼻孔を通しての深い吸気と、左鼻孔を通しての深い呼気で成り立っている。

〈方法〉

①ウッジャイ第５段階の①～⑦の指示に従って、自分に合った座り方で座り、息を吐く（写真96）。

②「22　指の使い方」の(12)～(22)の指示に従って、右手を鼻にもっていく。

③鼻中隔の位置に影響を与えないように注意して、薬指と小指の先端で、完全に左鼻孔を閉じる。親指で右鼻孔を少し閉じる。そのとき、右鼻孔の外側の内壁を鼻中隔と平行にしておく（写真111）。

④肺が完全にいっぱいになるまで、少し閉じた右鼻孔から、力を

入れないでゆっくり、注意深く息を吸い込む。
⑤鼻中隔を動かさないようにして、右鼻孔を閉じてから、左鼻孔を少し開く（写真112）。
⑥肺が空になった感じがするまで、少し開いた左鼻孔から、ゆっくり、一定の速度で注意深く息を吐く。
⑦この①～⑥までで１サイクルである。これを10～15分繰り返す。手をおろして、普通に呼吸をしてからシャヴァアサナ（写真182）で休息する。
⑧慣れてきたら、指先を注意深く操作して、鼻孔をだんだん狭くしていき、呼吸を長くするようにする。

第２段階

第１段階と同じ要領であるが、吸気後に両鼻孔を閉じ、ムーラ・バンダで息を止める過程が加わる。

〈方法〉
①ウッジャイ第５段階の①～⑦の指示に従って、自分に合った座り方で座り、息を吐く（写真96）。
②第１段階の②～④の指示に従って、右鼻孔からゆっくり、深く、十分に息を吸う（写真111）。
③両鼻孔を閉じて、15～20秒ムーラ・バンダで息を止める。このとき、空気を絶対もらさないようにする（写真145）。
④左鼻孔を少し開き、肺が完全に空になった感じがするまで、ゆっくり、一定の速度で注意深く息を吐く（写真112）。
⑤これで１サイクルが完成する。10～15分繰り返し、手をおろして普通に呼吸をしてから、シャヴァアサナ（写真82）で休息する。慣れてきたら、クンバカの時間を５秒ぐらいずつ延ばしていき、自分を最高の能力までもっていくよう訓練する。

第３段階

第１段階と同じ要領だが、ウッディーヤーナ・バンダで、呼気後に息を止める過程が加わる。

〈方法〉

①ウッジャイ第５段階の①〜⑦の指示に従って、自分に合った座り方で座り、肺の中の空気を全部吐き出す（写真96）。

②第１段階②〜④と同じ要領で右鼻孔から、ゆっくり、深く、十分に息を吸う（写真111）。

③第１段階⑤、⑥と同じ要領で、完全に右鼻孔を閉じ、左鼻孔を少し開いて、ゆっくり深く息を吐く（写真112）。

④肺が完全に空になった感じがしたら、両鼻孔を閉じ、無理をせず、自分の能力の続くかぎり、ウッディーヤーナ・バンダで息を止める（写真146）。

⑤呼気後のクンバカは吸気後のクンバカより、習得に時間がかかるので、繰り返すごとに１秒か２秒ずつの割合で徐々にクンバカの時間を長くしていくこと。

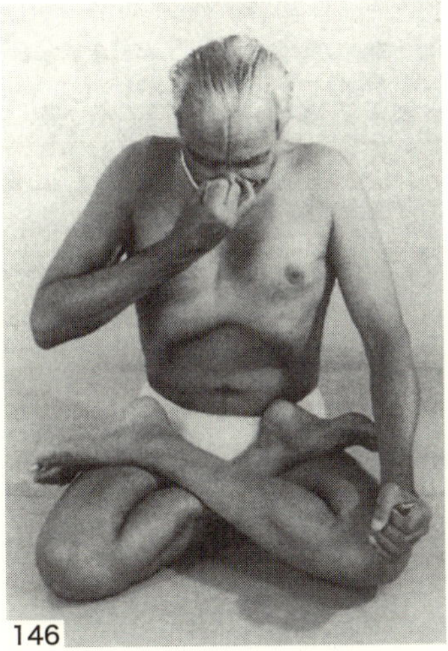

146

⑥ここまでで１サイクルである。10〜15分繰り返し、普通に呼吸をしてから、シャヴァアサナ（写真182）で休息する。

第４段階

この段階は第２段階と第３段階を合わせたものである。上級者のみが行うもので、また第２段階と第３段階が完全にできるようになってから初めて行うべきものである。

〈方法〉

①ウッジャイ第５段階の①〜⑦の指示に従って、自分に合った座り方で座り、肺の中の空気を全部吐き出す（写真96）。
②第２段階②、③と同じ要領で息を吸い（写真111）、ムーラ・バンダで息を止める（写真145）。
③次に第３段階③、④と同じ要領で息を吐き（写真112）、ウッディーヤーナ・バンダで息を止める（写真146）。
④呼気の終わりごとに、また吸気の終わりごとに息を止めるが、最初は止める時間を短くし、肺活量が増すにつれて徐々にその長さを増していく。ウッディーヤーナ・バンダは１回８〜10秒以上続けてはいけない。
⑤これで１サイクルが完成する。無理なく気持ちよくできるだけの回数、あるいは10〜15分これを練習する。最後は普通に呼吸してから、シャヴァアサナ（写真182）で休息する。

〈スーリヤ・ベダナ・プラーナーヤーマの効果〉

体内の熱を高め、消化力を促進する。神経を静めるとともに活性化し、副鼻腔をきれいにする。低血圧の人によい。

チャンドラ・ベダナ・プラーナーヤーマ

このプラーナーヤーマは、『ヨガ・チューダーマニ・ウパニシャッド』（95-97節）に、チャンドラ・ベダナという名前なしで方法のみが述べられている。

チャンドラは「月」という意味である。チャンドラ・ベダナ・プラーナーヤーマでは、吸気はすべて左鼻孔からなされ（写真112)、呼気はすべて右鼻孔からなされる（写真111)。プラーナのエネルギーは、吸気のときはイダー（チャンドラ）ナーディを流れ、呼気のときはピンガラー（スーリヤ）ナーディを流れる。チャンドラ・ベダナにもスーリヤ・ベダナのように4段階ある。

〈方法〉

スーリヤ・ベダナの全段階とすべて同じ要領であるが、ただし「右」と「左」を変えること。

〈効果〉

スーリヤ・ベダナと同じ効果があるが、このプラーナーヤーマは身体を冷やす。

〈スーリヤ・ベダナとチャンドラ・ベダナの注意事項〉

①人によって両鼻孔の中が同じ広さでないことがある。この場合には、指の圧力を調整しなければならない。また、一方の鼻孔は通りがいいが、片方の鼻孔がほとんど完全にふさがっている場合（たとえばポリープがあったり、鼻が折れてしまっている場合など）がある。もしこのようなことがあれば、通りのよい方の鼻孔から息を吸い、ふさがっている鼻孔からできるだけ息を吐くようにする。慣れてくれば、指の操作によって、ふさがった方の鼻孔の通りがよくなり、そこから息を吸うことができるようになる。

②もし鼻中隔がまっすぐでなければ、鼻中隔の軟骨を少し上の方に上げるように操作する。このようにすれば、曲がってふさがっていた方の鼻孔が開き、プラーナーヤーマがスムーズにできるようになる（写真140・141)。

③スーリヤ・ベダナとチャンドラ・ベダナ・プラーナーヤーマは決して同じ日に行ってはならない。

④どちらのプラーナーヤーマでも、途中で中断しながら行う呼気

や吸気（ヴィローマ）を取り入れてよい。そうすると16段階まであることになり、可能な組み合わせは次のように非常に多くなる。

第５段階：中断しながらの吸気、長い呼気
第６段階：長い吸気、中断しながらの呼気
第７段階：中断しながらの吸気、中断しながらの呼気
第８段階：中断しながらの吸気、アンタラ・クンバカ、長い呼気
第９段階：長い吸気、アンタラ・クンバカ、中断しながらの呼気
第10段階：中断しながらの吸気、アンタラ・クンバカ、中断しながらの呼気
第11段階：中断しながらの吸気、長い呼気、バーヒャ・クンバカ
第12段階：長い吸気、中断しながらの呼気、バーヒャ・クンバカ
第13段階：中断しながらの吸気、中断しながらの呼気、バーヒャ・クンバカ
第14段階：中断しながらの吸気、アンタラ・クンバカ、長い呼気、バーヒャ・クンバカ
第15段階：長い吸気、アンタラ・クンバカ、中断しながらの呼気、バーヒャ・クンバカ
第16段階：中断しながらの吸気、アンタラ・クンバカ、中断しながらの呼気、バーヒャ・クンバカ

スーリヤ・ベダナとチャンドラ・ベダナのまとめ

〈スーリヤ・ベダナ・プラーナーヤーマ〉

段階	吸　気	アンタラ・クンバカ	呼　気	バーヒャ・クンバカ
	右鼻孔	MBあり	左鼻孔	UBあり
1	○		○	
2	○	15-20秒	○	
3	○		○	できるだけ長く
4	○	15-20秒	○	8-10秒

〈チャンドラ・ベダナ・プラーナーヤーマ〉

段階	吸　気	アンタラ・クンバカ	呼　気	バーヒャ・クンバカ
	左鼻孔	MBあり	右鼻孔	UBあり
1	○		○	
2	○	15-20秒	○	
3	○		○	できるだけ長く
4	○	15-20秒	○	8-10秒

MB＝ムーラ・バンダ
UB＝ウッディーヤーナ・バンダ

28　ナーディ・ショーダナ

ナーディとはプラーナ（エネルギー）が通る管状の器官である。ナーディによって、宇宙エネルギー、生命エネルギー、創造エネルギーや、感情、知性、意識は、原因体、微細体、粗大体に運ばれている（「5　ナーディとチャクラ」参照）。ショーダナは「浄化すること」「清めること」という意味であり、ナーディ・ショーダナは神経の浄化を意味する。神経系にわずかにでも障害があれば多大な不快感を感じることがあり、手足や内臓が麻痺することさえある。

『ハタヨガ・プラディーピカー』（2章6－9および19-20節）、『シヴァ・サンヒター』（3章24-5節）、『ゲーランダ・サンヒター』（5章49-52節）、『ヨガ・チューダーマニ・ウパニシャッド』（5章98-100節）には、ナーディを浄化するためのプラーナーヤーマが記されている。そうした教本にはそのための技法、効果が述べられており、はっきりと「ナーディを浄化したこと（ナーディ・ショーダナ）によって」効果が生まれると明記されている。

ヨガの教本では、さまざまな種類のプラーナーヤーマが説明されているが、チャンドラ・ベダナもしくはナーディ・ショーダナについて詳しく解説したものはない。

ナーディ・ショーダナ・プラーナーヤーマは、アヌローマのときの呼気（レーチャカ）と、プラティローマのときの吸気（プーラカ）を組み合わせたものである。また、このプラーナーヤーマにはもうひとつ、他には見られない特徴がある。それはスーリヤとチャンドラの混合である。スーリヤ・ベダナのやり方は、右鼻孔からの吸気と、左鼻孔からの呼気というものであり、チャンドラ・ベダナではその逆である。ナーディ・ショーダナでは、この2つをひとつのサイクルにするのである。この過程は、前述の各教本にも述べられている。

脳は2つの半球に分かれていて、左半球は身体の右側を支配し、右半球は左側を支配している。また脳は前後にも分かれているといわれる。深い思索を行い、知恵の座と考えられている後頭部と、外界の刺激に反応し、活発でさまざまな計算を行う前頭部である。

ヨギたちは、ずっと以前から、脳や肺といった、人間の身体の各部分の構造やさまざまな違いをよく理解していた。そのため、彼らは身体をむらなく発達させ、身体の左右を均等に伸ばし、前後、左右、上下に等しく注意を払うためのアサナを行った。

また彼らは、呼気と吸気のプラーナが両鼻孔を交互に通るようにナーディ・ショーダナ・プラーナーヤーマを発見し、これを取り入れて、前頭部と後頭部に、また脳の両半球に新たなる活力を与えたのであった。呼気と吸気を左右変えて行うことによって、エネルギーは、チャクラを縦横に走っているナーディを通って、身体と脳のすみずみにまでいきわたるのである。これを実行すると、脳の4つの部分を均等にバランスよく活動させる秘訣がわかり、平静と安定と調和が得られる。

ナーディ・ショーダナ・プラーナーヤーマを行うときには、常に細かい注意と固い決意を必要とする。そのエネルギーは緻密に調節された呼吸へと導かれねばならない。そうすれば、脳と身体と心は浄化されるのである。

ナーディ・ショーダナ・プラーナーヤーマは微細な調整を必要とする。脳と指はお互いに常に関連しあって、呼吸をするときに協力した動きができるようにならなければならない。だから脳の働きは鋭敏で、また感受性が強くなくてはならない。脳が鋭敏でないと、指先はざらざらしてきて感受性が鈍り、呼吸の流れを繊細にコントロールすることができなくなる。脳と指先をいつでも敏感にしておき、呼吸のリズムのわずかな変化にも対応し、また呼吸の流れが乱されることがあれば、それに気づかなければならない。指先が敏感だと、指を鼻のどこにおくのが適切か、またどのように指に力を入れればよいか、どのように力をぬけばよいかということがすぐわかるようになる。そうすることによって適切な量の息が出たり入ったりできるようになる。もし指が感受性を失えば、指の注意力を喚起するように脳から指令が出る。またもし脳が注意力散漫になると、指の感覚がうすれ、鼻孔から多量の空気が出入りするようになり、このため脳が再び覚醒し、指に指令を出すのである。

ナーディ・ショーダナ・プラーナーヤーマにおいては、呼吸の音と響きと流れを常に入念に測定し、鼻を微妙に操作して、調整が行われなければならない。このようにすれば、息が鼻孔を通してどのように流れるかがはっきりわかり、指先を適切な場所に正しくあてることに注意を集中するのに役立つ。もし呼吸の音が耳ざわりなものであれば、脳が興奮しており、指先の感覚は鈍くなっているということである。もし呼吸の音が円滑であれば、脳は冷静で注意深く、指先の感覚は鋭くなっている。

冷たく湿った吸気の芳香と、芳香のない熱い呼気の違いを感じとれるようにならなければいけない。この感覚は相当に練習しなければ得られるものではない。しかし、この感覚がなければ、プラーナーヤーマの練習は機械的で効力のないものとなる。

このようなことからでも、ナーディ・ショーダナ・プラーナーヤーマは、あらゆるプラーナーヤーマのうちで最もむずかしく、複雑で、洗練されたものといえるのである。また最高の自己観察と自己コントロールのできる方法なので、このプラーナーヤーマを行うことによって、最も奥の自己に触れることができる。だから、よく集中し、細心の注意をこめてこの練習を行うと、まずダーラナー、それからディヤーナの境地に通ずるのである。

これまで述べた各種のプラーナーヤーマをよく練習して、鼻の粘膜の感受性を発達させ、指も巧妙に動くようになるまでは、このナーディ・ショーダナを練習しないこと。

吸気のときは息を鼻の奥に導き入れるために、指先の内側の角でコントロールし、呼気のときは外側の角でコントロールする。しかし、吸気のときに指の外側の角、呼気のときに指の内側の角への圧力をゆるめてはならない（写真139）。指は終始鼻の上においておくこと。

高度のナーディ・ショーダナ・プラーナーヤーマでは、吸気後・呼気後ともクンバカとバンダが導入される。

ナーディ・ショーダナは非常に内省的なプラーナーヤーマなので、静かに鼻を下向きにして、頭をより低く下げることにとくに注意するようにする。だが、鼻につけた指の形を崩さず、また鼻骨との接触を失わぬようにすること。頭を下げているとき、胸の拡がりが無意識に小さくなり、たるんでしまいがちである。このようにならないよう注意すること。意識を鋭敏にしておき、頭を下げるとき胸を引き上げるようにすることによって、これは防げるはずである。

このように頭を下げることによって、肺のすみずみまで空気が満たされているかどうか知ることができる。もし両方の肺の上部が空になっている気がしたら、さらに息を入れて肺を完全に満たすようにすること。

頭が静かに下げられ、胸が引き上げられると、さまざまな計算をする前頭部が静かになり、内省的な後頭部が活動してくる。

吸気後のクンバカが不快感を伴うようなら、それは能力以上にクンバカを続けているか、顎が上がってしまったか、あるいはふさいだ鼻孔から息がもれてしまっているかのいずれかである。もしこのようなことが感じられたら、再び息を吸い、頭をより深く下げて息を止めること。このようにすれば身体は鋭敏になり、心は内省的になるはずである。高慢な心が謙虚になり、思考力は真の自己（アートマー）に力を譲るのである。呼気後のクンバカのときは、ウッディーヤーナを伴って行うと、心も鋭敏になり、活気づき、機敏になるが、ウッディーヤーナを伴わないクンバカは、心身を落ち着かせ、内省的にするのである。

第１段階（A）

この段階では、吸気も呼気も両鼻孔を部分的に開いて行う。

〈方法〉

①ウッジャイ第５段階の①〜⑦の指示に従って、自分に合った座り方で座る。

②「22　指の使い方」の(12)〜(22)の説明のように、右手を鼻にもっていき、親指と薬指と小指で両鼻孔を狭める（写真110）。指でコントロールされ、わずかに開いている両鼻孔から完全に息を吐く。

③次に息を吸うが、鼻の中の広さを変えないようにする。また頭が傾かないように気をつけ、鼻中隔と指を安定させておくこと。

④両鼻孔から均等に息が流れるように、息の流れが胸の動きと同調するようにして吸気すること。吸気はやわらかく、ゆっくりなめらかでなければならない。肺をいっぱいに満たすこと。

⑤１〜２秒息を止めて、呼気をコントロールできるよう指を調整する。

⑥均等なリズムを維持しつつ、やわらかく、ゆっくりなめらかに息を吐く。呼気の流れに同調させて胸郭が縮まり、少しずつ降りていくようにする。つまり、急激に胸をへこませてはならない。

⑦練習が進むにつれて、息がより繊細に流れるように、鼻の中をだんだん狭くしていく。鼻の中が狭くなればなるほど、呼吸のコントロールはうまくいく。

⑧１回の吸気と１回の呼気で１サイクルが完成する。10〜15分こ

れを繰り返し、吸気で終わること。手をおろし、頭を上げてから、シャヴァアサナ（写真182）で休息する。

〈効果〉

このプラーナーヤーマを行うことによって、指と鼻の粘膜が訓練されて敏感になっていき、より繊細な調整ができるようになる。心は指と鼻孔と呼吸に集中しているので、心と身体がひとつになれる。活力もわいてくる。

第１段階（B）

この段階は、スーリヤ・ベダナとチャンドラ・ベダナ・プラーナーヤーマを組み合わせたものであるが、クンバカは入れない。ここでは吸気も呼気も左右の鼻孔から交互に行われる。

〈方法〉

①ウッジャイ第５段階の①〜⑦の指示に従って、自分に合った座り方で座る。
②「22　指の使い方」の(12)〜(22)の説明に従って、右手を鼻にもっていく。
③鼻中隔を曲げないように、鼻の中の働きを妨げないようにして、左鼻孔を完全に閉じる。次に鼻の形を変えないように気をつけながら、親指で右鼻孔の外側を鼻中隔の方へ近づけ、右鼻孔を狭める（写真111）。
④右鼻孔から息を吐き、肺を空にする。
⑤右鼻孔の広さを変えないで、そこからゆっくり、一定の速度で息を吸う。鼻中隔と指を安定させておくこと。左鼻孔からは決して息を吸ってはならない。
⑥胸の動きと同調させて、右鼻孔から繊細に息を吸い続ける。
⑦肺がいっぱいになったら、鼻中隔や左鼻孔を動かさずに右鼻孔を完全に閉じる。
⑧呼気の準備と、左鼻孔を少し開くために１〜２秒息を止める。

⑨左鼻孔からゆっくり、一定の速度で息を吐くが、そのとき呼気の流れと胸郭が縮んでいく動きと同調させること（写真112）。

⑩肺が完全に空になったら、左鼻孔からの吸気の準備と指の調整のために１～２秒息を止める。

⑪鼻中隔や左鼻孔の内部の形を変えずに、右の鼻孔が完全に閉じているかどうか確認してから、左の鼻孔の中を狭める（写真112）。

⑫次に前述⑤、⑥の要領で（右と左を逆にして）、左鼻孔から息を吸う。

⑬肺がいっぱいになったら、鼻中隔や右鼻孔の働きを妨げずに、左鼻孔を完全に閉じる。

⑭前述⑧の指示に従って、１～２秒息を止める。

⑮前述⑨の指示に従って、右鼻孔から息を吐く（写真111）。左鼻孔から息がもれないように注意すること。

⑯肺が完全に空になったと感じたら、吸気の準備と指の再調整のために１～２秒息を止め、それから③に戻って繰り返す。

⑰ややこしいので、呼吸の順番を列記する。

⑴右鼻孔から肺の中の空気を全部吐き出す。
⑵右鼻孔から吸う。
⑶左鼻孔から吐く。
⑷左鼻孔から吸う。
⑸右鼻孔から吐く。
⑹右鼻孔から吸う。
⑺左鼻孔から吐く。

⑱この⑵から⑸が１サイクルである。10～15分これを繰り返し、右鼻孔から息を吸って終わる。その後、シャヴァアサナ（写真182）で休息する。

〈効果〉

指を繊細に動かし鼻孔を狭めるには、集中力を要するので、この練習をすることによって、ダーラナーへの準備ができる。

第２段階（Ａ）

第１段階の（Ａ）に似ているが、吸気のあとムーラ・バンダで息を止める。

〈方法〉

①ウッジャイ第５段階の①～⑦の指示に従って、自分に合った座り方で座る。
②第１段階（Ａ）の②～④の指示に従って、息を吸う（写真110）。
③息のもれを防ぐために両鼻孔を閉じ、ムーラ・バンダを行って20秒息を止める（写真145）。
④指を調整し、第１段階（Ａ）の⑥の指示に従って、肺を空にするまで息を吐く。
⑤吸気と呼気の流れ、リズム、あるいはタイミングが乱れたら、それは自分の能力以上にクンバカを続けているか、クンバカ中に息がもれてしまったかのいずれかである。もし前者ならばクンバカの時間を短くし、後者ならば両鼻孔がきちんと閉じているかどうか確認すること。
⑥１回の吸気、１回のクンバカ、１回の呼気で１サイクルが完成する。10～15分これを繰り返し、呼気で終わる。手をおろし、頭を上げ、シャヴァアサナ（写真182）で休息する。

第２段階（Ｂ）

第１段階の（Ｂ）と同じ要領だが、吸気のあと息を止め、ムーラ・バンダをする。

〈方法〉

①ウッジャイ第５段階の①～⑦の指示に従って、自分に合った座り方で座る。
②「22　指の使い方」の(12)～(22)の指示に従って、右手を鼻にもっていく。

③左鼻孔を閉じる。右鼻孔は少し開いておくが、できるだけ狭くし（写真111）、第１段階（Ｂ）の③～⑥の指示に従って息を吸う。
④肺がいっぱいになったら両鼻孔を閉じ、20秒間ムーラ・バンダで息を止める（写真145）。
⑤左鼻孔から息を吐くための指の調整をする。右鼻孔を閉じ、左鼻孔は少し開いておくが、できるだけ狭くする（写真112）。
⑥第１段階（Ｂ）の⑨のように左鼻孔から息を吐き、肺を空にする。決して右鼻孔から息をもらしてはならない。
⑦肺が完全に空になった感じがしたら、息を止め、第１段階（Ｂ）の⑩、⑪の指示に従って、左鼻孔から息を吸う準備をする。
⑧前述の③～⑤の指示に従って（ただし、「右」と「左」を変えて）、左鼻孔から息を吸う。
⑨肺がいっぱいになったら両鼻孔を閉じ、前述の④の指示に従って息を止める（写真145）。
⑩同じく前述⑤の指示に従って（ただし「右」と「左」を変えて）、右鼻孔から息を吐くための指の調整を行う。
⑪第１段階（Ｂ）の⑨の要領で右鼻孔から息を吐く。決して左鼻孔から息をもらしてはならない。
⑫肺が完全に空になった感じがしたら、数秒息を止め、指を再調整し、前述の③に戻って繰り返す。
⑬ややこしいので、呼吸の順番を列記する。
⑴右鼻孔から肺の中の空気を全部吐き出す。
⑵右鼻孔から吸う。
⑶ムーラバンダでクンバカする。
⑷左鼻孔から吐く。
⑸左鼻孔から吸う。
⑹ムーラバンダでクンバカする。
⑺右鼻孔から吐く。
⑻右鼻孔から吸う。
⑭この⑵から⑺が１サイクルである。10～15分繰り返し、⑻で終

わり、シャヴァアサナ（写真182）で休息する。

〈効果〉

ディヤーナの準備段階となる。

第３段階（A）

第１段階（A）と同じ要領だが、呼気後、ウッディーヤーナで息を止める。

〈方法〉

①ウッジャイ第５段階の①〜⑦の指示に従って、自分に合った座り方で座る。

②右手を鼻にもっていき、親指、薬指、小指で両鼻孔を狭め、息を吐く（写真110）。

③第１段階（A）の③、④の指示に従って息を吸う。

④第１段階（A）の⑤、⑥の指示に従って息を吐く。

⑤肺が空になった感じがしたら、両鼻孔を閉じ、ウッディーヤーナをし、15秒間、またはできるだけ長く息を止める（写真146）。

⑥ウッディーヤーナの緊張をとき、指を再調整し、前述の③、④に戻り、繰り返す。

⑦呼吸の順番を列記すると、

⑴両鼻孔を狭め、肺の中の空気を全部吐き出す。

⑵両鼻孔から吸う。

⑶両鼻孔から吐く。

⑷ウッディーヤーナでクンバカする。

⑸両鼻孔から吸う。

⑹両鼻孔から吐く。

⑺ウッディーヤーナでクンバカする。

⑧この⑵から⑷が１サイクルである。10〜15分繰り返し、吸気で終わる。普通に呼吸してから、シャヴァアサナ（写真182）で休息する。

第3段階(B)

第1段階(B)と同じ要領だが、呼気後、ウッディーヤーナで息を止める。

〈方法〉

①ウッジャイ第5段階の①〜⑦の指示に従って、自分に合った座り方で座る。

②右手を鼻にもっていき、第1段階(B)の③〜⑥の指示に従って息を吸う(写真111)。

③肺がいっぱいになったら、第1段階(B)の⑦、⑧の指示に従って、右鼻孔を閉じ、息を少し止め、呼気の準備をする。

④第1段階(B)の⑨の指示に従って、左鼻孔から息を吐く(写真112)。このとき右鼻孔から息をもらしてはならない。

⑤肺が空になった感じがしたら、両鼻孔を閉じ、ウッディーヤーナをし、15秒あるいはできるだけ長く息を止める(写真146)。

⑥次に、ウッディーヤーナの緊張をとき、右鼻孔を閉じ、左鼻孔から息を吸うための指の再調整をする(写真112)。

⑦左鼻孔を狭め、ゆっくり、やわらかく、なめらかに息を吸う。

⑧肺がいっぱいになったら、指を再調整する。左鼻孔を閉じ、右鼻孔から息を吐く(写真111)。

⑨肺が空になった感じがしたら、両鼻孔を閉じ、ウッディーヤーナをし、15秒、あるいは⑤で止めたのと同じ時間だけ息を止める(写真146)。それからウッディーヤーナの緊張をとく。

⑩右鼻孔から息を吸うために指の再調整をして、左鼻孔を完全に閉じ、上述の手順を繰り返す。

⑪呼吸の順番を列記すると、

⑴右鼻孔から、肺の中の空気を全部吐き出す。

⑵右鼻孔から吸う。

⑶左鼻孔から吐く。

⑷ウッディーヤーナでクンバカする。

⑸左鼻孔から吸う。
⑹右鼻孔から吐く。
⑺ウッディーヤーナでクンバカする。
⑻右鼻孔から吸う。

⑫この⑵から⑺までが１サイクルである。10〜15分繰り返したあと、右鼻孔から吸気して終わる。普通に呼吸してから、シャヴァアサナ（写真182）で休息する。

〈効果〉

ウッディーヤーナによって腹部が緊張し、それが腹部臓器の活性化をうながす。アパーナ・ヴァーユとプラーナ・ヴァーユが結合して、食物の吸収をよくし、身体中にエネルギーをいきわたらせる。

第４段階（A）

進んだ段階のプラーナーヤーマで、第２段階（A）と第３段階（A）を組み合わせたものである。

〈方法〉

①自分に合った座り方で座り、第１段階（A）の①〜④の指示に従う。
②肺が完全に満たされたら、両鼻孔を閉じ、ムーラ・バンダをして20秒息を止める（写真145）。
③呼気のために指の再調整をし、第１段階（A）の⑥の指示に従って息を吐く。
④肺が空になった感じがしたら、両鼻孔を閉じ、ウッディーヤーナをして15秒息を止める（写真146）。
⑤ウッディーヤーナの緊張をとき、①に戻り、息を吸う。
⑥呼吸の順番を列記すると、
⑴両鼻孔から、肺の中の空気を全部吐き出す。
⑵両鼻孔から吸う。

⑶ムーラ・バンダでクンバカする。
⑷両鼻孔から吐く。
⑸ウッディーヤーナでクンバカする。
⑹両鼻孔から吸う。
⑦この⑵から⑸で１サイクルである。10〜15分繰り返し、両鼻孔から息を吸って終わる。普通に呼吸してから、シャヴァアサナ（写真182）で休息する。

第４段階（Ｂ）

ナーディ・ショーダナの中では最も進んだ段階である。第２段階（Ｂ）と第３段階（Ｂ）を組み合わせたもので、吸気と呼気が終わるたびに息を止める。

〈方法〉

①自分に合った座り方で座り、第１段階（Ｂ）の①〜⑥の指示に従って、左鼻孔を閉じて息を吸う（写真111）。
②肺が完全に満たされたら、両鼻孔を閉じ、ムーラ・バンダをし、20〜30秒息を止める（写真145）。
③呼気のための指の調整をし、右鼻孔は閉じたままで、左鼻孔は少し開く（写真112）。第１段階（Ｂ）の⑨の指示に従い、できるだけ狭くした左鼻孔から息を吐く。
④肺が空になった感じがしたら、両鼻孔を閉じ、ウッディーヤーナをし、15秒息を止める（写真146）。緊張をとき、吸気のための指の調整をする。
⑤右鼻孔を完全に閉じ、左鼻孔を部分的に狭くして（写真112）、ゆっくり、やわらかく、なめらかに息を吸う。
⑥肺が完全に満たされたら、両鼻孔を閉じ、ムーラ・バンダで20〜30秒息を止める（写真145）。
⑦呼気のための指の調整をして、左鼻孔を閉じる。親指の先端の緊張をゆるめて、右鼻孔を少し開き、肺が空になるまで息を吐

く（写真111）。

⑧肺が空になった感じがしたら、両鼻孔を閉じ、ウッディーヤーナで15秒息を止める（写真146）。緊張をとき、吸気のための指の調整をする。

⑨前述の①に戻り、左鼻孔を閉じ、右鼻孔から息を吸う。この要領で続ける。

⑩呼吸の順番を列記すると、

(1)右鼻孔から、肺の中の空気を全部吐き出す。

(2)右鼻孔から吸う。

(3)ムーラ・バンダでクンバカする。

(4)左鼻孔から吐く。

(5)ウッディーヤーナでクンバカする。

(6)左鼻孔から吸う。

(7)ムーラ・バンダでクンバカする。

(8)右鼻孔から吐く。

(9)ウッディーヤーナでクンバカする。

(10)右鼻孔から吸う。

⑪この(2)から(9)までで１サイクルである。10〜15分繰り返し、右鼻孔から吸気して終わる。普通に呼吸してから、シャヴァアサナ（写真182）で休息する。

〈効果〉

息を止めるとき、ムーラ・バンダとウッディーヤーナ・バンダを伴うと、神経が清められ、強くなるので、人生のさまざまな変化に対応でき、ディヤーナの準備となる。

ナーディ・ショーダナ・プラーナーヤーマでは、プラーナが深くいきわたるので、他のプラーナーヤーマより血液に多くの酸素が供給される。神経は落ち着き、清められ、心はおだやかに頭脳は明晰になる。

このプラーナーヤーマを練習すると、身体が暖まり、病気を治し、力がつき、気持ちが落ち着く。

吸気として宇宙エネルギーから取り入れた生命エネルギーは、チャクラを通って各種の腺に活力を与える。脳の呼吸中枢が刺激されて、新鮮に、明晰に、平静になる。心だけでなく、脳でも知性の光に火がともされるので、正しい生活、正しい思考、敏速な行動、正しい判断をすることができるようになる。

ナーディ・ショーダナ・プラーナーヤーマのまとめ

段階		吸　気 両鼻孔を部分的に閉じる	アンタラ・クンバカ MBあり	呼　気 両鼻孔を部分的に閉じる	バーヒャ・クンバカ UBあり
1	A	○		○	
2	A	○	20秒	○	
3	A	○		○	15秒
4	A	○	20秒	○	15秒

段階		吸　気 右鼻孔	アンタラ・クンバカ	呼　気 左鼻孔	バーヒャ・クンバカ	吸　気 左鼻孔	アンタラ・クンバカ	呼　気 右鼻孔	バーヒャ・クンバカ
1	B	○		○		○		○	
2	B	○	20秒	○		○	20秒	○	
3	B	○		○	15秒	○		○	15秒
4	B	○	20秒	○	15秒	○	20秒	○	15秒

MB＝ムーラ・バンダ
UB＝ウッディーヤーナ・バンダ

Ⅳ

ディヤーナとシャヴァアサナ

29　ディヤーナ（瞑想）

1　ディヤーナとは「吸収」という意味である。自学自習、自己反省、鋭い洞察、また、自分の内にある無限のものを捜す方法である。身体の中の動きを観察することであり、心の状態を見つめることであり、深く内省することである。自分の中にある最も奥のものを見ることである。つまりディヤーナとは、自己の内にある神を見出すことである。

2　知性と愛の力が調和よく融合した状態がディヤーナである。あらゆる創造はそこから始まり、そのよきもの、美しい結果が人類に有益なのである。

3　ディヤーナは深い眠りに似た状態であるが、眠りではない。深い眠りにおける静けさは、自己と個性を無意識に忘れた結果からくる静けさであるが、ディヤーナはずっと目覚めており、鋭敏な意識を維持しているままの静けさをもたらす。実践者はあらゆる活動の目撃者（サークシー）であり続けるのだ。深い眠りにおいては、客観的時間も主観的時間も存在せず、吸収されてしまっている。また、眠っているときには心身の疲れがとれ、目覚めたときにはさわやかな状態である。ディヤーナでは悟りを体験する。

4　ディヤーナは、瞑想する者と、瞑想するという行為と、瞑想の対象がひとつとなり、完全に統合する。知る者と知る方法と知る事柄の差がなくなるのである。そして実践者は活気に満ち、鋭敏で安定している。欲望、怒り、貪欲、迷い、高慢、ねたみだけでなく、空腹、喉のかわき、眠り、セックスなどからも解放される。身体と心の分離、心と自己の分離に邪魔されず、よく磨かれた鏡のように、自分の視界は本当の自分のみを映す。この状態を、内なる神の反映（アートマー・ダルシャナ）という。

5　キリストは、人間はパンのみに生きるものではなく、神の言葉の一言一言に生きるのだといわれている。人生の意味を深く考えることによって、人間は、自己の魂の中には自分よりもきわめて強い力あるいは光が存在するということに確信をもつようになる。しかしながら、生きている間にたくさんの疑いとめんどうなことにつきまとわれてしまう。人工的な文明の環境の中で、人間は嘘の価値観を身につけてしまった。言葉と行動が考えと逆に進んでしまっており、この矛盾にうろたえている。人生は喜びと苦しみ、悲しみと幸せ、争いと平和という相反するもので満ちていると認識し、この両極の間にバランスをとることによって、苦しみ、悲しみ、争いから解放された安定した状態を見出そうと奮闘するのである。

この追求の過程で、言葉（ニヤーナ）、仕事（カルマ）、祈り（バクティ）という３つの清らかな方法があることを悟る。この３つの方法は、自分が自分の主人公になるには、自己の内なる光のみが師であると教えてくれる。この内なる光に到達するために、瞑想すなわちディヤーナに頼るのである。

6　人間や世界や神の本当の姿を理解するには聖典を学ばなければならない。そうすれば、嘘と真実を見分けることができる。３つの真実、つまり、魂（チット）、世界（アチット）、神（イーシュヴァラ）をよく知ることが自己解放には不可欠である。これらをよく知ると、人生の各種問題を理解し解決するための鍵となり、精神的修業を強化する。しかし、単に読むことによって得た知識では自己解放はできない。勇気をもって、聖典に書かれている教えを固く信じて、それを日常生活の一部となるまで実行してのみ、諸感覚の支配から自己を解放することができるのである。聖典を学ぶこととそれを実行に移すことは２枚の翼であり、その翼で自己解放へと飛翔するのである。

7　人間には２つの道が可能である。ひとつは感情や肉欲を満足させることへと降りていく道で、これは束縛と破壊に通ずる。もうひとつは、純粋と内なる神を知ることへ通ずる道である。欲望は意識に霧を、内なる神にヴェールをかけてしまう。心のみが我々を束縛から解放へと導く。そして、心をコントロールするのも、心が支配されるにまかせるのも、理性と知性なのである。

8　鍛錬されていない心は、目的をもたず、あらゆる方向に散ってしまう。瞑想の実践はそのような心に安定をもたらし、より完全な知識へと導く。そして心と知性は意志の力で導かれ、チームワークよく働くのである。考え、言葉、行為が一致してくる。静められた心と知性は、風のないところにおいたランプのように光り輝き、飾り気がなく、潔白で、聡明である。

9　人間は偉大な潜在能力を秘めている。我々の身体と心は、耕されてない未開地のようなものである。賢い農夫は自分の畑（クシェートラ）に水と肥料を与え、最もよい種をまき、注意深く手入れをし、最後によい収穫を得る。求道者は、自分の身体、心、知性を、正しい行為で精力的に耕さなくてはならない。知識という種をまき、信仰心という水で潤し、ゆるみない精神修養でその種を育て、調和と平静という収穫を得るのである。このとき、自分は畑（身体）のよき所有者（クシェートラジニャー）であり、身体は聖なる場所になる。健全な論理（サヴィタリカ）でまかれた、よい考え（サヴィチャーラ）という種は芽ばえ、意識を明瞭にし、知識を知恵に変える。自分の全存在が神で満たされるので、喜びの住処（アナンダ）となる。

10　月をはじめ宇宙へ旅するには、何年にもわたる厳しい訓練や教練、深い学習、研究や準備が必要になる。自分の内なる神に至るまでの精神の旅でも、同じようにゆるみない努力が必要である。何年もの精神修養、長く長く続けなければならないヤマとニヤマの道徳的・倫理的実践、アサナやプラーナーヤーマによる身体の訓練、プラティヤーハーラやダーラナーによる感覚と欲望のコントロールによって、心の成長と魂の自覚が確かなものになる。それがすなわち、ディヤーナとサマーディである。

11　ダーラナーは、かさをかぶっていて、外側を照らさないランプのようなものである。このかさがとれると、ランプはあらゆるところを照らす。これがディヤーナで、意識の拡大伸張である。求道者の心は統一され、最高の純粋さでたえまなく力強く自覚するのである。種の中の油や花の芳香のように、魂は全身に浸透するのである。

12　蓮は瞑想のシンボルである。また純粋の象徴である。その静かな美は、インドの宗教の思想では最も高い位置を獲得している。ヒンドゥー教のあらゆる神やチャクラの座にも関連している。瞑想の段階は、完全に開くのを待って美をまだ隠している蓮のつぼみのようである。蓮の花が一度開くと華麗な美しさを放つように、求道者の内なる光は瞑想によって変形し、神々しくなるのである。魂が解放され（シッダ）、霊感によって導かれ、賢者となる。そして、永遠の現在、つまり、昨日も明日もない現在に生きるのである。

13　この状態はマノラヤと呼ばれている一種の受動性の状態である（マナスは「心」、ラヤは「吸収」「融合」の意）。瞑想者はとらわれた外的な思考が編入しないように、油断のない目覚めた状態で、知性（プラジュニャー）とエネルギー（プラーナ）を先導している。内的・外的思考が静まったとき、身体的、精神的、知的エネルギーが無駄使いされない。

14　ディヤーナは、客観的状態を主観的に体験することである。この体験は言葉で表現することはむずかしい。熟したマンゴーを一口かじったときのあのおいしさは、言葉ではなかなか説明できないであろう。瞑想も同じである。魂とその目的が一体になっているので、探求も追求もない。永遠の蜜は味わってのみわかる。神のあふれるばかりの恩恵は体験してのみわかる。個人の魂（ジヴァートマー）が、宇宙の魂（パラマートマー）と結びつくのである。このとき、ウパニシャッドにうたわれている満足を体験する。「それが満足である、あれが満足である、満足は満足から生まれ、満足から満足が取り除かれても、まだ満足が残る」というような状態である。

サビージャ・ディヤーナ（サガルバ・ディヤーナ）

15　初心者は初めのうちマントラを唱えて、さまよう心を安定させ、世俗的欲望から身を遠ざける方法が勧められる。初めに、マントラは声を出して唱え、次に心の中で唱え、最後に沈黙する。この瞑想のやり方は、サビージャ（サガルバ）・ディヤーナと呼ばれている。ビージャは「種」、ガルバは「胎児」という意味である。マントラを唱えないで座って瞑想するのは、ニルビージャ（アガルバ）・ディヤーナという。ニルもアも「～がない」とか「～なしで」という意味の言葉である。

16　ディヤーナの方法に入る前に、単なる空っぽの状態、感覚の静まる状態と、悟りによる精神の平静の違いをよく知らなければならない。瞑想には、サトヴィック〔サットヴァ的〕とラジャシック〔ラジャス的〕とタマシック〔タマス的〕の３つの異なった状態がある。『ラーマーヤナ』の最終巻『ウッタラ・カーンダ』の中で、王ラーヴァナと２人の兄弟クンバカルナとヴィビーシャナは、聖なる知恵を獲得しようと何年も努力して瞑想した。その結果、クンバカルナは死んだように眠り込んでしまった。それは彼の瞑想がタマシックだったからである。また、ラーヴァナは野心と好色の追求に走ってしまった。彼の瞑想がラジャシックだったからである。ヴィビーシャナのみが誠実で、正しい生活をして罪をおかさなかった。彼の瞑想がサトヴィックだったからである。

ディヤーナの仕方

〈心構え〉

①瞑想は、お互いに交わりあっている身体の５つの相（肉体的、生理的、心理的、知的、精神的）の調和をとり、ひとつの全体的な存在にする方法である。

②身体はブラフマーの住む町（ブラフマプリ）だといわれ、眼、耳、鼻、口、肛門、生殖器という９つの門がある。へそと頭頂を加えて11の門があるという説もある。瞑想中はこれらのすべてが閉じられていなければならない。身体は10の生命気（ヴァーユ）、５つの感覚器官（ニヤーネンドリア）、５つの行動器官（カルメンドリア）、７つのチャクラでコントロールされている。真珠が糸でつながれてネックレスとなるように、チャクラも自己という糸でつながれて統一された人間をつくる。

③瞑想では、脳は背骨の真上にあり、左右のバランスのとれた位置にないと、平静な状態を維持することはできない。脳の左半球と右半球のエネルギーを中心に集めなければならない。身体の特定のところを受動的にするために、そこからエネルギーを引きぬいていくのと同じ要領で、脳にいくエネルギーの流れを減らし、心（魂の座）の方に集めると、脳の思考活動が停止する。瞑想の秘訣は、脳を受身にし、観察者の立場に保つことで

ある。
④ヤマ、ニヤマ、アサナ、プラーナーヤーマなどによる準備は、心身を形づくり、静め、安定させる。安定し、バランスのとれた姿勢は、心身を障害から解放するので、動脈・静脈の血液循環がスムーズになり、リンパ液と脳脊髄液が頭部や脊柱で平均した流れを保つ。そのため、脳へのいろいろな刺激が最小におさまり、できるかぎり左右対称を保つのである。この循環器系の安定した流れと、安定した刺激が、脳と心に知識と体験の融合をもたらす。
⑤脳は、大脳皮質、視床下部、小脳の３つの主要部分に分かれている。大脳皮質は思考作用、言葉、記憶、想像を司る。視床下部は内臓の働きをコントロールし、喜び、苦痛、楽しみ、悲しみ、満足、不満足の感情作用を司る。小脳は筋肉の統合の中枢である。脳の後部は、知恵と明晰の座で、瞑想中に作用する。
⑥瞑想中、心身の調和を維持するために、姿勢を正しく保ち、動かさないようにすることはとても大切なことである。
⑦パドマアサナ（写真13）が理想的ではあるが、自分に合った座り方でなら、どんな座り方でもよい。
〈姿勢〉
①ジャーランダラ・バンダをしないで、「11　座り方」の正しい座り方の指示に従う。
②緊張させないように、注意深く、呼吸に合わせてリズミカルに、身体の前後を等しくもち上げる。
③背骨を伸ばし、胸を上げると、呼吸がゆっくりしてくるので、脳の活動は減少し、思考停止に至る。
④身体は、かみそりの刃のように鋭い感覚を保つ。脳は、ほんの少しのそよ風ででもゆらぐ木の葉のように、感受しやすく静かにしておく。
⑤身体をたるませると知性が鈍り、分裂した心は身体を不安定にする。そうならないように気をつけること。

〈頭〉

①頭を左右前後のどちらにも傾けず、頭頂部を床と平行にする。

②頭が下がると過去のことに没入していることであり、心は鈍りタマシックである。逆に頭がそると、心は将来にさまよい、ラジャシックな状態である。まっすぐなら、現在に生きており、これが心の純粋な状態（サトヴィック）である。

〈眼と耳〉

①眼を閉じて、眼の奥を見る。外界の音に対して耳を遮断し、体内の震動を聞き、自分の心の中に溶けこんでいくまでその音を追う。眼と耳を閉じると、あらゆる眼の眼、耳の耳、言葉の言葉、心の心、生命の生命である神に瞑想しやすい。眼と耳が少しでも無感覚になると、心に動揺が生ずる。眼や耳を閉じるということは、無感覚にするということとは違うのである。

②腕を曲げ、胸の前で合掌し、親指が胸骨をさすようにする。この手の形はアートマンジャリ・ムドラーとかフリダヤーンジャリ・ムドラーという（写真前面147・側面148）。

③意識が脳と心の間を揺れ動いていると、考えが次から次へと浮かんでくる。そういうときには、手のひらをさらに合わせ、注意を自己の内なる神に集中する。手のひらがゆるんできたら、心がさまよっているという警告であるから、いっそうしっかり合わせ、内なる自己に意識を集中する。

④瞑想は身体、心、知性、意志、意識、自我を内なる神と統合することである。身体は心の外相であり、心は知性の、知性は意志の、意志は意識の、意識は自我（あるいは「私」）の、自我は純粋なる自己（アートマー）の外相である。瞑想はこれらすべての相を混合し、ひとつにし、これら既知のものすべてを未知のものへ、つまり有限のものを無限〔神〕へと溶け込ませる過程である。

⑤心は主体のようにふるまい、内なる神が客体であるようだが、現実には内なる神が主体なのだ。瞑想の目的は、心を神に溶け

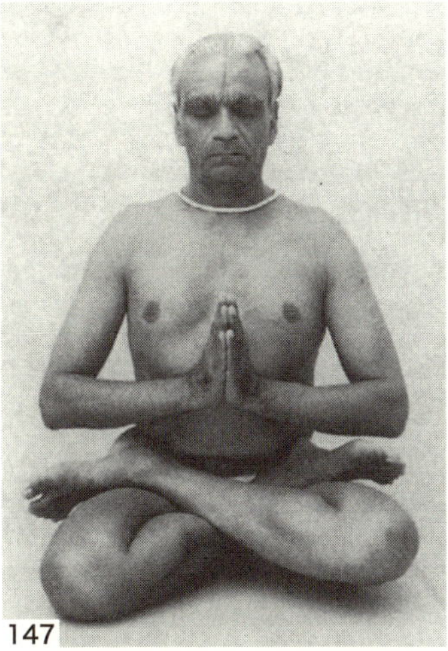

147

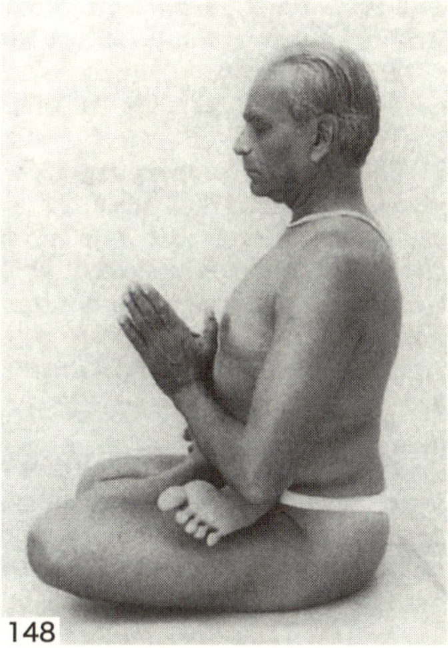

148

込ませるようにすることで、それができるとあらゆる探求も終わりにくる。このとき求道者は、時間を超えた自分の普遍性と満足を体験するのである。

⑥身体をたるませず、できるだけ長く瞑想の状態を維持してから、シャヴァアサナ（写真182）で休息する。

〈注意〉

①アサナやプラーナーヤーマをした直後に瞑想してはいけない。座り方がよく習得でき、安定した姿勢を長く維持できる人のみ、プラーナーヤーマとディヤーナを続けて行ってよい。足が痛くなると、精神の均衡を失うからである。

②心身がさわやかな状態のときか、心が静かな就寝前が、瞑想に適した状態である。

③眼が上を向くと、呼吸が止まり、神経系や筋肉、血管、頭脳が緊張するので気をつけること。

④意志の弱い人や無気力になりやすい人、落胆しやすい人にはほんの少しの間、目を閉じて両眉のまん中を見ることを勧める（写真149・150）。しかし、瞑想中に４～５回以上は行わず、やめ

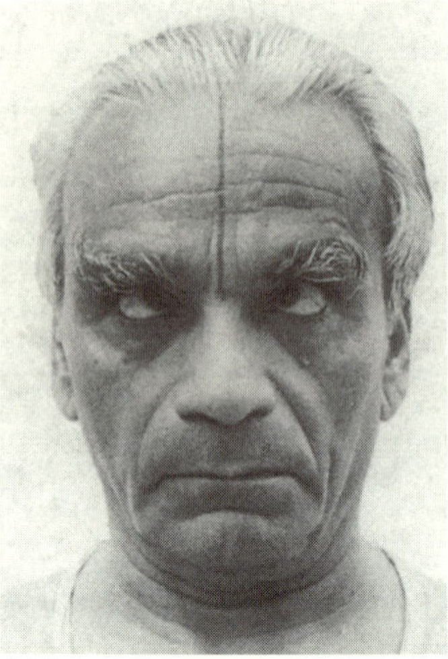

149

てはまた見るというふうにする。この練習は、精神の安定と鋭敏な知性をもたらす。高血圧の人はしてはならない。

⑤身体が前後左右に揺れ始めたり、気を失いそうになったら、瞑想をやめる。それはその日の瞑想の時間は終わりだという合図だからである。続けていると精神が不安定になってくる。

〈瞑想の効果〉

①瞑想中に、心はその源を見つけ出し、子供が母親の膝に休むように、そこにくつろぐ。自分のくつろぐ場所と精神の安息の地を発見したヨギは、自分の中とまわりにある、眼に見えない現

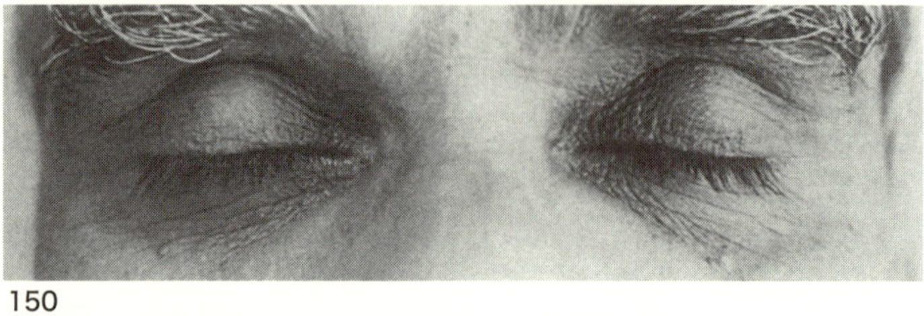

150

実を見ることができる。

②瞑想は、脳の前部の意識層と、後部の無意識層の分離を取り除く。また、通常なら脳を刺激する身体の自動的な働き、たとえば腸とか心臓、肺の働きをコントロールし、ゆっくりとしたものにする。外界からのあらゆる刺激は、普通は感覚器官を通じて脳に運ばれて、人間の意識を乱すが、瞑想中は、身体にある９つの門が閉じられているので、それらの刺激は遮断される。

③瞑想中は、心と物質が溶けあうので、雑念を取り除く。瞑想者は、知的・創造的になり、神経は最高に敏感になっている。いつもエネルギーにあふれ、人類の発展につくすのである。

④瞑想者は新しい次元を経験する。そこでは感覚と意識が透明ではっきりしてくる。幻想や偏見に影響されず、物事をあるがままに見ることができる。これは、注意の行き届いた自覚の状態であり、ジャーグラタ・アヴァスターという。魂が目覚め、感覚がコントロールされている。知恵（プラジュニャー）と理解と正確さと自由と真実に満ちた人間になる。内なる神の炎によって輝き、喜びと調和と平和を放つ人間になる。

⑤瞑想が進むと、７つの高い意識の状態に至る。正しい要求（シュベッチャー）、正しい見方（ヴィチャーラナー）、無我（タヌマーナサー）、悟り（サットヴァーパティ）、無執着（アシャンサクタ）、対象を知覚しないこと（パダールタ・アバーヴァ）、そして言葉では説明できない状態である。それは、あらゆる知識を総合したものなのだ。つまり、身体（シャリーラ）、呼吸（プラーナ）、心（マナス）、知性（ヴィニャーナ）の知識（ニャーナ）、経験によって得られる知識（アーバーヴィカ）、人生で与えられる各種の感情や楽しみを消化することで体得した知識（ラサートゥマカ）、内なる神を知ること（アートマー・ニャーナ）を、すべて総合した知識なのである。

⑥感覚は静められ、考え方は純粋で、幻想や執着から解放され、安定し、人生の枷《かせ》から解放される（ジーヴァナ・ムクタ）。

『バガヴァッド・ギーター』では、このジーヴァナ・ムクタについて次のように述べている（第18章53-56節）。「虚無、暴力、傲慢を捨て、肉欲、怒り、貪欲を乗り越え、無我平静の状態となる。神と一体になる準備ができたのである。神とともに生き、精神は静かで、欲しもしないし、悲しみもない。すべての生命に平等な愛を注ぎ、神には最高の愛を捧げる。」

⑦このようにして、求道者は束縛から解放され、精神の自由へと旅を始めるのである。呼吸の仕方を習得することによって心の動きをコントロールする。心が安定すると、健全な判断力が身につくので、その行為は正しくなり、完全な自覚ができるようになる。これが悟りで、悟りは最高の知恵へと通じ、この知恵で自分の魂を神に捧げるのである。

30　シャヴァアサナ

1　サンスクリットではシャヴァは「死体」を、アサナは「姿勢」を意味する。だからシャヴァアサナとは死体を模した姿勢であり、死んだような状態や、肉体が影響をこうむる心痛や精神的打撃が終わったときの放心状態をいうのである。身体が弛緩するので疲労回復にはとくに効果がある。このシャヴァアサナは、単に仰向けに寝て、うつろな心で何かを見つめているだけではないし、また最後にはいびきをかいて眠ってしまうというものでもない。これはヨガのなかでも、完全に行うのは最も難しいアサナであるが、最も気持ちがよく、価値があるものである。

2　シャヴァアサナを正確に行うためには、訓練を何度も何度も完全に行わなければならない。ほんの数秒弛緩するのは簡単だが、身体を動かさず、心を乱さないでこれを行うには長い訓練期間を必要とする。シャヴァアサナを長く行おうとすると、初期の段階では、頭の中が少し不快になるだけでなく、身体が一片の乾燥した枯木になった感じがする。ピリピリと手足の皮膚が割れるように感じられ、このポーズを続けているとその感覚はより強くなる。

リズム

3　シャヴァアサナがうまく行われているときの呼吸は、真珠のネックレスのようである。ここでいう真珠とは、ゆっくり、一定の速度でうやうやしく動く肋骨のことである。うやうやしくといったのは、シャヴァアサナが正確に行われているときには、身体と呼吸と心と思考とが真の自己（アートマー）に近づくからである。これはクモが自らの巣の中心へ戻っていく状態にたとえられる。このときにはサマーヒタ・チッタ（心と知性と自我の平静）の状態が感じられる。

4　最初のうち、肋骨がなかなかリラックスせず、呼吸は荒く、その長さも一定でなく、心も頭脳も揺れ動く。身体と呼吸と心と知性が、アートマーすなわち本来の自己と結びついていないのである。正しくシャヴァアサナを行うためには、本来の自己が身体と呼吸と心と知性を統一し、支配しなければならない。この４つはアートマーにうやうやしく頭を下げるのである。そのとき、知性、理性、自己のバランスがとれ安定する。心（マナス）、知性（ブッディ）、自我（アハンカーラ）の総合である意識（チッタ）はサマーヒタ・チッタとなる。これは心と知性と自我のバランスがとれている状態であり、静寂の状態である。

5　サマーヒタ・チッタの状態は、身体と感覚と心をコントロールする訓練によって得られるものである。しかし、これを沈黙とまちがえてはならない。この静寂は意志の力による厳格さからもたらされる。ここでは、静かにしておくことに意識（チッタ）を集中（ダーラナー）するが、沈黙では意識が集中されずに拡充し解放され（ディヤーナ）、意志はアートマーに浸っている。静寂と沈黙というこの２つの微妙な差は、経験によってしかわかりえないものである。シャヴァアサナで成しとげようとすることは、身体の５つの相を全部沈黙させることである。５つの相（コシャ）とはアンナマヤ（肉体的相）、プラーナマヤ（生理的相）、マノマヤ（心的相）、ヴィニヤーナマヤ（知的相）、そしてアナンダマヤ（至福の相）のことであり、これらの５つの相が、人間の身体の皮膚から魂までを包んでいるのである。

6　恒星はエネルギーで脈動し、そのエネルギーは光線に変換される。そしてその光は、何光年もの距離を旅して地球上の人間の目に届く。アートマン〔自己〕は恒星のようなものであり、その好みや欲望を心に伝え、刻み込む。そうした潜在的な欲望は、光に変換された星のエネルギーのように、心の層まで再び浮かび上がってきて、沈黙をやぶることがある。

7　まず最初に身体を沈黙させることができるようにすること。それから呼吸の微妙な動きをコントロールする。次に心と感情を、そしてさらには思考を沈黙させること。そこから自己を沈黙させることができるように学び、また研究するようにしていくこと。そのとき初めて、実践者の自我つまり小我（アハンカーラ）が、その本来の自己（アートマン）と融合できるのである。心と思考の動揺は止み、「私」あるいは自我が消え、シャヴァアサナは純粋な喜びを与えることになるのである。

意識の段階

8　ヨガでは、意識には４つの主要な状態があると教えている。３つの普通の状態は、熟睡あるいは精神的無知の状態（スシュプティ）、ぼうっとして怠惰な状態（スヴァプナ）、注意深く、意識が覚醒している状態（ジャーグラタ）である。その間にもさまざまな状態がある。そして４番目は異なる次元の状態で、求道者が精神的に輝く（トゥリーヤ）という状態である。この状態は、時間と空間を超えた「永遠の現在」と呼ばれることもあるし、また創造主と魂が一体になる状態ともいう。この状態はシャヴァアサナを完全に行ったとき、つまり身体は熟睡しているときのように休み、感覚は夢を見ているときのようであるが、知性は鋭く目覚めているときに経験できる。しかし、このようにシャヴァアサナを完璧に行えることはめったにない。完璧にシャヴァアサナができた場合は、求道者は生まれ変わり、解放される（シッダ）。その魂はシャンカラーチャーリヤの詩にうたいあげられている。

私は過去に、現在に、未来に存在する、だからなぜ誕生と死を恐れることがあろうか？
どこから渇きと餓えの苦しみが来るのか？　私には生命がなく息もない
私は心でも自我でもない、惑いや悲しみが私を苦しめられようか？
私は道具にすぎない、行為が私を解放したり縛ることができようか？

方法

9　シャヴァアサナの行い方について詳しく説明しなければならないが、初心者は詳細がつかめなくてもがっかりする必要はない。車の運転を習い始めたときはかなり混乱しているが、教官の指導のもとに学ぶことによって複雑なことをだんだんマスターしていき、最後には勘が働き、直感的にできるようになる。シャヴァアサナについても同じことがいえる。ただ人間の身体はどんな車よりも複雑なのである。

10　シャヴァアサナの習得がむずかしいのは、身体と感覚と心は静めながらも、知性を目覚めさせておかなければならないからである。実践者は自分を全体的に知っていなければならない。つまり身体、感覚、心、知性と魂のそれぞれのレベルで自分を知らなければならないのである。理論的学習だけでは不十分であり、正しい実践がシャヴァアサナ習得のためには不可欠である。

11　始める前に、ベルト、眼鏡、コンタクトレンズ、補聴器など、身体を締めつけるような装飾品等をはずす。

時と場所

12　シャヴァアサナはいつ行ってもいいが、とくに静かな時間に行う方がよい。大都市や工業地帯では煙やスモッグや化学物質などで大気が汚染されていない地域を見つけるのはむずかしいが、清潔で、まっすぐ平坦で、虫のこない、騒音や不快な臭いのない所を選ぶべきである。固い床の上や柔らかいマットの上で行うと、身体が不均衡になるのでよくない。身体をまっすぐにすること。

姿勢

13　正中線を正して仰向けにならなければならないので、まず写真151のように十字状の線を引き、尻の中心と両足の合うところを一直線上にして、膝を立てて座る（写真152）。それからゆっくりと脊椎をひとつずつ線の上におろしていく。背骨の中心が線の上に正確にくるようにする（写真153-5）。

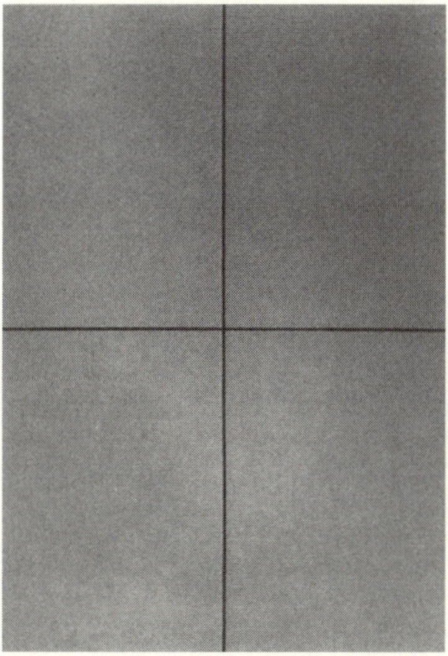

151

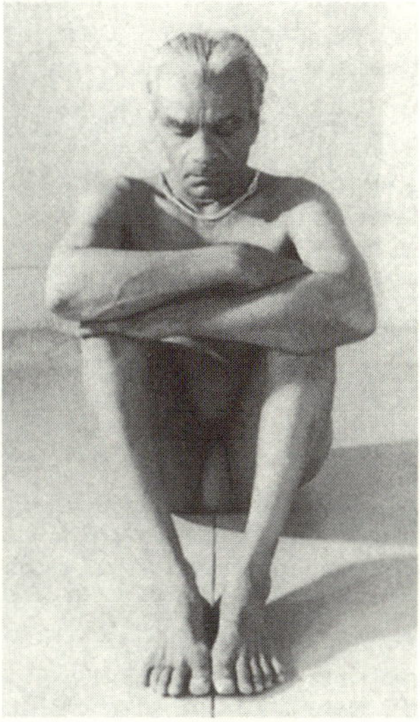

152

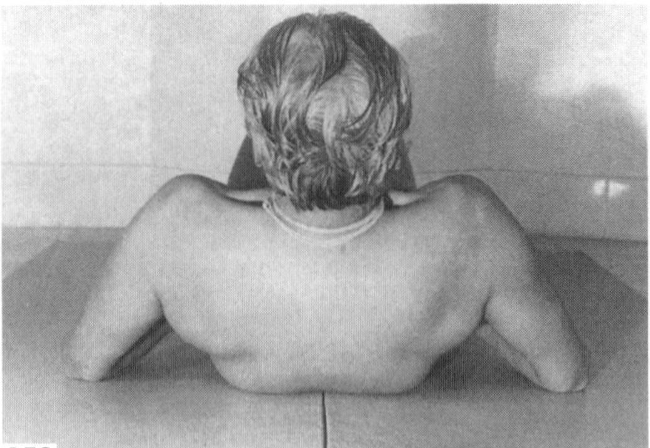

153

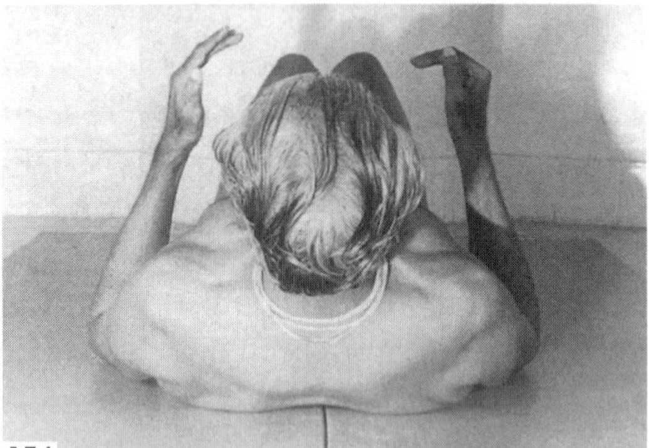

154

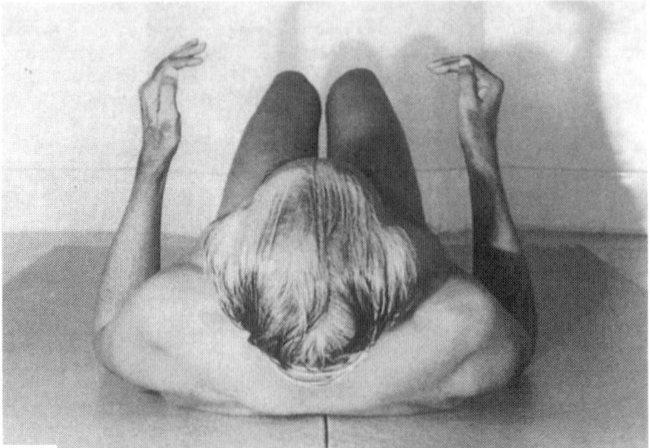

155

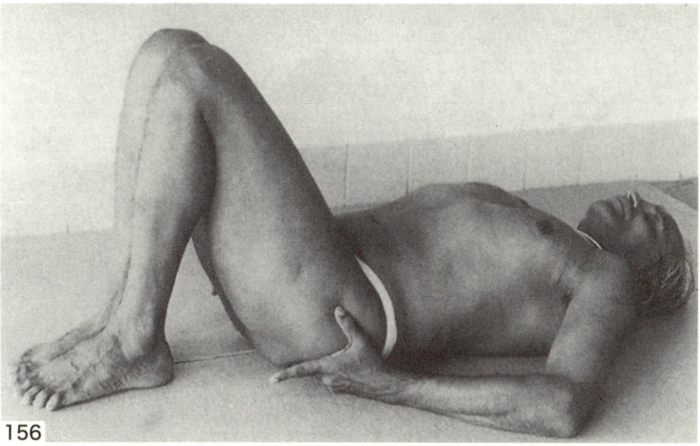
156

14　足の裏を床につけておき、仙腸骨と尻を上げ、手で尻の筋肉と皮膚を腰から尻の方に伸ばすようにする（写真156）。

15　身体の背面を正しくおいたら、次に頭を額から両側に伸ばすようにして、前面から位置を調整する。その理由は、赤ん坊のときに頭を一方に傾けて寝ているので、頭の片側ばかりが押さえられた結果、後頭部の凸凹が左右不均衡になってしまっているからである。だから、頭は前面から位置を正して、背面でそれを感じるというのが大切である（写真157-158）。次に片足ずつ足を伸ばす（写真47-9）。かかとと膝をそろえる。両かかとの合うところ、両膝の合うとこ

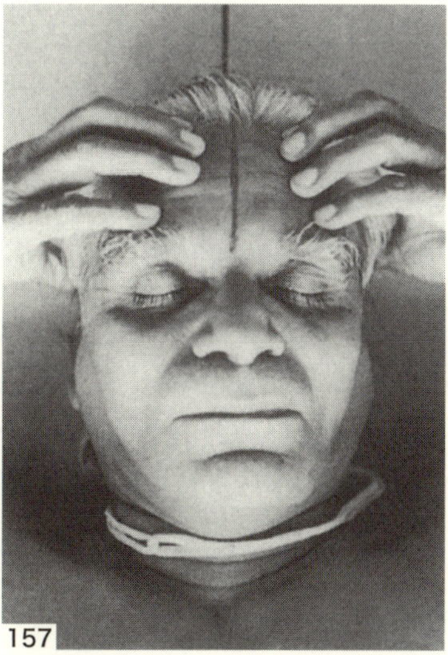
157

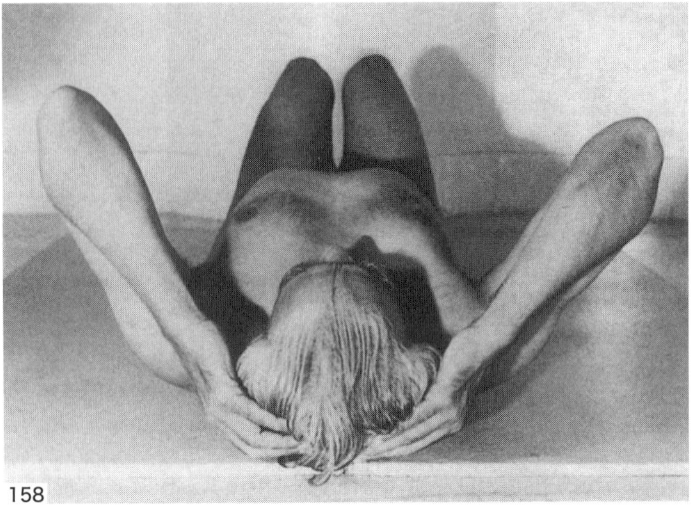

158

ろ、股の中心、尾骶骨の中心、背骨、頭蓋骨の底辺の中心が一直線上にくるようにする（写真159）。それから、身体の前面を正しくおく。両眉の中心、鼻の中心線、顎、胸骨の中心、へそ、恥骨の中心が一直線上にくるようにする。

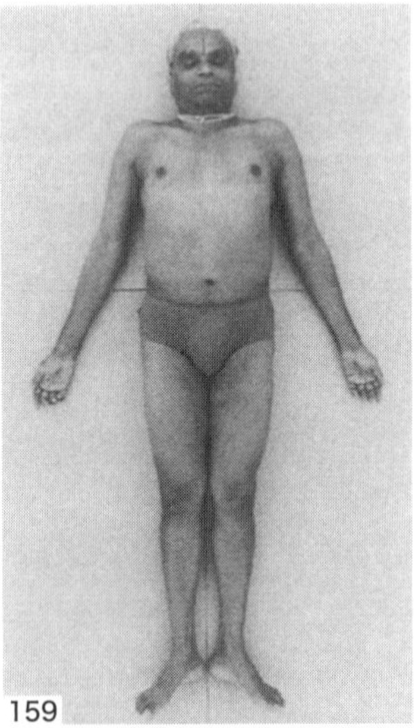

159

バランス

16　身体が傾かないようまっすぐに、また左右の均衡を保つこと。額の中心、両眉の中心、鼻の下のみぞ、唇の中心、顎、喉、胸骨、横隔膜の中心、へそ、恥骨の中心、両ももの間の空間、両膝、ふくらはぎ、両かかとの間の空間が一直線を成すようにする。それから、頭部から両耳、両眼の外角、

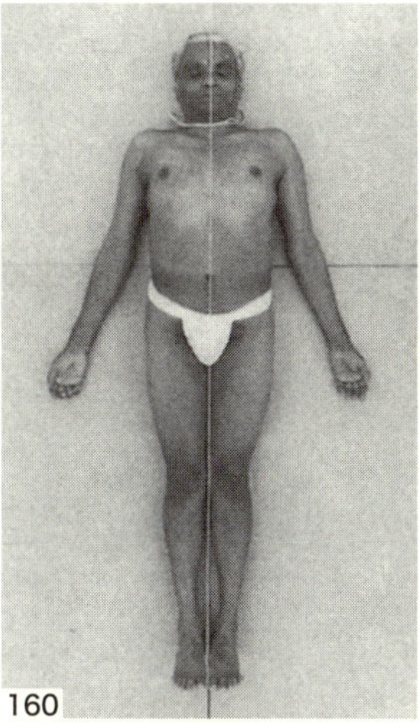

160

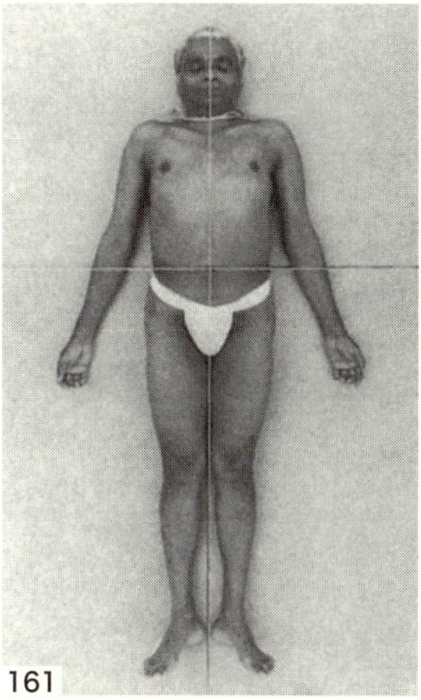

161

唇、顎骨の底辺が左右同じ高さになるようにする（写真160・161）。

最後に首を伸ばして、その中心が床の線の上にくるようにする（写真162）。

胴体

17　両肩甲骨の内側の端を床にぴったりとつける（写真163・164）。鎖骨のところから上胸部の皮膚を肩の方へ、肩から後ろへ、肩甲骨に向けて伸ばすことによって背中がぴったりと床につくようになる（写真165）。胸椎、腰椎の左右は床と等しい接触するようにし、肋骨は一様に拡がらなくてはならない。99パーセントの人が左右の尻に等しく体重をかけていないので、仙椎の中心を床につけてから、両尻を等しく床におくようにする。両乳を結ぶ線、両浮肋骨を結ぶ線、両腸骨を結ぶ線は左右同じ高さになり、床の横線に平行になるようにする（写真160・161）。

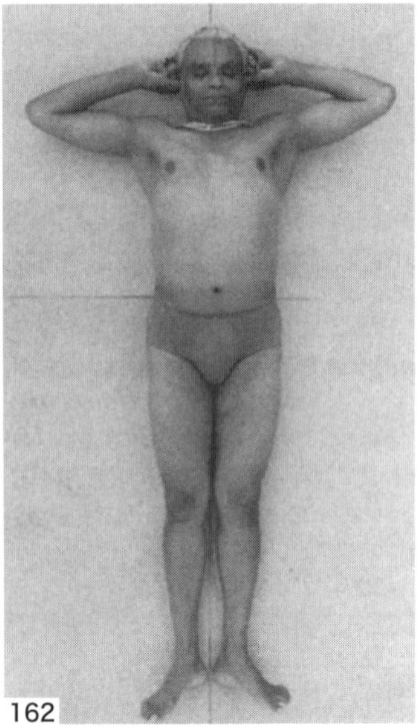

162

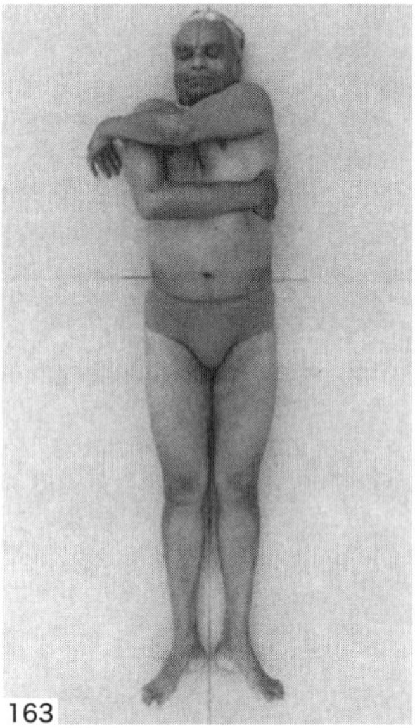

163

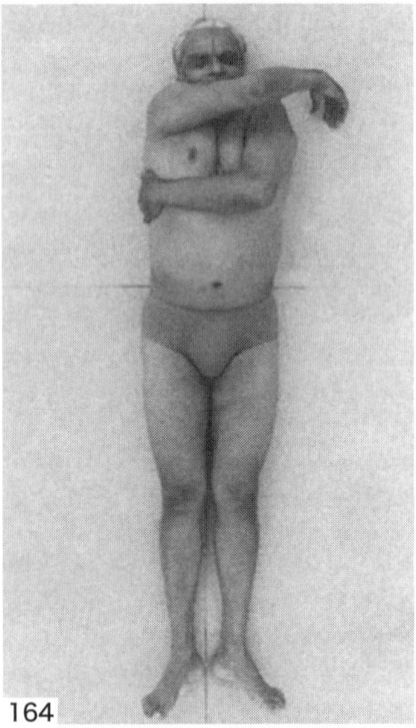

164

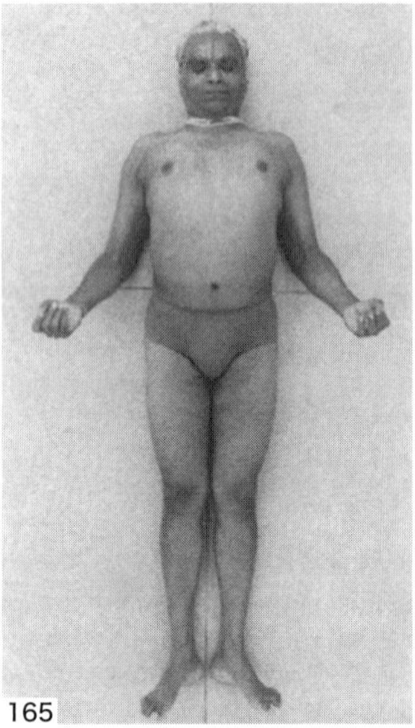

165

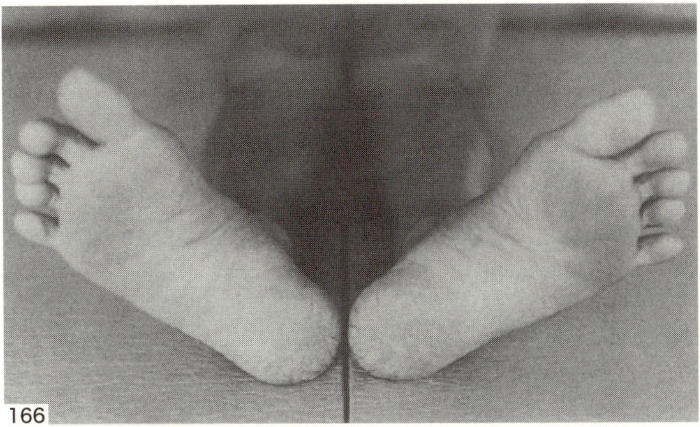
166

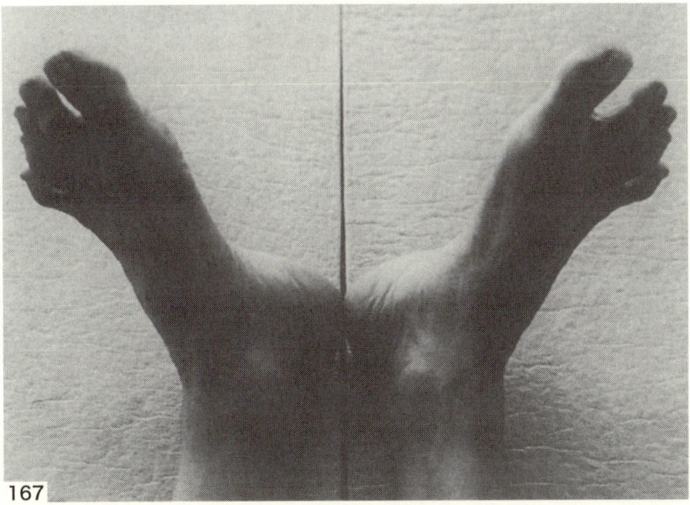
167

足

18　両足をそろえてかかとの外側を伸ばして（写真160）から、両足先を等しくリラックスさせて開く（写真166）。親指には重さも抵抗も感じてはならない（写真167）。小指を無理に床につけようとしてはいけない。

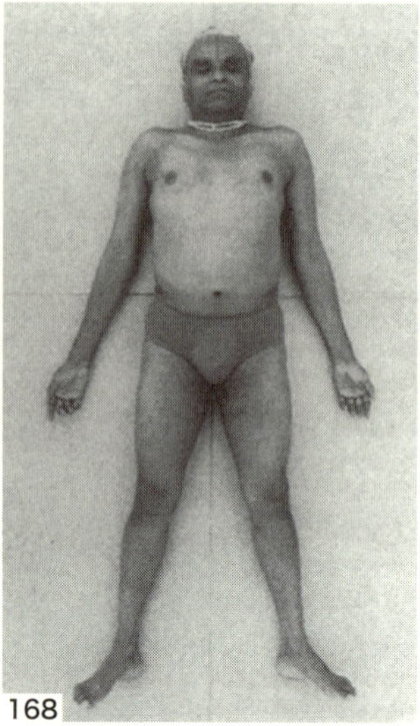

168

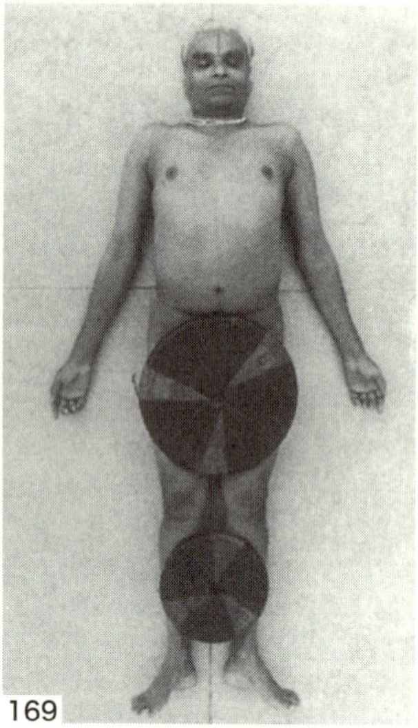

169

身体の固い人は両足を少し開いておくと、背中が床につくのでよい（写真168）。膝の裏の外縁を床につける。それが無理であれば枕を膝の下におく（写真85）。脚がリラックスできないようであれば、ももの上に10〜20kgの重しをおくと脚の筋肉はリラックスする（写真169）。

手

19　手は胴体と15〜20度の角度をなすようにおく。次に肘を曲げて指先を肩の上端につける（写真170）。上腕三頭筋（上腕後面）をよく伸ばし、上腕部全体を床におく（写真171）。肘を動かさないようにして、下腕部もおろして床におく。手は手首から指の関節へと、手のひらを上にして床の上で伸ばしていく（写真172・173）。指をリラックスさせ、中指の中心が第一関節まで床につくようにする（写真174）。腕、肘、手首、手のひらのそれぞれの中心を結ぶ線が一直線を成し、床に接触しているようにする。腕があまり身体に近いと、身体が正しいところに位置しない。腕や背中の筋肉

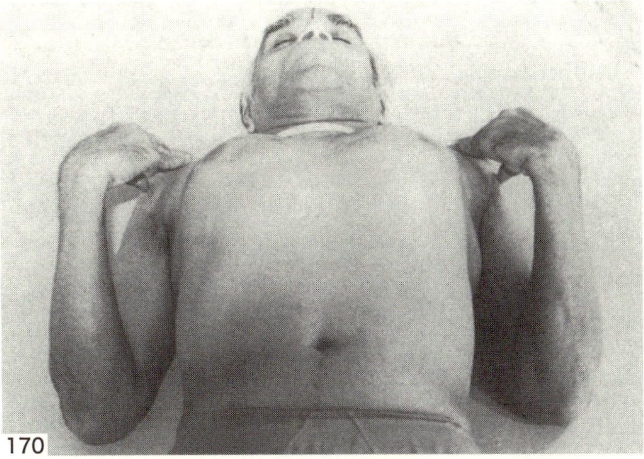
170

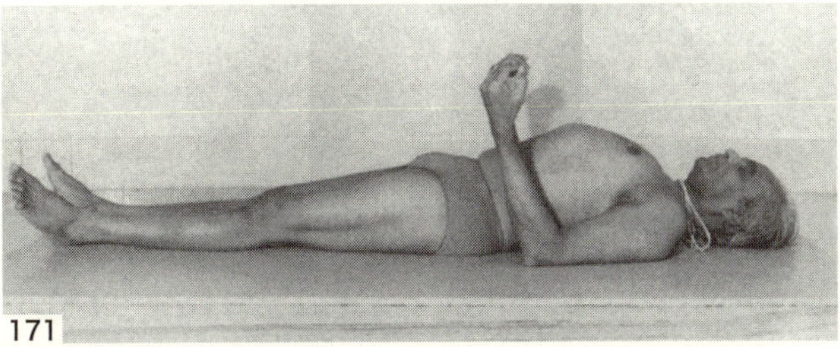
171

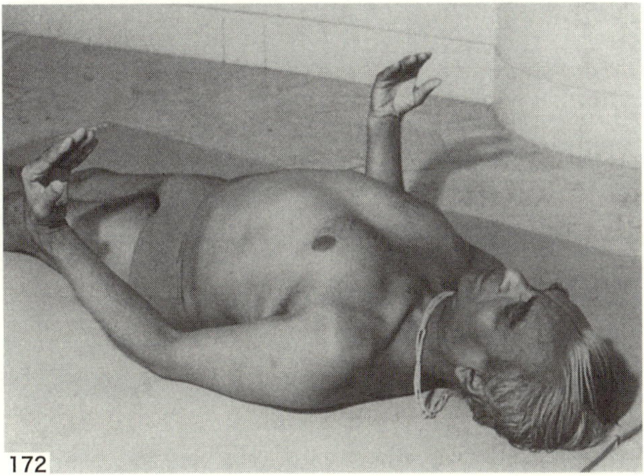
172

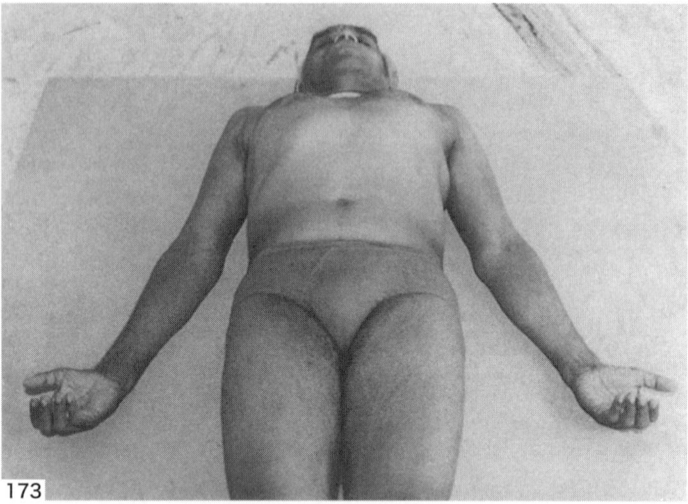
173

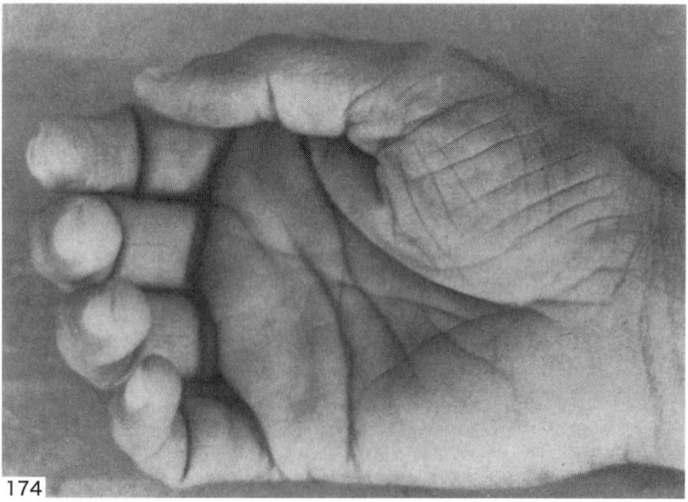
174

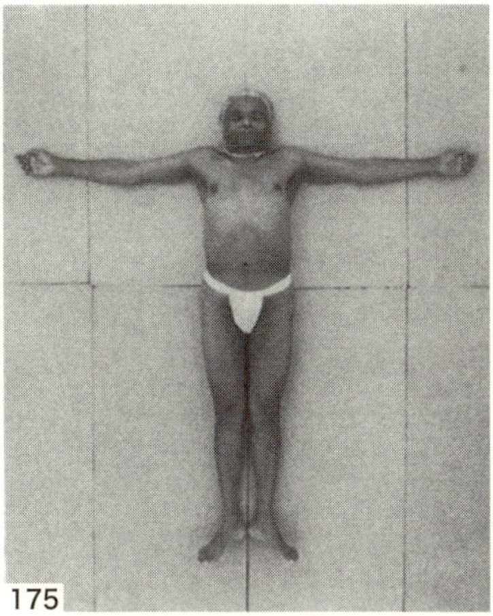
175

に緊張を感じたら、手を肩の線までもってきて伸ばす（写真175）。床に横たわっているときの感覚は、母なる大地に沈み込むような感じである。

無意識の緊張

20　手のひら、指、足の裏、足の指にある緊張に気づかないことが多い（写真176・177）。いつ、どこが緊張するかをよく観察し、そこをリラックスさせて、正しい位置に戻す。

緊張の取り除き方

21　まず背中、そして首、腕の後ろ側、脚の側へとリラックスさせていく。次に身体の前面で、感情の起伏の起こる領域である恥骨から喉の部分まで、そして喉から頭頂までリラックスさせる。このようにして全身をくつろがせるのである。

22　脇の下と、鼠径部の内角、横隔膜、肺、背骨についている筋肉、腹部に「空」と「無」を感じること。身体は投げ捨てられた

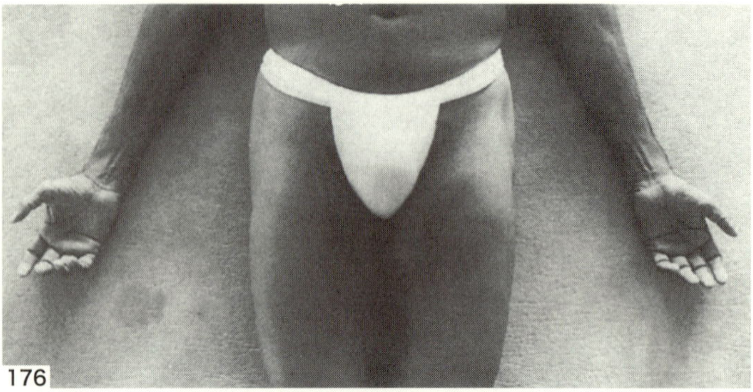

176

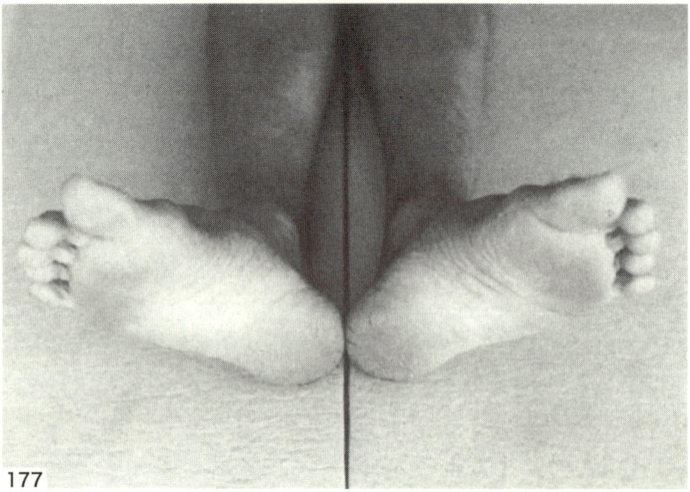

177

棒のような状態である。正しくシャヴァアサナを行うと頭の重さがへっていく感じがする。

23　心を静める前に、まず体組織を静めなさい。つまり、心的相(マノマヤ・コシャ)、知的相（ヴィニヤーナマヤ・コシャ）を静める前に、身体の肉体的相（アンナマヤ・コシャ）をコントロールしなければならない。

24　身体を完全に平静にすることが最初の必須条件である。それが可能であれば、精神の平静への第一歩ができたといえる。全身に静けさがなければ、心の解放はない。無の状態にある身体が、心を無の状態にする。

感覚

25　眼——シャヴァアサナでは眼の奥を見るようにして、自分自身の内面に眼を向ける。この内観が、ヨガの第５段階であるプラティヤーハーラへの準備となる。プラティヤーハーラでは感覚は内に向けられ、求道者は自己の存在の源、アートマーへの旅を始める。

26　眼は脳の窓である。瞼は雨戸にあたる。瞳のまわりの虹彩は、網膜に入ってくる光の量を自動的にコントロールする。虹彩は知性と感情の状態を反映する。瞼を閉じることによって、外界の刺激を避け、内にあるものを意識できるようになる。瞼を強く閉じすぎると、眼球が圧迫されて、色や光、影が現れ、心を乱す。瞼をそっとおろし、瞼の上の皮膚をリラックスさせると、両眉の間にもっと空間ができる。眼は花の花弁のようにそっと扱うこと。額の皮膚の緊張を取り除く程度に眉を上げる（写真178）。

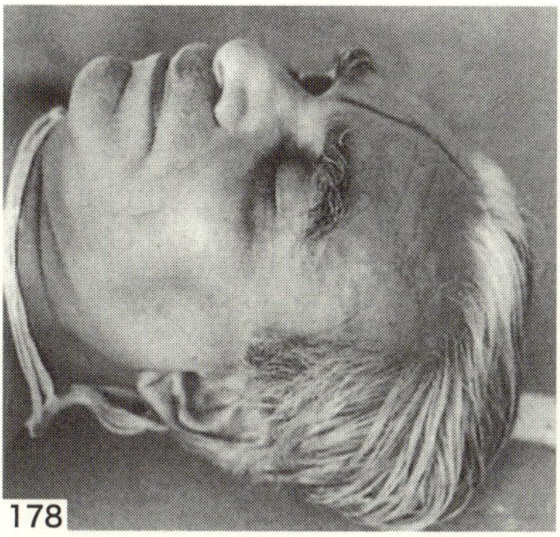

178

27　耳——耳はシャヴァアサナにおいても、プラーナーヤーマにおいても重要な役割を果たす。眼は何もしない受身の状態であるが、耳はくつろがせても感受性をしっかり働かせておかなければならない。耳の緊張とくつろぎは、心の緊張とくつろぎに正比例する。知性の座は脳で、心の座は心臓である。思考が雑念で揺れ動くと、耳の内部が感受性を失う。しかし、注意深く訓練すると、耳が揺れ動く思考にメッセージを送って心を静めるという逆の現象を起こすことができる。眼が緊張すると耳がつまる。逆に眼がリラックスすると耳もくつろぐ。

28　舌——舌のつけ根は眠っているときのようにリラックスさせ、下顎にのせる。舌が少しでも動いたり、歯や上顎に触れるということは、心が揺れ動いていることである。左右どちらかに動いたら、頭も傾いているということである。完全にリラックスさせることは本当にむずかしい。唇の角を横に伸ばすようにしてリラックスさせること。

29　皮膚——身体を覆っている皮膚は、感覚にとって最も大切なものである。眼、耳、鼻、舌、皮膚の５つの感覚器官は、光、色、音、匂い、味、触という微細な元素（タンマートラ）の刺激を受け、脳にメッセージを送り、そこから返ってくる反応を受け取る。感覚をコントロールしている神経は、顔の筋肉をリラックスさせることによって静まり、脳が刺激から解放される。こめかみ、頬骨と下顎にとくに注意を払うこと。そうすれば上顎と舌のつけ根の間にくつろぎを感じる。シャヴァアサナでは筋肉がリラックスするので、皮膚の毛穴が縮み、関連した神経がくつろぐ。

呼吸

30　左右の鼻孔を息が等しく流れていることを確かめる。最初は普通に息を吸い、やわらかく深く長く吐く。深く吸おうとすると頭と上半身が動き、脚と腕に緊張が起こることがあるからである。こういう場合はとくに、普通に吸って、深くやわらかく吐くことを勧める。そうすると神経と心が静まる。シャヴァアサナを行っているのに落ち着かない場合は、落ち着くまで深くゆっくり長く息を吸ったり吐いたりする。落ち着いてきたら深呼吸はやめて、自然に息が流れるようにする。呼気が完全な場合は、あたかも息が胸の皮膚の毛穴から出て行くように感じられる。そういうときが完全にリラックスしているということである。吐くたびに、求道者の心は本来の自己に向かい、脳から緊張が取れ、脳の活動が静まる。完全な呼気は、求道者が、呼吸も生命も魂も自分のすべてを創造主に捧げる最もよい方法である。

頭

31　頭はまっすぐで、また床に平行であるようにする。顎が上がってくると（写真179）、心は未来にさまよう。顎が下に向きすぎると（写真180）、過去に沈んでしまう。片方に傾くと（写真181）、耳の内部も傾いてしまうので、中脳に影響を与え、居眠りを始めて意識が鈍くなる。頭を床に平行にしておくことによって、心が現在にとどまるようにする（写真182）。身体が少しでも傾いたときにすぐ直すと、脳の左右の半球のバランスと、身体のバランスがとれる。それは、神性へ至る道のひとつなのだ。

32　最初のうちは呼吸のときに顎が無意識のうちに上下してしまうので、意識的に、首の後ろから頭頂の後部にかけて伸ばすこと。こうすることによって、頭の後面が常に床と平行になる（写真182）。

脳

33　脳や意識が緊張していると皮膚も緊張するし、逆に皮膚が緊張すると脳や意識が緊張する。皮膚の毛穴からだんだんと自分の

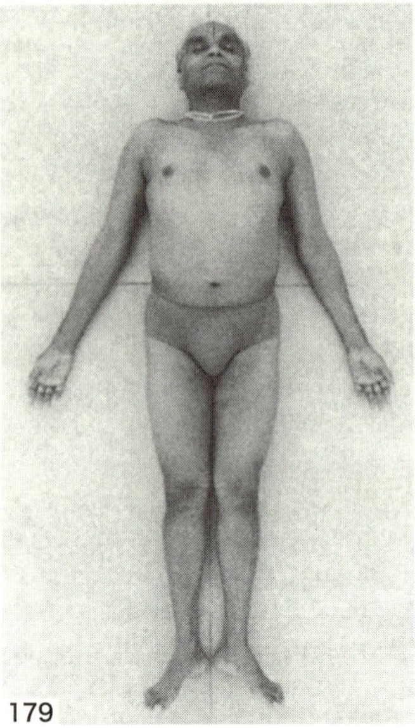

179

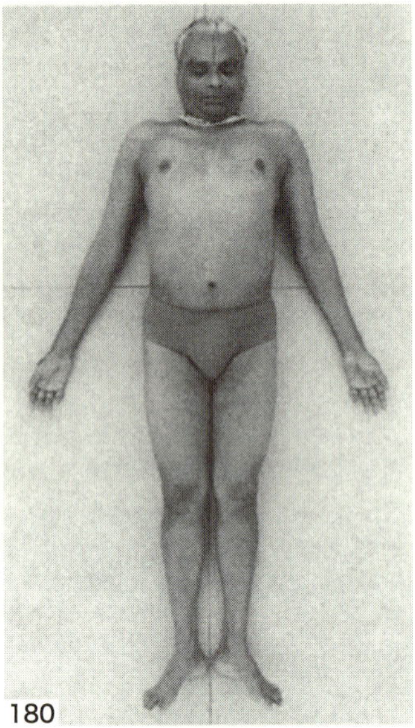

180

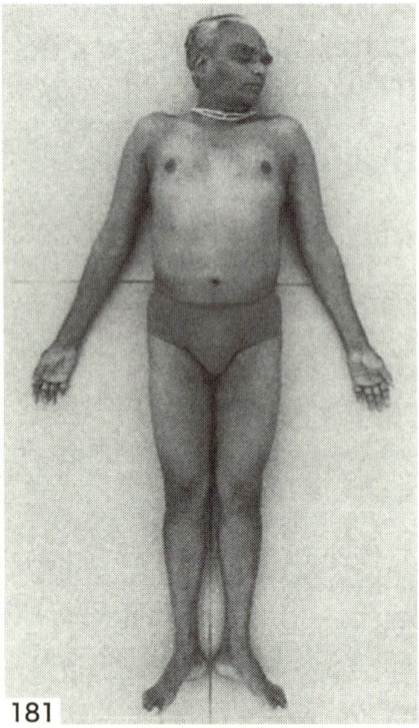

181

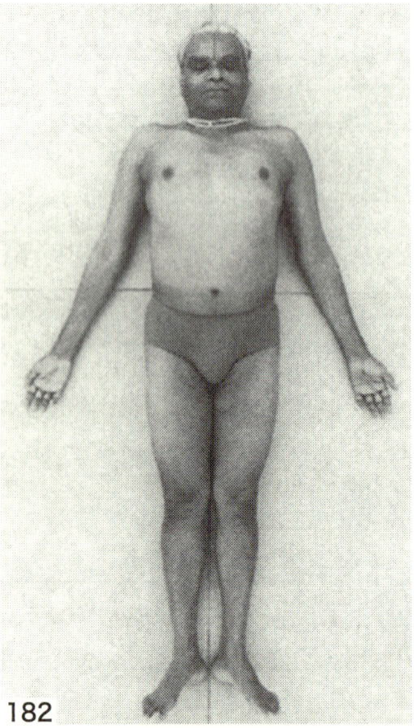

182

内にいる神へ、また内から皮膚へとリラックスできるよう鍛錬すること。身体と心と知性の総合エネルギーが内なる神に溶け込まなくてはならない。意志の力で心と知性を静めること。それから最後に意志を昇華させる。

34　感覚が興奮しているかぎり、本来の自己（アートマー）は眠っている。感覚が静まり沈黙すると、欲望の雲が散ってしまうので、本来なる自己が輝く。池の水からはね上がる魚の動きのように、心と知性（ブッディ）は身体の内外両方で揺れ動く。水が静かなとき、その水面に映った映像は形を崩さず、また動かない。心と知性が静められると、欲望にとらわれない内なる神（アートマー）の姿が表面にあらわれてくる。単純で純粋で欲望のない状態はカイヴァリヤ・アヴァスターと呼ばれる。

35　シャヴァアサナの目的は、身体を休め、呼吸は静めて、心と知性を徐々に昇華することである。内面と外面が不安定になると、精神的・知的エネルギーを無駄にする。シャヴァアサナでは心の中の精神的、感情的不安定が静まり、マノラヤ（マノは「心」、ラヤは「溶解」の意）の状態が起こる。ここで、川が海に流れ込むように、心は安定し、本来の自己に溶け込む。感情的なレベルでの自己が消えてしまうので、シューニャ・アヴァスター（ヨガ教本では「空」とよんでいる）受動的な状態になる。次に求道者は、知的エネルギーを混乱分散させる雑念を遮断する。この段階で、知性が雑念に邪魔されることなく最高に働く、明晰な状態に至る。この状態はアシューニャ・アヴァスター（非空）といわれる。心と脳が完全にコントロールできると、マノラヤやアマナスカトゥヴァ（欲望や雑念に影響されないで頭脳がきわめて明晰な状態）を超えた新しい積極的な状態、つまり聖なる状態に至る。

36　マノラヤ、つまりシューニャ・アヴァスター（空）の状態は、地球のまわりを回っているが見えないときの新月にたとえられる。アマナスカトゥヴァ、つまりアシューニャ・アヴァスター（非空）の状態は、太陽の光を反映している満月にたとえることができる。つまり、神（アートマー）の光を反映しているのである。シューニャ・アヴァスターとアシューニャ・アヴァスターの両方で、求道者の身体と心と知性がバランスをとり、エネルギーを放射している。感情が空で、知性が非空の２つの状態でつり合いをとっているのである。

37　この状態に至るには、何が正しいかを識別できなければならない。そうすれば明晰さが得られ、よりリラックスできる。明晰さが得られれば、疑いが消え、悟りが得られる。この状態に至ると、無限のもの（プラマートマー）と一体になる。この状態が体験できたとき、求道者はシャヴァアサナのもたらす蜜を味わったといえる。

38　時間を超える感覚を体験するために、約10〜15分間シャヴァアサナを完全に行う。ほんの少しの雑念でも動きでも、シャヴァアサナの魔力を逃がし、始めと終わりのある時間の世界に戻されてしまう。

39　シャヴァアサナがよく行えたときは、普通の世界に戻るには少し時間がかかる。活動の状態から受身の状態に、あるいはその逆に移るとき少し時間がかかるように、呼吸と思考の間、思考と呼吸の間には間がある。シャヴァアサナは受身の状態なので、普通の活動が脳と身体に戻ってくるのを静かに観察しながら待つ時間が必要である。シャヴァアサナがよく行えたあとでは、後頭部が乾いていて重く、前頭部が空の状態なので、普通の状態に帰るとき神経が震えるような感じがする。したがって、急いで頭を上げると意識を失ったり、だるく感じたりする。ゆっくりとそっと

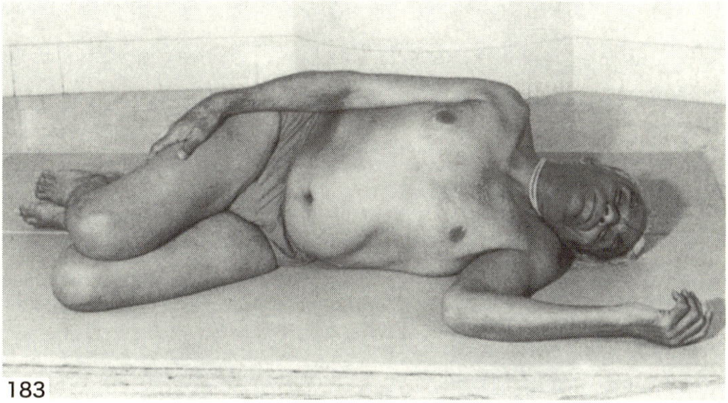
183

眼をあけ、何も見ようとしない状態をしばらく維持する。次に、膝を曲げて横腹を下にして（写真183）、１～２分そのままでいる。次に、同じ時間だけ逆の横腹を下にしている。こうすると、起き上がったとき緊張を感じない。

特別注意事項

40　過度の緊張、高血圧、心臓病、肺気腫、不安感に悩む人は頭の下に板か枕をおいて行うこと（写真80-2）。

41　緊張や不安のある人は、約20kg の重りを太ももの上に、２kg の重りを手のひらの上におく（写真184）。またシャンムキー・ムドラー（写真185）をしたり、約８ cm 幅の柔らかいうすい布で、こめかみから眼を覆うように頭に巻く。布は、鼻を閉じないように眉のところから鼻まであて、その端は、こめかみのところか、鼻の両脇で中に巻き込む。固く巻きすぎても、ゆるすぎてもいけない（写真186）。脳が活動すると、こめかみの動きと眼球の緊張が布を押す。こめかみと瞼の皮膚がリラックスしていると、布との接触を感じない。そのときは脳がリラックスしはじめているということである。

42 頸椎に異常があるために首に痛みのある人は、首の後ろを伸ばして気持ちよく寝ることはむずかしい。その場合には、首と頭の間に、巻いた布を入れる（写真187・188）。

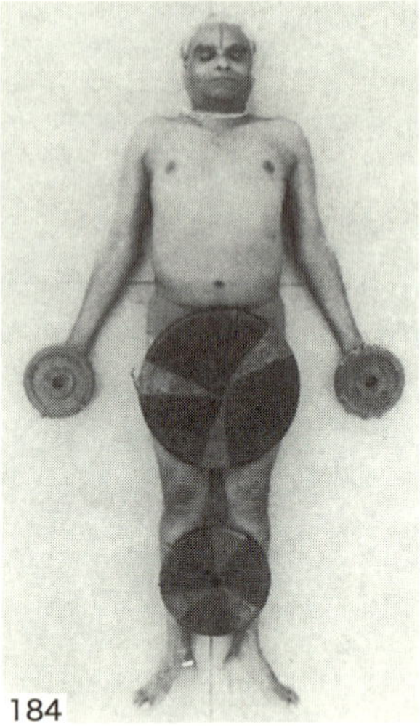
184

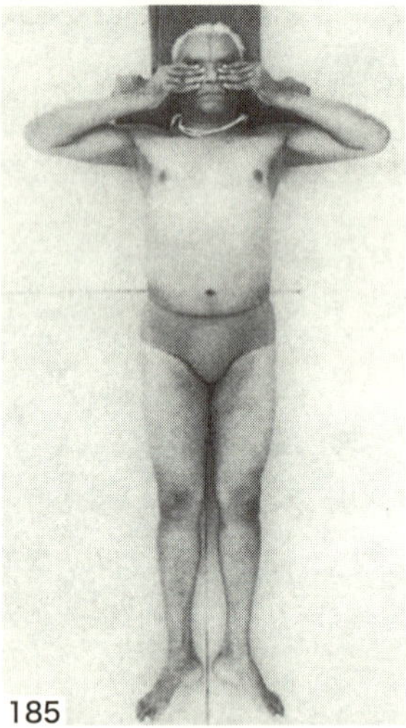
185

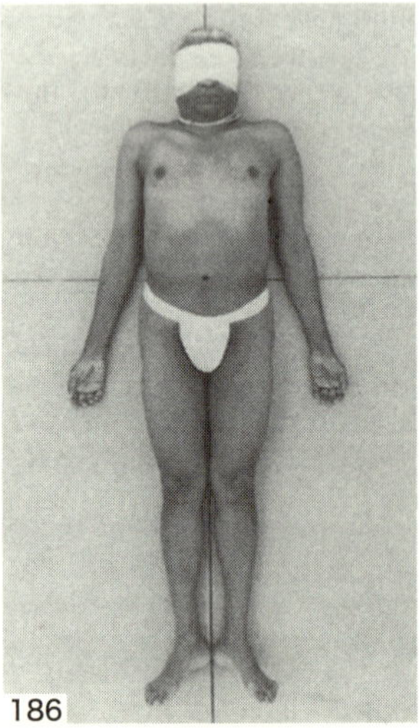
186

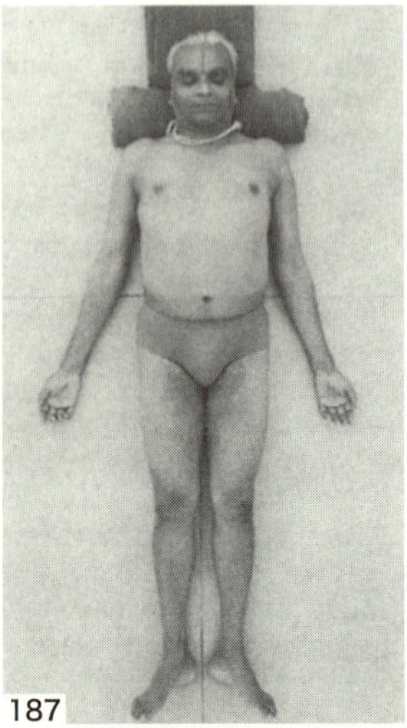
187

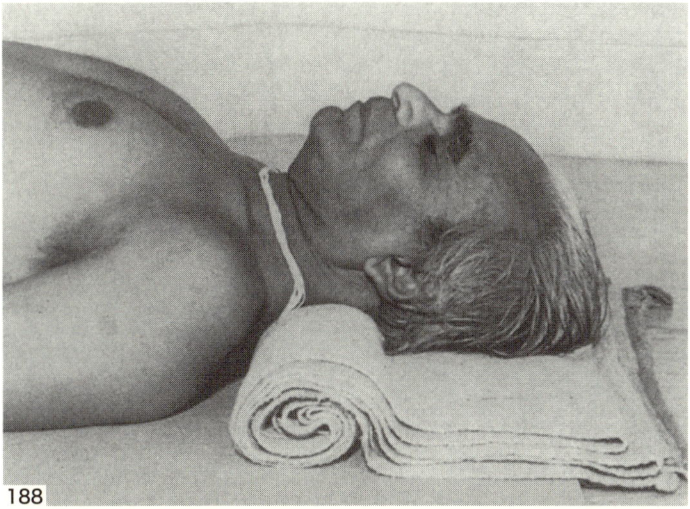

188

43　きわめて神経質な人や、自信喪失に悩んでいる人は、シャヴァアサナで横になったとき、両眉の間を見つめる（トラータカ）（写真149）。そのとき、眼を閉じ、眼球を中に引き入れ、眼の奥を見るようにする（写真150）。息を吸うごとに、1～2秒息を止めるようにして深呼吸する。こういうタイプの人は、サルワーンガアサナを行ったあとでしかシャヴァアサナを行ってはならない（『ハタヨガの真髄』参照）。深呼吸はこのタイプの人をリラックスさせる。リラックスできるようになったら、眉の間を見つめることにも、深呼吸することにもとらわれなくてよい。

44　床と胸椎のすき間が大きすぎるときは、柔らかい枕か、折りたたんだ毛布を背中に入れる。そうすると腰がくつろぐ（写真189）。背痛のある人は、下腹部に10～20kg の重しをおくと痛みがやわらぐ（写真190）。

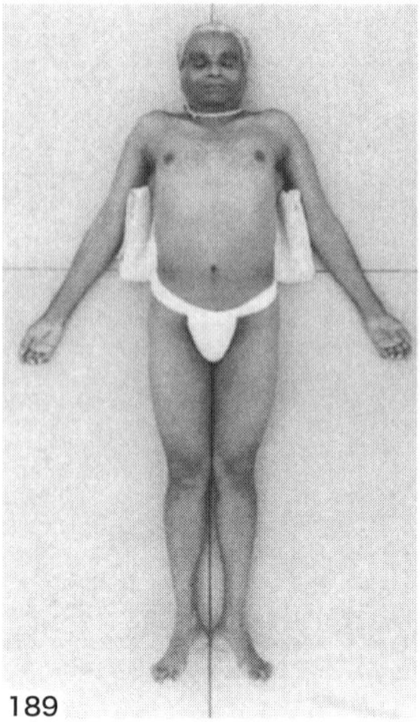

189

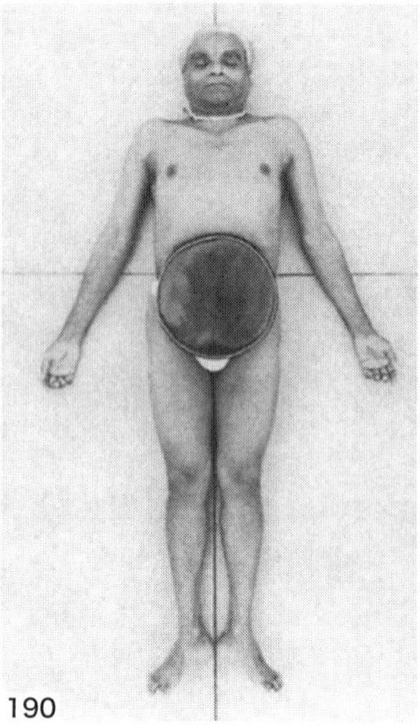

190

効果

45　正しいシャヴァアサナでは、最小のエネルギーの消費で、最大の疲労回復がもたらされる。心身ともに活力がわき、人間がダイナミックにかつ創造的になる。死の恐怖（バヤ）から解放され、恐怖を感じない状態（アバヤ）をつくり出す。求道者はここで深い平静と、神との一体感を体験する。

監訳者あとがき――なぜこの本を世に出すのか

なぜこの本を世に出すのか。それはアイアンガー師が本物だからである。彼には嘘がなく、真実を求め続けておられるから、私は彼が好きである。

昨今のヨガブームのおかげで、世界各地でいろいろな催しが行われている。私はそのほとんどに招待され、講演している。ヨガのトップクラスとされている指導者にも会い、その人間性にも接しているが、彼は数少ない本物のひとりであると思う。

1980年日本でヨガ世界大会が開催された。彼も海外からの多くの有名な指導者のひとりとして招待された。滞在中、他の講師たちは講師としての特別待遇を望まれたが、彼はその特別待遇を拒否され、一般の参加者と同様の扱いを望まれた。

大会期間中、多くの指導・会場の移動等多忙であったにもかかわらず、彼は普段と変わることなく早朝２〜３時間の訓練をされていた。70歳という高齢にもかかわらず、毎日うまずたゆまず訓練されているのである。今日ヨガという名のもとにさまざまなヨガが指導されているが、本物といえるものは少なく、この点からも彼の訓練法は修行であり、本物である。

彼はヨガの体位法・呼吸法を指導されるが、彼に接してみると、食事法・コントロール法等々の日常生活そのものがまさに生活ヨガである。

以上の理由により、私は沖ヨガの弟子の多くを、彼のプーナの道場に派遣し、学ばせている。彼の指導を受け、かつ私の指導を本格的に受けた者のみを、アイアンガー・ヨガの指導員として認めている。

翻訳上、インド的発想による表現を日本風にあらためようとも考えたが、あえて訂正しなかった。哲学面で疑問な点があれば、私に尋ねてほしい。

一人でも多くの人が本書を学ばれんことを祈る。

合掌

沖　正弘

訳者あとがき

『ハタヨガの真髄』に引き続き、この『ヨガ呼吸・瞑想百科』の翻訳に携わる機会を得られましたことをたいへんうれしく思います。

私自身、沖導師の教えられる生活ヨガに本格的に取り組んで10年以上たち、体位法・呼吸法の他、食事法・コントロール法等生活全般について学ばせて頂いております。

この２冊の内容は、それぞれ体位法及び呼吸法でありますが、その目指すところは、決して単なる体位法・呼吸法ではありません。

読者の皆様に、あえてお願いしたいのは、この本を肉体的訓練の本としてではなく、精神的な指導書あるいは宗教書として読んで頂きたいということです。日常生活において健康・美容のみならず、仕事・勉強・人間関係等々の問題に悩んでおられる方ほど、この書を読んで頂きたい。と申しますのは、この本を学ぶことにより、それらの諸問題の解決の手がかりが得られることを、私は自分自身および多数のヨガ仲間の体験を通じて確信しているからです。この書を、先に刊行された『ハタヨガの真髄』と合わせて学ばれんことを切望致します。

巻末の用語解説は、読者の皆様にできるだけ理解して頂くよう日本風に訂正しましたので、英文の原書と異なるところがありますのでご了承下さい。

この翻訳を通して、多くのことを学ばせて頂きました。この貴重なチャンスを与えて下さいました沖導師、アイアンガー導師に心より深く感謝申し上げます。

合掌

後藤南海雄

＊　＊　＊

この翻訳の課程で「アーサナ・プラーナーヤーマは、宗教心体得の原点である」ということを体験しました。

実を申しますと３年前、この翻訳に着手した頃、私は沖導師の説かれる「感謝・臓悔」の教えをいかに実行するかということの方に心が向いており、翻訳にはあまり情熱がわきませんでした。少しでも沖導師の教えを理解したいと思い、イタリアのアッシジで聖フランシスコの足跡を訪ねたり、インドのジャイナ教集団に入って彼等と修行生活を共にしたりしておりました。

その後道場のインドセミナーにおいてプラーナーヤーマを指導したとき、「これをすると不思議です。他を許す気持ちになり、感謝心がわいてくるのです」と感想を述べた受講生がいました。このとき、「あっそうだ。4～5年前アイアンガーヨガの勉強をしていたときの私もそうだった。私自身、もう一度原点の身体に戻ってやり直そう」と目を開かれる思いがし、再びアイアンガーヨガのアサナとプラーナーヤーマで身体をつくることにしました。そうするうち、以前のようなこだわりもなくなり、何かがふっ切れてだんだん沖導師の教えもよく理解できるようになりましたし、翻訳にも集中することができました。

アイアンガー導師は、本書の中で、「プラーナーヤーマの実践が神と融合する第一歩だ」と述べておられます。「神と融合する」とか、「自己の中の神に会う」とは、どういう意味でしょうか。この答えは、沖導師が教えの中でかなりはっきり表現されているように思います。「自分の考え、行為がだんだん正しくなっていき、ついには全くまちがいをしない神と同じように、考え、行うことのできる人間になること」と私は理解しています。

プラーナーヤーマを行うことによって、胸の形が変わり、背骨が正位置に戻ってくるので、恐怖が消え、他からの厳しい批判もむしろありがたいと思えるぐらい、素直に受け入れることができ、感謝・懺悔しやすくなるのです。

身体の面でいえば、肺、心臓の弱い人が多い日本では、この呼吸法はたいへん効果があると思います。いずれにしても、股関節が固い我々には、背骨を安全に可動の状態にしておくには、尻の下にそれなりの補助物が必要です。このことは、長年アイアンガーヨガを研究しているパリのノエル・ペレーズ女史から身体で学びました。彼女の指導なしに、プラーナーヤーマの妙味の一端は体験できなかったと感謝しています。

実際のところ、偉大なアイアンガー導師の著作の翻訳は、長年師事した者のみにできることです。アイアンガーヨガの研究を始めて5年ぐらいの、それも、あまり熱心な弟子とはいえなかった私が、この翻訳をさせていただくこと自体おこがましく、すべてに真摯なアイアンガー導師に申し訳なく思っております。

アイアンガー導師は、いっさいまちがいを許さないという厳しい態度で指導されます。指先1本のゆるみにさえ、導師はその生徒の所に駆け寄り叱咤し、直されるのです。

このようなアサナ・プラーナーヤーマに対する師の徹底的なまじめさが、この本にはそのまま表れています。現在、世界中で呼吸法に関する本は数多く出版されています。その中でも、この本はその正確さにおいて類をみないと思います。実際に、実習してみて下されば感じられることでしょう。

大学卒業後、英語教師をしているとき病気になり、ヨガと出会ってから11年たちました。フランスでのヨガ指導を皮切りに、オランダ、イギリス等に居住し、ヨーロッパでの沖ヨガ普及活動に携わっております。その間、南アフリカ、プエルトリコ、イスラエル等々、沖導師に同行させていただき、インドにも数回訪れ学ぶことができました。経済的余裕のない家庭に育ち病弱であった私が、現在のように活動できるようになり、さらに幸運なことには、『ハタヨガの真髄』に続いて、今回再びアイアンガー導師の著書の翻訳も手がけさせていただきました。

これもひとえに、たびたびヨガの道を外れてしまいそうになった私を叱り、励まし、多くのチャンスを与えて下さり、御指導下さった沖導師の深い愛の賜物と感謝しております。

長年の懸案のオランダのワーキング・ビザが許可されたため、急遽日本を発たなければならなくなり、あわてて翻訳を仕上げるようなことになってしまい、白揚社の方々にはご迷惑をおかけいたしました。また、翻訳を手伝って下さった静岡県清水東高校の近藤肇さんにもたいへんお世話になりました。この場を借りてお礼申し上げます。

合掌

玉木瑞枝

プラーナーヤーマの実習日程表

プラーナーヤーマの練習課程を、準備、初級、中級、上級、最上級の5つのコースに分け、初心者でも簡単に入門できるよう日程表を組んでみた。この日程表に従って練習を積めば、もしあなたが初心者でも、正しい呼吸法の習得が可能であろう。

全コースが正しい規制のもとに、毎日行われるものと仮定して、それにかける時間や日数を併記してあるが、各課程を習得するために要する時間は、各個人によっても、また本人の覚悟と熱心さによってもちがってくるだろうから、あくまでも目安と考えて実習してほしい。

まず、各コースで、どのようなプラーナーヤーマを練習するのかを列記すると次のようである。

Ⅰ　準備段階

ウッジャイ	第1段階から第7段階
ヴィローマ	第1段階と第2段階

Ⅱ　初心者コース

ウッジャイ	第8段階から第10段階
ヴィローマ	第3段階から第5段階
アヌローマ	第1段階(A)・(B)と第5段階(A)・(B)
プラティローマ	第1段階(A)・(B)
スーリヤ・ベダナ	第1段階
チャンドラ・ベダナ	第1段階

Ⅲ　中級者コース

ウッジャイ	第11段階
ヴィローマ	第3段階と第6・7段階
アヌローマ	第2段階(A)・(B)と第6段階(A)・(B)

プラティローマ	第２段階(A)・(B)
スーリヤ・ベダナ	第２段階
チャンドラ・ベダナ	第２段階
ナーディ・ショーダナ	第１段階(A)・(B)

Ⅳ　上級者コース

ウッジャイ	第12段階
ヴィローマ	第８段階
アヌローマ	第３段階(A)・(B)と第７段階(A)・(B)
プラティローマ	第３段階(A)・(B)
スーリヤ・ベダナ	第３段階
チャンドラ・ベダナ	第３段階
ナーディ・ショーダナ	第２段階(A)・(B)

Ⅴ　最上級者コース

ウッジャイ	第13段階
ヴィローマ	第９段階
アヌローマ	第８段階
プラティローマ	第４段階
スーリヤ・ベダナ	第４段階
チャンドラ・ベダナ	第４段階
ナーディ・ショーダナ	第３段階(A)・(B)と第４段階(A)・(B)

〈注意〉

・シータリーとシータカーリーは、指を使っても使わなくても、またクンバカを入れても入れなくてもいいから、日程表とは別に、ときどき数分間行うとよい。身体を暖めすぎたときや、気温の高い日の日の出前や日没後に行うのが望ましい。

・ブラマリーとムールチャーは、他の主なプラーナーヤーマで代替されるので、このような方法があるということを知っておくだけでいいだろう。

・カパーラバーティとバストリカーは、毎日の練習に２～３分加えてよいが、身体と鼻孔の状態に合わせ、鼻孔の掃除と肺を新鮮にするために行う。

・練習に応じて、クンバカの時間を延ばそうとする日、吸気・呼気の時間を延ばそうとする日を決めてもよい。

・練習が進んで、呼吸がコントロールできるようになったら、ヴリッティ・プラーナーヤーマの、吸気、呼気、クンバカの時間の割合を取り入れてもよいが、あまり急ぐと危険を伴うので注意すること。

日程表

I　準備段階

1～2週	ウッジャイ	第1・2段階	各7～8分
3～4週	ウッジャイ	第2・3段階	各8分
5～6週	ウッジャイ	第2・3段階	各5分
	ヴィローマ	第1・2段階	各5分
7～8週	ウッジャイ	第1・2・3段階	各5分
	ヴィローマ	第1・2段階	各5分
9～10週	ウッジャイ	第4・5段階	各5分
	ヴィローマ	第4段階	5分
	ヴィローマ	第1段階	5分
11～12週	ウッジャイ	第5・6段階	各5分
	ヴィローマ	第4段階	10分
13～15週	ウッジャイ	第5・6・7段階	各5分
	ヴィローマ	第2段階	10分
16～18週	ウッジャイ	第6・7段階	各5分
	ヴィローマ	第1・2段階	各5分
19～22週	これまでのものを繰り返し練習し、よく習得する。		
23～25週	ウッジャイ	第6・7段階	各8分
	ヴィローマ	第4・5段階	各8分

注意：この段階で大切なものは、ウッジャイの第2・4・7段階と、ヴィローマの第1・2段階である。

II　初級者コース

26〜28週	ウッジャイ	第８段階	10分
	ヴィローマ	第３段階	10分
29〜31週	ウッジャイ	第９段階	10分
	アヌローマ	第１段階(A)	10分
	ヴィローマ	第２段階	５分
32〜34週	ヴィローマ	第３段階	５〜８分
	アヌローマ	第１段階(B)	５〜８分
	ウッジャイ	第９段階	５分
35〜38週	アヌローマ	第１段階(A)	10分
	プラティローマ	第１段階(A)	10分
	ウッジャイ	第４段階	精一杯長く
39〜42週	ウッジャイ	第10段階	８〜10分
	アヌローマ	第１段階(B)	６〜８分
	プラティローマ	第１段階(B)	６〜８分
	ヴィローマ	第３段階	精一杯長く
43〜46週	このコースで練習したものを繰り返し、身につける。		
47〜50週	準備段階の大切なものと、このコースで練習したものを時間のゆるすかぎり練習する。		
51〜54週	アヌローマ	第５段階(A)	５分
	プラティローマ	第１段階(A)	５分
	スーリヤ・ベダナ	第１段階	10分
55〜58週	アヌローマ	第５段階(B)	５分
	プラティローマ	第１段階(B)	10分
	チャンドラ・ベダナ	第１段階	５分
59〜62週	よく習得できていないものや、身体の必要性に応じて、このコースのものを繰り返し練習する。		

注意：このコースで大切なのは、ウッジャイ第10段階、ヴィローマ第３段階、アヌローマ第１段階(B)、プラティローマ第１段階(B)、スーリヤ・ベダナ第１段階、チャンドラ・ベダナ第１段階である。

III　中級者コース

63〜67週	ヴィローマ	第３段階	５分
	ウッジャイ	第11段階	５〜８分
	ヴィローマ	第６段階	５分
	アヌローマ	第２段階(A)	５分
	プラティローマ	第２段階(A)	５分
	アヌローマ	第６段階(A)	５分
	スーリヤ・ベダナ	第２段階	５分
	チャンドラ・ベダナ	第２段階	５分

注意：この週はウッジャイ第11段階、アヌローマ第２段階(A)、プラティローマ第２段階(A)、スーリヤ・ベダナ第２段階などの組み合わせと、他のプラーナーヤーマの組み合わせを１日おきにやってもよい。

68〜72週	ヴィローマ	第７段階	５分
	アヌローマ	第２段階(B)	６〜８分
	プラティローマ	第２段階(B)	６〜８分
	ナーディ・ショーダナ	第１段階(A)	10分
73〜75週	ウッジャイ	第８段階	５分
	アヌローマ	第６段階(B)	６分
	プラティローマ	第２段階	６分
	ナーディ・ショーダナ	第１段階(B)	10分

注意：アヌローマとプラティローマは１日おきにやってもよい。

76〜80週	アヌローマ	第２段階(B)	10分
	プラティローマ	第２段階(B)	10分
	スーリヤ・ベダナ	第２段階	10分
	チャンドラ・ベダナ	第２段階	10分
	ナーディ・ショーダナ	第２段階	10分

注意：アヌローマ、スーリヤ・ベダナ、ナーディ・ショーダナの組み合わせは、１日おきに行う。

81～85週　今までのものを繰り返し練習し、より確実に習得すること。

注意：このコースで大切なものは、ウッジャイ第11段階、ヴィローマ第３段階、アヌローマ第２段階(B)、プラティローマ第２段階(B)、スーリヤ・ベダナ第２段階、チャンドラ・ベダナ第２段階、ナーディ・ショーダナ第２段階である。

86～90週　これまでやってきた３コースの中での大切なものを繰り返し、よく習得すること。

91～120週　この週は、１日１種類のプラーナーヤーマを行い、次の上級者コースに進めるよう、各種プラーナーヤーマをよく理解すること。

〈１週目〉

月曜	ウッジャイ	第８段階	20～25分
火曜	スーリヤ・ベダナ	第１段階	20～25分
水曜	アヌローマ	第１段階(B)	20～25分
木曜	ヴィローマ	第１・２段階	20～25分
金曜	プラティローマ	第１段階(B)	20～25分
土曜	ナーディ・ショーダナ	第１段階(B)	20～25分
日曜	ヴィローマ	第２段階	20～25分

〈２週目〉

月曜	チャンドラ・ベダナ	第１段階	20～25分
火曜	アヌローマ	第２段階(A)	20～25分
水曜	プラティローマ	第２段階(B)	20～25分
木曜	ウッジャイ	第10段階	20～25分
金曜	ナーディ・ショーダナ	第１段階(B)	20～25分
土曜	ヴィローマ	第５段階(B)	20～25分
日曜	ヴィローマ	第３段階	20～25分

〈3週目〉

月曜	スーリヤ・ベダナ	第2段階	20〜25分
火曜	チャンドラ・ベダナ	第2段階	20〜25分
水曜	ヴィローマ	第7段階	20〜25分
木曜	アヌローマ	第5段階(B)	20〜25分
金曜	プラティローマ	第1段階(A)	20〜25分
土曜	ナーディ・ショーダナ	第1段階(A)	20〜25分
日曜	ウッジャイ	第10段階	20〜25分

注意：次からの週は、今までの3コースのプラーナーヤーマを全部含むようにして、自分でスケジュールを組むとよい。そしてそれが終わったら、再びここにあげた第1週からのスケジュールを繰り返し、また再び自分のスケジュールに従う。

毎週主なプラーナーヤーマを含むようにし、3週間ごとにスケジュールは変えること。日曜日は休むか、静かなプラーナーヤーマなら行ってもよい。計画していたものでも、その日の体調にふさわしくないと思ったら、同じ週のもので、他の日にあてられたものを選ぶ。2〜3分だけ続けるべきプラーナーヤーマを20分も25分も続けてはいけないが、3週の終わりの土曜日に、試みに5分だけやってみてもよい。

Ⅳ　上級者コース

121〜125週	スーリヤ・ベダナ	第1段階	5分
	ウッジャイ	第12段階	10分
	ヴィローマ	第8段階	10分
126〜130週	チャンドラ・ベダナ	第1段階	5分
	アヌローマ	第3段階(A)	10分
	プラティローマ	第3段階(A)	10分
	ヴィローマ	第8段階	5分
131〜136週	アヌローマ	第7段階(A)	10分
	ナーディ・ショーダナ	第2段階(A)	10分
	ヴィローマ	第8段階	5分

137〜142週	スーリヤ・ベダナ	第２段階	10分
	ナーディ・ショーダナ	第２段階(Ｂ)	15分
143〜148週	チャンドラ・ベダナ	第２段階	10分
	ナーディ・ショーダナ	第１段階(Ｂ)	15分
149〜155週	スーリヤ・ベダナ	第３段階	10分
	アヌローマ	第３段階(Ｂ)	８分
	プラティローマ	第３段階(Ｂ)	８分
156〜160週	チャンドラ・ベダナ	第３段階	10分
	アヌローマ	第７段階(Ｂ)	８分
	プラティローマ	第３段階(Ａ)	８分
	ナーディ・ショーダナ	第２段階(Ｂ)	８〜10分

注意：このコースで大切なものは、アヌローマ第３段階(Ｂ)、プラティローマ第３段階(Ｂ)、スーリヤ・ベダナ第３段階、チャンドラ・ベダナ第３段階、ナーディ・ショーダナ第２段階(Ｂ)である。

161〜170週　これまでの、各コースの大切なものとしてあげてあるプラーナーヤーマを繰り返す。

Ｖ　最上級者コース

171〜175週	ナーディ・ショーダナ	第１段階(Ｂ)	８〜10分
	ウッジャイ	第13段階	10分
	アヌローマ	第８段階(Ａ)	10分
176〜180週	ヴィローマ	第９段階	10分
	プラティローマ	第４段階(Ａ)	10分
181〜185週	ナーディ・ショーダナ	第３段階(Ａ)	10分
	アヌローマ	第８段階(Ｂ)	10分
	ウッジャイ	第12段階(横臥)	８分
186〜190週	スーリヤ・ベダナ	第４段階	10分
	ナーディ・ショーダナ	第３段階(Ｂ)	15分
	ウッジャイ	第２段階(横臥)	10分

191～195週	チャンドラ・ベダナ	第４段階	10分
	プラティローマ	第４段階（B）	10分
	ヴィローマ	第２段階（横臥）	８～10分
196～200週	ナーディ・ショーダナ	第４段階（A）	10分
	ナーディ・ショーダナ	第４段階（B）	10分
	ウッジャイ	第２段階（横臥）	10分

注意：このコースで大切なものは、スーリヤ・ベダナ第４段階、チャンドラ・ベダナ第４段階、ナーディ・ショーダナ第４段階（B）である。

ここまででプラーナーヤーマの完修ということになるが、何度もいうように、プラーナーヤーマは奥の深いものである。引き続き、毎週次のような順序でプラーナーヤーマを行うとよいだろう。

月曜	ナーディ・ショーダナ	第１段階（B）	15～20分
	ウッジャイ	第11段階	15～20分
	シャヴァアサナ		10分
火曜	ヴィローマ	第５・６段階	15～20分
	スーリヤ・ベダナ	第２・３段階	15～20分
	シャヴァアサナ		10分
水曜	ナーディ・ショーダナ	第２段階（B）	15～20分
	アヌローマ	第７段階（B）	15～20分
	シャヴァアサナ		10分
木曜	チャンドラ・ベダナ	第２・３段階	15～20分
	プラティローマ	第３段階（B）	15～20分
	シャヴァアサナ		10分
金曜	ウッジャイ	第８段階	20分
	ナーディ・ショーダナ	第４段階（B）	20分
	シャヴァアサナ		10分
土曜	ヴィローマ	第７段階	10分
	ナーディ・ショーダナ	第１段階（B）	20分
	シャヴァアサナ		10分

注意：主要なプラーナーヤーマを行ったあとのシャヴァアサナの前

に、バストリカーを２～３分行ってもよい。そのとき鼻孔は閉じてでも開いてでもよい。

用語解説

【ア】

ア（A）：否定を表す接頭辞。ヒンサー（暴力）につくとアヒンサー（非暴力）になるなど。

アヴァスター（Avasthā）：心の状態、状況。

アヴィディヤー（Avidyā）：とくに精神的な意味における無知。

アヴィラティ（Avirati）：肉欲にとらわれること。

アオム（Āuṁ）：ラテン語 Omne と同様、サンスクリットのアオムは「すべて」を意味し、全知、遍在、全能といった概念に通じる。

アオム・ナモー・ナーラーヤナーヤ（Āuṁ namo Nārāyanāya）・アオム・ナマー・シヴァーヤ（Āuṁ namah Śivāya）：アオムという言葉は非常に大きな力をもっているので、ナーラーヤナやシヴァなどの神の名を加えて、その力を薄めるとよいとされる。そうすることで、求道者はマントラを繰り返し、その真の意義を見出すことができる。

アーカーシャ（Ākāśa）：空、霊気（５番目の元素とされるエーテル）、自由空間。

アガルバ・ディヤーナ（Agarbha dhyāna）：ガルバは「胎児」を意味する。ディヤーナとは瞑想で、パタンジャリによればヨガの第７段階とされている。瞑想中、初心者はマントラ（聖なる祈りの言葉）を与えられ、雑念のある心から安定した心へと導かれ、世俗的なものから解放される。これをサビージャ・ディヤーナ、あるいはサガルバ・ディヤーナという（サは「〜と共に」という意味）。これに対して、マントラなしで瞑想することをニルビージャ・ディヤーナ、あるいはアガルバ・ディヤーナという（ニルおよびアは「〜なしで」という意味）。

アグニ（Agni）：火または消化機能。

アサト（Asat）：非存在、虚構。

アサナ（Āsana）：姿勢、体位法、ヨガの第３段階。

アシャンサクタ（Aśaṁsakta）：称賛や非難に対して無関心であること。

アシューニャ（Asunya）：空っぽ（シューニャ）ではないこと。満たされたもの。

――・アヴァスター（Aśūnyāvasthā）：知性が完全に働いていて、雑念が起こらない明瞭な状態（アヴァスター）。

アージュニャー・チャクラ（Ajñā chakra）：アージュニャーとは「司令」の意。眉間にある神経叢、司令の座。

アショカヴァナ（Aśokavana）：ランカー島にあるアショカの森。魔王ラーヴァナが、ラーマの貞節な妻シーターを連れ去った場所。

アスティ（Asthi）：骨。
アステヤ（Asteya）：不盗（盗まないこと）。
アスミタ（Asmitā）：エゴイズム。
アダーマ（Adhama）：最も低い、最も劣った。
——・アダーマ（Adhamādhama）：低いレベルのなかでも低いもの。
——・マディヤマ（Adhamamadhyama）：低いレベルのなかでの平均。
アーダーラ（Ādhāra）：支持。
アチット（Achit）：チット（生気を与えるもの）ではないもの。活性していないもの。
アチャラ（Achala）：動かないもの。
アチャラター（Achalatā）：不動性。
アーディ・シェーシャ（Ādi Śesa）：千の頭をもっているといわれる古代のへび。その上にヴィシュヌが座っているとも、あるいはヴィシュヌの頭上にあって全世界を支えているともいわれている。
アートマー（Ātmā）：至高の魂、ブラフマン。
——・ジャヤ（Ātma jaya）：自己を征服すること。
——・ダルシャナ（Ātma darśana）：自分を至高の魂の一部と見なすこと。大いなる自己のヴィジョン。
——・ニヤーナ（Ātma jñana）：自己についての知識、精神性についての知識、魂もしくは至高の精神についての知識。真の知恵。
アートマフティ（Atmahuti）：自分を捧げること。自己犠牲。
アートマンジャリ・ムドラー（Ātmānjali mudrā）：内なる魂を拝むために、胸の前で手を合わせること。
アナヴァスティタットヴァ（Anavasthitattva）：修業を続ける気をなくすこと。また、自分は最高の状態（サマーディ）になったので、修業の必要はないと信じてやめること。
アナーハタ・チャクラ（Anāhata chakra）：心臓部にある神経叢。
アナンダ（Ānanda）：幸福、至福、法悦。
アナンダマヤ・コシャ（Ānandamaya kośa）：魂を覆っている至福の相。
アヌサンダーナ（Anusandhāna）：よく吟味、検査すること。または、適切な関係のこと。
アーヌバーヴィカ・ニヤーナ（Ānubhavika jñana）：経験（アヌバーヴァ）によって得られる知識。
アヌローマ（Anuloma）：自然の道理、自然（万物、世界）の理法または秩序。
——・プラーナーヤーマ（Anuloma prānāyāma）：吸気は両鼻孔を開いて行い、呼気は左右の鼻孔を交互に使って行う。
アパーナ・ヴァーユ（Apāna vāyu）：生命気のうちのひとつで、下腹部で活動し、排泄機能を司る。
アバヤ（Abhaya）：恐れからの解放。
アパリグラハ（Aparigraha）：収集欲、蓄積欲からの解放。つまり無欲になること。

アハンカーラ（Ahaṁkāra）：自我、利己主義。字義的には「私をつくるもの」という意味であり、「私は知っている」ということを確信する状態である。

アビニヴェシャ（Abhiniveśa）：生命への本能的な執着、死によってすべてを絶たれることへの恐怖。

アヒンサー（Ahimsa）：非暴力。たんに暴力や殺生を禁ずる消極的な意味だけでなく、あらゆるものを包容（活用）する愛を意味する。

アープ（Ap）：水。創造の５元素のひとつ。

アーフティ（Āhuti）：神に供え物をすること。奉納をともなう宗教儀式。

アマナスカトゥヴァ（Amanaskatva）：ヨガの目的とは、心と知性を徐々に昇華させることにある。内面的および外面的な動揺が起きると、心と知性のエネルギーは浪費されてしまう。心の内部の感情的な混乱が静まると、マノラヤの状態を経験することができ、そのとき心は動揺から解放され、海に流れ込む川のように大いなる自己に溶け込み、個人のアイデンティティは感情の次元で融合される。また、知性が十分に働いて雑念に邪魔されることがないとき、アマナスカトゥヴァ、つまり欲望や考え事のない状態を経験することができる。このとき知性は明晰となる。

アーヤーマ（Āyāma）：長さ、広がり、伸びという意味のほかに、制限、コントロール、静止という意味も含む。

アーユルヴェーダ（Āyurvēda）：健康の科学、医学。

アーラシャ（Ālasya）：怠慢、怠惰、無関心。

アラブダ・ブーミカトヴァ（Alabhdha-bhūmikatva）：現実を見つめることは不可能だと感じて、確固たる根拠を見失ったり、実践の継続をあきらめたりすること。

アーランバ・アヴァスター（Ārambhāvasthā）：アーランバは「初まり」、アヴァスターは「状態」。『シヴァ・サンヒター』によると、プラーナーヤーマの最初の段階。

アーランブシャー・ナーディ（Ālambusā nāḍī）：エネルギーが流れる管状器官ナーディのひとつ。口と肛門をつないでいるといわれている。

アルジュナ（Arjuna）：パーンダヴァの王子。叙事詩『マハーバーラタ』の英雄で弓の名手。

アルタ（Artha）：意味、意義、重要性。または、人間が追い求める対象としての富。

――・バーヴァナム（Artha bhāvanam）：マントラもしくは神の名の意味について熟考を続けた結果わきあがる献身の心、信仰心。

アーロハ（Āroha）：向上、上昇。

アンタカラナ（Antaḥkaraṇa）：アンタは「終局」、カラナは「感覚器官」「行動のための手段」「道具」の意。心臓、魂、思考と感情の座、思考能力、心、意識。

アンタラ（Antara）：中、内側、内部。

――・クンバカ（Aṅtara Kumbhaka）：十分な吸気のあと、息を止めること。

アンタラートマー（Antarātmā）：最奥にある精神、魂。内在する至高の精神、人のうちに宿る魂。

アンナ（Anna）：一般的な意味での食べ物。また、至高の魂が顕現している食べ物のこと。

アンナマヤ・コシャ（Annamaya Kośa）：食べ物によって維持される、目に見える物質的な体。ストゥーラ・シャリーラ。魂を覆う最も外側の相。また、ブラフマーが最も世俗的な形で顕現したものである物質世界のことも指す。

イーシュヴァラ（Īśvara）：至高の存在。神。
——・プラニダーナ（Īśvara pranidhāna）：活動と意思を神に捧げること。
イダー・ナーディ（Iḍā nāḍī）：左鼻孔から発し、頭頂に至り、脊柱の底部におりてくるエネルギーの流れ道。月のエネルギーを運ぶのでチャンドラ・ナーディとも呼ばれる。
イッチャー（Ichhā）：望み、欲望、意志。

ヴァイシェーシカ（Vaiśeṣika）：インドの六派哲学のひとつで、聖人カナーダによって創始されたもの。ものの本質は、その特質（ヴィシェシャ）を知ること、または９つの実体を分ける根源的な違いを知ることでわかると説く。９つの実体とは、地、水、火、風、エーテル、時間、空間、アートマン、心のことである。
ヴァイラーギャ（Vairāgya）：世俗的な欲望がないこと。
ヴァーク（Vāc）：言葉。
ヴァーサナー（Vāsanā）：欲望、渇望、傾向、嗜好。
ヴァータ（Vāta）：風。
ヴァーユ（Vāyu）：風、生命気。
——・サーダナー（Vāyu sādhanā）：生命気の探究、実習。プラーナーヤーマの別の名。
ヴァラーハ・ウパニシャッド（Varahopaniṣad）：ウパニシャッドのひとつで、ナーディについて述べている。
ヴァールニー・ナーディ（Vārunī nāḍī）：ナーディのひとつで、全身を流れているもの。排尿の働きをもつ。
ヴァールミーキ（Vālmīki）：叙事詩『ラーマーヤナ』の作者。ラトナーカラの項を参照。
ヴィヴェカ（Viveka）：判断、識別。
——・キャーティ（Viveka khyāti）：識別智、識別する能力。
ヴィクシプタ（Viksipta）：雑念や混乱や当惑によって生じる、心が動揺した状態。
ヴィシャマ・ヴリッティ・プラーナーヤーマ（Viṣama vṛtti prāṇāyāma）：ヴィシャマは「不規則」で「むずかしい」という意味。呼気、吸気、保息の時間が一定でないので、この名がついた。この呼吸法は、リズムが乱れ、呼気、吸気、保息の時間に違いが生まれるので、学ぶのがむずかしい。
ヴィシャーラタ（Viśālatā）：伸長、空間、広さ、幅。
ヴィシュヴォーダリー・ナーディ（Viśvodharī nāḍī）：ナーディのひとつで、栄養を吸収する働きをもつ。
ヴィシュッディ・チャクラ（Viśuddhi chakra）：咽頭部にある神経叢。

ヴィシュヌ（Viṣṇu）：ヒンドゥー教の三神のなかの一体。２番目の神で保護神。
ヴィチャーラナー（Vichāranā）：検査、調査、議論、考慮。
ヴィディヤー（Vidyā）：学問、知識。
ヴィニヤーナ（Vijñana）：知識、知恵、知性、理解、識別のこと。至高の精神（ブラフマー）の知識に対して、世俗的体験から生じる世俗的知識も意味する。
――・ナーディ（Vijñana nāḍī）：意識を運ぶ管。
ヴィニヤーナマヤ・コシャ（Vijñanamaya kośa）：魂を覆う知性の相。主観的な経験から導かれる理性と判断の過程に影響を与える。
ヴィビーシャナ（Vibhīśana）：魔王ラーヴァナの弟。ラーマの妻シーターをさらったのは罪深いことであり、夫のもとに返すべきだと兄を説得しようとしたが、失敗したのでラーマとともにラーヴァナと戦った。その戦いに勝ったあと、ランカーの王に選ばれた。正しい行動の模範を示す者であり、行った瞑想もサトヴィックだったとされる。
ヴィヤーディ（Vyādhi）：病気、疾患、不健康。
ヴィヤーナ・ヴァーユ（Vyāna vāyu）：生命気のひとつで、身体中に行き渡り、食物と呼吸から得られるエネルギーを全身に運ぶ。
ヴィーラアサナ（Vīrāsana）：ヴィーラは「英雄」「チャンピオン」のこと。基本座法のひとつで、両足の間に尻を落として座り、両膝を合わせる座り方。瞑想やプラーナーヤーマを行うのに適している。
ヴィローマ・プラーナーヤーマ（Viloma prānāyāma）：ヴィローマとは髪（ローマ）に逆らう、流れに逆らう、ものの秩序に逆らうという意味。この呼吸法では、呼気と吸気を連続的に行うのではなく、途中に何度か中断をはさみながら徐々に進めていく。
ヴェーダ（Vēda）：ヒンドゥーの聖典。天啓聖典（シュルティ）とされ、リグ・ヴェーダ（神々の讃歌）、サーマ・ヴェーダ（祭官の詠歌）、ヤジュル・ヴェーダ（散文祭詞）、アタルヴァ・ヴェーダ（呪文）の４つの種類がある。ヴェーダには最初の哲学的洞察が見られ、またそれは最終的な権限をもつものと考えられている。どのヴェーダも、大まかにマントラ（讃歌）とブラーフマナ（注釈）の２部に分かれており、後者にはアーラニヤカ（神学）とウパニシャッド（哲学）が含まれる。
ヴェーダーンタ（Vedanta）：字義的には、ヴェーダの終わり（アンタ）という意味。ウッタラ・ミーマーンサーといわれるインド哲学体系の別名であるが、ヴェーダーンタという呼び方のほうがよく知られている。ウッタラ・ミーンマーンサーとはヴェーダの最後の探究という意味だが、それはこの哲学大系の主な関心がウパニシャッドの哲学的教説にあるからである。それらの教説は３つの本源、つまりブラフマン（究極の源）、ジャガト（世界）、ジヴァートマー（個人の魂）の関係と性質に関するもので、また、ジヴァートマーとプラマートマー（宇宙の魂）の関係についても言及している。
ウダーナ・ヴァーユ（Udāna vāyu）：生命気のひとつで、全身に広がって生命エネルギーで満たすもの。咽喉部にあり、空気と食物の摂取を調整する働きをする。

ウッジャイ（Ujjāyī）：プラーナーヤーマの一種。誇り高き征服者のように、肺を十分に広げ胸をはっている状態。

ウッタマ（Uttama）：最善の、優れた、第一の、最高の。

――・ウッタマ（Uttamōttama）：最も優れた、最善のもののなかでも最もよい、飛び抜けて高い。

ウッダーラカ（Uddālaka）：息子のシュヴェータケートゥに、あらゆる知識にいたる鍵について説いた聖人。『チャーンドーギャ・ウパニシャッド』で、その場面が語られている。

ウッタラ・カーンダ（Uttara-kānda）：『ラーマーヤナ』の最終巻。

ウッタラ・ミーマーンサー（Uttara mimāṁsa）：インド哲学の一体系。ヴェーダの考え方を基礎として神を受け入れるが、精神性に関する知識（ニヤーナ）に特別な重点を置いている。

ウッディーヤーナ（Uddīyāna）：バンダの一種。横隔膜を胸郭の方へひっぱり上げ、腹部内臓も脊柱の方向にひっぱり上げる姿勢。ウッディーヤーナを通じて、大きな鳥プラーナが、スシュムナー・ナーディを通って飛び上がっていく。

ウパニシャッド（Upaniṣads）：sad（座る）という語幹に接頭辞 upa（近い）と ni（下に）を加えたもの。精神的指導を受けるためにグルの近くに座る、という意味になる。ウパニシャッドは、ヒンドゥーの最も古い聖典であるヴェーダの哲学的な部分をなし、人間の性質と宇宙について、個人的な魂（自己）と宇宙的な魂の結合について述べている。

ウパプラーナ・ヴァーユ（Upa-prāna vāyu）：次の５つの補助的生命気のこと――①げっぷによって腹部の圧迫をとるナーガ、②瞼を閉じることによって異物や明るすぎる光が入ってくるのを防ぐクールマ、③せきやくしゃみを起こして異物が入り込むのを防ぐクリカラ、④あくびを起こして疲れた身体に酸素を取り入れるデーヴァダッタ、⑤死後体内に残り、ときには身体をふくらませるダナンジャヤ。

ヴヤヴァサーヤートマカ・ブッディ（Vyavasāyātmaka-Buddhi）：勤勉で粘り強い知性。

ヴリッティ（Vṛtti）：行為の道筋、行動、在り方、状況もしくは心の状態。

――・プラーナーヤーマ（Vṛtti prānāyāma）：このプラーナーヤーマには２種類ある。吸気、クンバカ、呼気の時間を同じにするサマ・ヴリッティと、時間に差をつけるヴィシャマ・ヴリッティとである。

ウールドヴァ（Ūrdhva）：上昇した、高められた、次第に高くなること。

――・レトゥス（Ūrdhva-retus）：レトゥスは「精子」。禁欲生活において、性的交渉をせずに性エネルギーを昇華させること、または昇華させた者。

エカーグラ（Ekāgra）：ひとつの対象もしくは地点だけを見つめること。注意を奪われている状態で、精神の機能はすべて単一の対象へと注がれている。

オージャス（Ojas）：生命エネルギー、輝き、光輝。

【カ】

カイヴァリヤ・アヴァスター（Kaivalyāvasthā）：カイヴァリヤは魂が物質から完全に離れ、神と一致すること。カイヴァリヤ・アヴァスターはそうなった状態のことで、最終的解放、至福の状態。

カウシキー・ナーディ（Kausiki nāḍī）：ナーディのひとつで、足の親指につながっているもの。

カウシータキ・ウパニシャッド（Kauṣitaki Upaniṣad）：主要聖典のひとつ。

ガウタマ（Gautama）：ニヤーヤ学派の開祖である聖人。

ガタ（Ghata）：素焼きの水がめ。

──・アヴァスター（Ghatāvasthā）：『シヴァ・サンヒター』で述べられているプラーナーヤーマの第２段階。素焼きの水がめのようだった身体は、この段階でプラーナーヤーマの炎によって焼きかためられ、安定性を獲得する。

カタ・ウパニシャッド（Kaṭhopaniṣad）：主要聖典のひとつで、死の神ヤマと求道者ナチケータスの間の問答歌の形をとる。

カパ（Kapha）：粘液。

カパーラ（Kapāla）：頭蓋骨。

カパーラバーティ（Kapāla-bhāti）：バーティは「光」の意。副鼻孔の浄化の過程のことで、バストリカー・プラーナーヤーマをやさしくしたもの。

カーマ（Kāma）：欲望、肉欲。

カーラ（Kāla）：時間。

──・チャクラ（Kāla chakra）：時というろくろ。

カーラナ・シャリーラ（Kāraṇa śarīra）：身体（シャリーラ）の根本。原因体、原因身。至福の相（アナンダマヤ・コシャ）。瞑想の対象と完全に一体になったとき、または眠りのあとの新鮮な目覚めのときに、その存在を体験することができる。

ガルバ（Garbha）：胎児。

カルマ（Karma）：行動。

──・マールガ（Karma mārga）：積極的行動を通じて悟りに至る道。

──・ムクタ（Karma mukta）：自分の行為の功績にとらわれることから解放された者。

──・ファラトヤーギ（Karma phalatyāgi）：人生においてなしてきた行為によって得られる成果や報酬を放棄した者。

カルメンドリヤ（Karmendriya）：排泄器官、生殖器官、手、足、発声器官。

カンダ（Kanda）：球根、結び目。カンダは２センチほどの大きさの丸い形をしたもので、肛門の約20センチ上、へそ付近にあり、やわらかい白い衣で覆われているようである。そこでは３本のナーディ（スシュムナー、イダー、ピンガラー）が交差している。

ガンダ（Gandha）：匂い。

カンダスターナ（Kandasthāna）：カンダの位置するところ。

ガーンダーリー・ナーディ（Gāndhārī nāḍī）：ナーディのひとつで、イダー・ナーディの後ろ側に位置し、左目につながっているとされる。視覚を調整する。

グ（Gu）：「グル」の第1の音節。暗闇を意味する。
クシェートラ（Kṣetra）：活動領域としての身体。
クシェートラジニャー（Kṣetrajña）：農夫。身体や魂をよく知る者。
クシプタ（Kṣipta）：注意散漫な、なおざりにされた。
グナ（Guṇa）：質。自然の原素もしくは構成物。宇宙の物質（プラクリティ）の構成要素で、次の3つのものがある――啓発をもたらす質（サットヴァ）、活動を起こす質（ラジャス）、動きを止める質（タマス）。
グナーティータ（Guṇātitā）：サットヴァ、ラジャス、タマスを乗り越え、至上の精神を体得した人。
クフー（Kuhū）：ナーディのひとつで、スシュムナーの前に位置し、排泄にかかわる機能をもつとされる。
クラーラ・チャクラ（Kulāla chakra）：陶工のろくろ。
クリカラ・ヴァーユ（Kṛkara vāyu）：補助的な生命気のひとつ。くしゃみやせきをすることで、異物が体内に入るのを防ぐ。
クリシュナ（Kṛṣṇa）：あらゆるヨガの神。ヒンドゥー神話のなかで最も知られた英雄。ヴィシュヌの第8の化身。
クリヤー（Kriyā）：浄罪の儀式、浄化の過程。
グル（Guru）：精神的指導者。心の疑いから生じる闇を照らす者。
クル・クシェートラ（Kuru Kṣetra）：デリー近くにある広大な平原の名。『マハーバーラタ』では、カウラヴァとパーンダヴァの間で繰り広げられた戦闘の舞台となった。人間の身体はこの平原にたとえられることがあるが、それは、悪の力と善の力、利己心と義務の間で対立が生じるからである。
クールマ・ヴァーユ（Kūrma vāyu）：補助的な生命気のひとつ。瞼の動きをコントロールし、異物や強い光が目に入るのを防ぎ、心身を安定させる。
クールマ・ナーディ（Kūrma nāḍī）：補助的なナーディのひとつ。心身を安定させる働きをもつ。
クロダ（Krodha）：怒り。
クンダリニー（Kuṇḍalinī）：神性なる宇宙エネルギー。脊柱最下部にある最も低い神経叢ムーラダーラ・チャクラのところに、とぐろを巻いて眠っているへびにたとえられる。この潜在エネルギーを目覚めさせ、脊柱の中心つまりスシュムナーを通り、頭の中にあるそれぞれのチャクラを通りぬけて千枚の花弁をもったサハスラーラまで昇らせなければならない。そうなったとき、宇宙の最高の魂、つまり神と結ばれるのである。
クンバ（Kumbha）：水がめ、水差し、杯。
クンバカ（Kumbhaka）：息を吐き切ったあと、もしくは吸い切ったあとに止めること。空っぽもしくは満杯の水がめのように、肺が完全に空または一杯になっているというイメージ。

クンバカルナ（Kumbhakarṇa）：水差しのような耳の意。巨人で、魔王ラーヴァナの兄弟。ラーマによって殺された。クンバカルナは非常に厳しい修行をしたが、それは神々の面目をつぶそうとしてのことだった。ブラフマーは彼の願いを聞くときに、その舌に言葉の女神サラスワティーを宿らせ、意思とは違ったことをしゃべらせるようにした。本当はインドラパーダ（神々の王）を願っていたクンバカルナだったが、ニドラパーダ（睡眠状態）と言ってしまい、その願いは即座に叶えられた。結局、修行や瞑想がタマシックであったため、その努力は、死んだような眠りしかもたらさなかったのである。

ケーヴァラ・クンバカ（Kevala kumbhaka）：修業の結果、クンバカが自然にできるようになったことをいう。ケーヴァラは「純粋」の意。

ゲーランダ・サンヒター（Gheraṇḍa Saṁhitā）：ハタヨガについて解説した古典的作品。

コシャ（Kośa）：さや、容れ物、相。ヴェーダーンタ哲学によると、魂は３つの身体（シャリーラ）に覆われている。そして、この３つの身体または枠は、互いに交わり補い合う５つの相（コシャ）から成っている。５つのコシャとは、
①アンナマヤ（栄養でつくられている肉体的相）
②プラーナマヤ（呼吸器その他の組織を含む生理的相）
③マノマヤ（個人の経験から引き出されたものでない自覚・感覚・動機を司る心的相）
④ヴィニヤーナマヤ（個人の経験から引き出された理性と判断を司る知的相）
⑤アナンダマヤ（精神的至福の相）である。

アンナマヤ・コシャは粗大体（ストゥーラ・シャリーラ）を、プラーナマヤ・コシャ、ヴィニヤーナマヤ・コシャ、マノマヤ・コシャは微細体（スークシュマ・シャリーラ）を、アナンダマヤ・コシャは原因体（カーラナ・シャリーラ）を形成している。

【サ】

サ（Sa）：接頭辞。名詞に結びつくと、次のような意味を含んだ形容詞または副詞となる。①いっしょに、②似たような、③同じ。

サヴィタルカ（Savitarka）：正しいもしくは健全な推論、論理、審理。

サヴィチャーラナー（Savichāranā）：正しい内省。

サガルバ・ディヤーナ（Sagarbha dhyāna）：ガルバは「胎児」の意。聖なる祈りを伴った瞑想のこと。心のなかで胎児が成長し、心に安定した状態をもたらすイメージ。

サークシー（Sākṣi）：目撃者、見る者。見てはいるが、動くことはない至高の存在。

サースミタ（Sāsmita）：利己心があること。サースミタ・サマーディとは、深い瞑想

状態であるが、求道者の利己心が完全に拭い去られていないものである。
サーダカ（Sādhaka）：求道者、志願者。
サーダナー（Sādhanā）：練習、求道。
サットヴァ（Sattva）：自然界に存在するすべてのもののなかの純粋で良質なもの。悟り。
サットヴァーパティ（Sattvapatti）：悟り。
サティヤ（Satya）：真実。
サティヤカーマ・ジャーバーラ（Satyakama jabala）：聖人の名。ジャーバーリの項を参照。
サト（Sat）：存在、現実、真実、ブラフマン、至高の精神。
サド・アサド・ヴィヴェカ（Sad-asad-viveka）：真実と非真実を識別すること。
サトヴィック・プラジュニャー（Sāttvic prajña）：悟りを得た知恵。
サトヤカーマ・ジャーバーリ（Satyakāma-Jābāli）：召使いジャーバーラーの息子で後に聖人となった。自分の両親のことをよく知らず、その無垢と誠実さが、聖人ガウタマに認められた。ガウタマは彼をサトヤカーマ・ジャーバーリと名づけた。サトヤカーマは「真実を愛する人」、ジャーバーリは「ジャーバーラーの息子」という意味。
サハスラーラ・ダラ（Sahasrāra dala）：サハスラーラ・チャクラの別名。ダラは「群」「積まれたもの」「たくさんの」という意味。
サハスラーラ・チャクラ（Sahasrāra chakra）：頭蓋腔のなかにある千枚の花弁をもった蓮といわれる神経叢。
サハスラーラ・ナーディ（Sahasrāra nāḍī）：至高の精神の座であるナーディ。また、至高の精神へとつながるもの。
サビージャ（Sabīja）：ビージャは「種」「芽」、サビージャは「種を伴って」という意味。プラーナーヤーマや瞑想（ディヤーナ）では、初心者はビージャ・マントラを唱えたり、心のなかで繰り返えすことによって雑念を払い、心を静めようとする。
――・ディヤーナ（Sabīja dhyāna）：聖なる祈りの言葉を心のなかで繰り返しながら瞑想すること。
――・プラーナーヤーマ（Sabīja prāṇāyāma）：聖なる祈りの言葉、ビージャ・マントラを繰り返しながらプラーナーヤーマを行うこと。
サヒタ・クンバカ（Sahita kumbhaka）：意識的に息を止めること。サヒタは～を伴ってという意。
サーマ・ヴェーダ（Sāma Vēda）：４つのヴェーダのうちのひとつ。祭官による讃歌を収めたもの。
サマ・ヴリッティ・プラーナーヤーマ（Samavrtti prāṇāyāma）：吸気、クンバカ、吸気の長さが等しいプラーナーヤーマ。
サマーディ（Samādhi）：瞑想の対象、つまり宇宙に遍在する至高の精神の心と一体になること。この状態では、言葉では説明できない悦びと平和が感じられる。ヨガの第８段階で最高の段階。

サマーヒタ・チッタ（Samahita Chitta）：心、知性、自己が等しくバランスをとり、よりよく配置されている状態。つまり、よくバランスのとれた者。

サラスワティー（Saraswatī）：言葉と学問の女神。また、ナーディのひとつで、スシュムナーの後ろに位置し、舌まで続いているもの。発話をコントロールし、あらゆる臓器から病気を遠ざける。

サルワーンガアサナ（Sarvāngāsana）：サルワは「すべて」「全体」、アンガは「身体」「四肢」という意味。このアサナは全身が効率よく動くのでこの名がついた。

サンカルパ（Samkalpa）：意図、決心、決意。

サンキヤー（Saṁkhyā）：数、列挙、計算。

サーンキヤ（Sāṁkhya）：カピラが創始したヒンドゥー哲学の一学派で、宇宙の発展を体系的に説明したもの。25のタットヴァ（分類）を列挙していることから、この名がついた。25のタットヴァとは、プルシャ（宇宙の精神）、プラクリティ（宇宙の物質）、マハト（宇宙の知性）、アハンカーラ（個人の原理）、マナス（宇宙の心）、インドリヤ（認識と行為のための10の抽象的感覚器官）、タンマートラ（５つの繊細な元素＝音、触、形、味、匂い）、マハーブータ（５つの粗大な元素＝空間、空気、火、水、土）である。

サンシャヤ（Saṁśaya）：疑念。

サンスカーラ（Samskāra）：過去の出来事についての心的印象。

サンスクリット（Sanskṛt）：洗練された言葉。俗語に対して雅語をいう。

サントーシャ（Santoṣa）：満足。

サンヤマ（Samyama）：抑制、確認、制御。

ジーヴァ（Jīva）：生類、生きもの。宇宙の魂と区別される個人の魂。

シヴァ・サンヒター（Śiva saṁhitā）：ハタヨガについて書かれた古典教本。

ジヴァートマー（Jīvatmā）：個人の魂。

ジーヴァナ・ムクタ（Jīvana mukta）：至高の精神に関する真の知識によって、人生を通して解放された状態にある者。

シシヤ（Śisya）：生徒、弟子。

シーター（Sītā）：ラーマの妻で、叙事詩『ラーマーヤナ』の女主人公。

シータカーリーとシータリー（Śitakāri/Śitalī）：身体の各組織を冷やすプラーナーヤーマ。

シッダ（Siddha）：賢者、予見者、預言者。または、たいへん純粋で清らかな半神。

シッダアサナ（Siddhāsana）：足首のところで両足を交差し、上体をくつろがせ、背中をまっすぐに伸ばす座法。心は目覚め、機敏になる。プラーナーヤーマや瞑想を行うのに適している。

シッディ（Siddhi）：成しとげること、成功。また超人間的な力も意味する。

ジテンドリヤ（Jitendriya）：激情を制圧し、感覚を支配した者のこと。

シャヴァ（Śava）：死体、骸。

シャヴァアサナ（Śavāsana）：死体のポーズ。このアサナでは、死体を模することが目的となる。生命が消え去ると、身体は微動だにせず、どんな動きも起こらなくなる。しばらくのあいだ身体と心を静止させ、だが同時に意識は十全に働かせることによって、くつろぎを学ぶことができる。このような意識的なくつろぎは、身体と心の両方を活気づけ、リフレッシュさせる。心を静かにするのは、身体を動かさずにいることより難しい。したがって、このアサナは一見やさしいように見えても、実は最も修得が困難なもののひとつである。

シャウチャ（Śaucha）：純粋さ、清浄さ。

シャクティ（Śakti）：力、エネルギー、能力、強さ。行動につながる意志力を表している。シャクティは、絶対なる根本原則の女性的な側面として描かれ、またシヴァの妻として神聖視されている。

ジャーグラタ（Jāgṛta）：目覚めている、注意深い。

――・アヴァスター（Jāgṛtāvasthā）：目覚めている状態、注意深い状態。

シャーストラ（Śāstra）：規則についてのマニュアル、大要。本、論文（とくに宗教や科学に関するもの）。聖書、聖典。シャーストラという言葉は、本の主題を示す単語のあとに置かれたり、集合的な知識体系を指したりする。たとえばヨガ・シャーストラは、ヨガ哲学について書かれた本、またはヨガを主題にした一連の教えのこと。

シャット・チャクラ・ニルーパナ（Sat-Chakra-Nirūpana）：ヨガの教典。クンダリニー・シャクティがムーラーダーラ・チャクラからサハスラーラへと、6つ（シャット）のチャクラを通って昇っていくことについて書いてある。

シャブダ（Śabda）：音、文字。

ジャーラ（Jāla）：網、格子。また、堆積、総体、塊のこと。

ジャーランダラ・バンダ（Jālandhara bandha）：首と喉を伸ばしたままで頭を前屈させ、顎が両鎖骨間のくぼみに入って咽頭神経叢を刺激している状態。

シャリーラ（Śarīra）：魂を包み込む身体のこと。ヴェーダーンタ哲学によると、シャリーラは3つあり、互いに交わり補い合う5つの相（コシャ）から成っている。3つのシャリーラとは、
①ストゥーラ・シャリーラ（粗大体）
②スークシュマ・シャリーラ（微細体）
③カーラナ・シャリーラ（原因体）のことである。

――・ニヤーナ（Śarīra jñana）：身体（シャリーラ）に関する知識。瞑想がもたらす利点のひとつは、3つの身体（シャリーラ）と5つの相（コシャ）について完全な理解が得られることである。

シャンカラーチャーリヤ（Śankarāchārya）：アドヴァイダ（非二元論）を提唱した高名な師。約32年という短い一生のうちに、いくつもの信頼できる注釈書、哲学的な詩を残した。また、シュリンゲリ、バドリナート、プリ、ドワールカーの4つの地に僧院を建設した。

シャンキニー・ナーディ（Śamkhinī nāḍī）：ナーディのひとつで、イダーとスシュムナーの間に位置し、生殖器につながっている。栄養素を運ぶ働きがある。

シャンムキー・ムドラー（Ṣanmukhī mudrā）：頭部の穴を封ずる姿勢。この姿勢は心を内に向ける訓練によく、瞑想の準備として行うとよい。
シュヴァーサ・プラシュヴァーサ（Śvāsa-praśvāsa）：うめく、ため息をつく。
シュヴェータケートゥ（Śvetaketu）：賢者ウッダーラカの息子。父親が息子にあらゆる知識へのヒントを与えたときの対話が、『チャーンドーギャ・ウパニシャッド』の一部を成している。
シュヴェーターシュヴァタラ・ウパニシャッド（Śvētaśvetaropaniṣad）：主要聖典のひとつ。
シュクラ（Śukra）：精液、生殖能力がある。
シューニャ（Śūnya）：空っぽ、空虚、孤独、不在、寂しい、空白、零。
——・アヴァスター（Śūnyāvasthā）：内面的、感情的な動揺が静まった状態。受動的な状態であり、心は空（シューニャ）となり、動揺から解放され、海に流れ込む川のように大いなる自己に溶けていく。
——・デシャ（Śūnya deśa）：荒涼とした寂しい場所、孤独な状態、空の状態。
シュバー（Śubha）：善の、高潔な、幸先のよい。
シュベッチャー（Śubhechhā）：正しい欲望、善良な意図。
シュラヴァナ（Śravana）：聞くこと。自己修養の第1段階。
シューラー・ナーディ（Śūrā nāḍī）：眉間に位置するナーディ。
シュレシュマ（Ślesma）：痰。
シラー（Sirā）：エネルギー（精力）を全身に運ぶ管状の器官。

スヴァーディシュターナ・チャクラ（Svādhiṣṭhana chakra）：生殖器の上にある神経叢。
スヴァーディヤーヤ（Svādhyāya）：経典を研究することで自己を教育すること。
スヴァートマーラーマ（Svātmārāma）：ハタ・ヨガの古典的文献『ハタヨガ・プラディーピカー』の著者。
スヴァハ（Svaḥ）：天。
スヴァプナ・アヴァスター（Svapnāvasthā）：夢を見ているような心の状態。ぼうっとしていて怠慢な状態。
スークシュマ・シャリーラ（Sūkṣma śarīra）：微細体、微細身。生理的相（プラーナマヤ・コシャ）、心的相（マノマヤ・コシャ）、知的相（ヴィニヤーナマヤ・コシャ）の3つから成る。
スシュプティ・アヴァスター（Suṣupti-avasthā）：夢のない眠りに陥っている心の状態。
スシュムナー・ナーディ（Suṣumnā nāḍī）：脊柱を流れる主要なエネルギーの経路。
スティタ・プラジュニャー（Sthita prajña）：確固たる判断力や知恵をもち、揺るがない者。
スティラター（Sthiratā）：堅実さ、着実性、安定性、強靭さ、恒常性、不変性。
スティヤーナ（Styāna）：無気力、無精。

ストゥーラ・シャリーラ（Sthūla śarīra）：粗大体、粗大身。死によって損なわれる、物理的で腐敗する身体。
スパルシャ（Sparśa）：微細な元素のひとつ。触。
スムリティ（Smṛti）：記憶、法典。
スーリヤ（Sūrya）：太陽。
――・チャクラ（Sūrya chakra）：心臓とへその間にある神経叢。
――・ナーディ（Sūrya nāḍī）：太陽のナーディ。ピンガラー・ナーディの別の名。
――・ベダナ・プラーナーヤーマ（Sūrya bhedana prānāyāma）：吸気はすべて右鼻孔、呼気はすべて左鼻孔から行うプラーナーヤーマ。吸気はピンガラー・ナーディを流れ、呼気はイダー・ナーディを流れる。
スロタ（Srota）：速い流れという意味。体内の栄養物が流れる管。
スワスティカアサナ（Swastikāsana）：すねから下を交差して背骨を伸ばす座法。プラーナーヤーマや瞑想を行うのに適している。

セツ・バンダ・サルワーンガアサナ（Setu-Bandha-Sarvāngāsana）：セツは「橋」、セツ・バンダは「橋の建造」のこと。身体を橋のようにそらせるアサナで、肩とかかとが床につき、腰にあてた手で身体を支える。

ソーマ（Soma）：月。
――・チャクラ（Soma chakra）：脳の中心にある神経叢。
――・ナーディ（Soma nāḍī）：イダー・ナーディの別の名。月のエネルギーが通ることから、チャンドラもしくはソーマ・ナーディと呼ばれる。

【タ】
タイッティリーヤ・ウパニシャッド（Tattirīyopaniṣad）：主要聖典のひとつ。
ダイルギャ（Dairghya）：水平方向に広がること。
ターダアサナ（Tādāsana）：ターダは山の意。立ちポーズの基本のひとつで、しっかりと山のように立つ（不動の姿勢）ことをいう。『ハタヨガの真髄』参照。
タットヴァ（Tattva）：字義的には「それであること」。真の原理、第1の原理、元素、原質。人間の魂の本質。宇宙に遍在する至高の精神および物質世界の本質。
――・トラヤ（Tattva-traya）：次の３つの根本要素のこと。①存在（サト）、②非存在（アサト）、③至高の存在、つまりあらゆるものの創造主（イーシュヴァラ）。
ダートゥ（Dhātu）：肉体の要素。乳糜（ラサ）、血液（ラクタ）、筋肉（マーンサ）、脂肪（メダ）、骨（アスティ）、骨髄（マッジャー）、精液（シュクラ）の７つがある。
ダナンジャヤ・ヴァーユ（Dhananjaya vāyu）：生命気のひとつ。死後も体内に残り、身体をふくらます。
タヌマーナサー（Tanumānasā）：心が消失すること。

タパス（Tapas）：長い苦行、燃えるような努力。

タマシック（Tāmasic）：暗闇、無知の質をもっていること。

タマス（Tamas）：暗闇、無知、不活発。自然界を構成する３つの質のうちのひとつ。

ダマナ（Dhamana）：ふいご。またはふいごのように息を吐き出すこと。

ダマニー（Dhamanī）：粗大体および微細体において、エネルギーをいろいろな形で運ぶ管状器官。

ダラ（Dala）：大きな数字。

ダーラナー（Dhāranā）：集中あるいは完全なる注意。パタンジャリによるヨガの第６段階。

ダルシャナ（Darśana）：見解、識別。また、インド哲学の一学派。

ダルマ（Dharma）：語幹 dhr（「支える」という意味）から派生した言葉。宗教、法、道徳、美徳、正しさ、功績を意味する。魂を支え、徳、道徳、功徳を生み出し、人生の発展につながる行動律。人間存在の４つの理由のひとつとされる。

――・クシェートラ（Dharma Kṣetra）：『マハーバーラタ』において、カウラヴァとパーンダヴァの間で繰り広げられた戦闘の舞台となった平原の名。また、クリシュナがパーンダヴァの王子アルジュナに『バガヴァッド・ギーター』を教え聞かせ、戦士としての使命に目覚めさせた場所でもある。

タンマートラ（Tanmātra）：匂い（ガンダ）、味（ラサ）、形（ルーパ）、触（スパルシャ）、音（シャブダ）からなる微細な元素。

チダートマー（Chidātmā）：思考原理または思考能力、純粋知性、至高の精神。

チッタ（Chitta）：総合的な意味での心。心は３つの部分から成り立っている。マナス（選択・拒否の作用をする心）、ブッディ（物と物を区別し決定する理性）、アハンカーラ（自我、「私をつくるもの」）。

チット（Chit）：思考、知性、意識、心。生気や活気を与えるもの。宇宙の意識。

チトラー・ナーディ（Chitrā nāḍī）：心臓から発しているナーディのひとつ。クンダリニーの創造的エネルギー（シャクティ）は、ここを通ってサハスラーラに至る。

チャーギー（Tyāgi）：解脱した者。

チャクシュ（Chaksu）：目。

チャクラ（Chakra）：字義的には「輪」「円」という意味。エネルギー（プラーナ）は、人間の体内にある３本の脈管（ナーディ）、つまりスシュムナー、ピンガラー、イダーを通じて流れると言われる。スシュムナーは脊髄の内部にある。ピンガラーとイダーはそれぞれ右および左の鼻孔から始まり頭頂部へと向かい、そのあと脊椎の底部へと降りる。この２本は互いに交差し、スシュムナーとも交わる。こうしたナーディーの交差点がチャクラもしくは弾み車と呼ばれ、身体のメカニズムを調整する役割を担う。主なチャクラは以下の通りである。

①ムーラーダーラ：脊柱底部で肛門の上に位置し、骨盤のなかにある。

②スヴァーディシュターナ（魂・生命力の座）：生殖器の上にある。

③マニプーラカ：へそにある。

④マナス（心）：心臓とへその間にある。
⑤スーリヤ（太陽）：心臓とへその間にある。
⑥アナーハタ（不敗）：心臓の高さの脊柱のところにある。
⑦ヴィシュッディ（純粋）：咽頭部にある。
⑧アージュニャー（司令）：眉間にある。
⑨ソーマ（月）：脳の中心にある。
⑩ララータ：額の上部にある。
⑪サハスラーラ：千枚の花弁をもった蓮の花といわれ、頭蓋腔にある。

チャラカ・サンヒター（Charaka Saṁhitā）：インド医学を体系化した論文。

チャーンドーギャ・ウパニシャッド（Chāndogyopaniṣad）：主要聖典のひとつ。

チャンドラ（Chandra）：月。

——・ベダナ（Chandra bhedana）：プラーナーヤーマの一方法。吸気はすべて左鼻孔から、呼気はすべて右鼻孔からなされる。

ディヤーナ（Dhyāna）：瞑想。パタンジャリのいうヨガの第7段階。

デーヴァダッタ・ヴァーユ（Devadatta vāyu）：補助的な生命気のひとつで、あくびを起こすことによって、疲れた身体に多くの酸素を送り込む。

テージャス（Tejas）：光輝、鮮明、尊厳。

ドヴァーラパーラ（Dvāra-pāla）：門（ドヴァーラ）の番人（パーラ）。

ドヴェシャ（Dveṣa）：憎しみ、恨み。

トゥリーヤ・アヴァスター（Turīyāvasthā）：魂の第4の状態。他の3つの状態（目覚めている状態、夢を見ている状態、眠っている状態）を合わせ、かつ超越した状態。サマーディの境地。

ドーシャ（Doṣa）：生命気（ヴァータ）、胆汁（ピッタ）、粘液（シュレスマ）の3つの気質のこと。

トラータカ（Trāṭaka）：一つの対象をじっと見つめること。

【ナ】

ナーガ・ヴァーユ（Nāga vāyu）：補助的な生命気のひとつで、げっぷを起こすことによって腹の緊張を取り除く。

ナーダ（Nāda）：内なる神秘の音。

ナーダーヌサンダーナ（Nādānusandhāna）：アヌサンダーナとは「試験」「計画」「準備」「適切な関係」という意味。そこからナーダーヌサンダーナは、プラーナーヤーマにおいて呼吸の規則的な音に集中し、優れた音楽家のように、その音に完全に没入することを指す。

ナチケータス（Nachiketa）：『カタ・ウパニシャッド』の主要登場人物のひとり。父親は宗教的行いとして、自分の所有物を全部神に捧げたいと思っていた。手始めに家畜を捧げ始めたとき、ナチケータスは心配になって、「僕をどこに捧げるのか？」とたずねた。「死神ヤマにだ！」と父親は答えた。死の領域にきたナチケータスに向かって、死神ヤマはたくさんの世俗的欲望で誘惑して彼の信念を変えようとしたが、ナチケータスは決して信念を変えなかった。死神ヤマはついに折れて、彼が望んでいる知識や死後の生活の秘訣を与えた。

ナーディ（Nāḍī）：体内の管状の器官でエネルギーの通路。空気、水、血液、栄養をはじめ、感覚、意識、宇宙エネルギー、生命エネルギー、性エネルギーなどすべてのものを運ぶ。

──・ショーダナ・プラーナーヤーマ（Nāḍī śodhana prāṇāyāma）：ナーディを浄化するためのプラーナーヤーマ。最高の技術を必要とする最もむずかしいプラーナーヤーマ。

──・チャクラ（Nāḍī chakra）：粗大体、微細体、原因体にある神経叢。

ナーディカー（Nāḍīkā）：小さいナーディ。

ナーラダ（Nārada）：人間と神々の間のメッセンジャーとして描かれる賢人の名。リュート（ヴィーナー）を発明したとも言われる。ヴィシュヌ神の信奉者で、バクティ・スートラを著し、自分の名を冠した法典をつくった。

ニヴリッティ・マールガ（Nivṛtti mārga）：世俗的な行動を慎むことで、また世俗的な欲望に影響されないことで進むことができる悟りへの道。

ニシュパティ（Niṣpatti）：完成、成熟。

──・アヴァスター（Niṣpatti avasthā）：完全な状態、最終の段階。

ニディディヤーサナ（Nididhyāsana）：繰り返される深い瞑想。持続する黙想。

ニドラー（Nidrā）：眠り。

ニヤーナ（Jñana）：瞑想によって導かれる、宗教および哲学に対するより高次の真理についての神聖な知識。自分の本質を知る方法を教えてくれる。

──・チャクシュ（Jñana chakṣu）：知性の目、心眼、知的なヴィジョン。物理的な目と対比される。

──・マールガ（Jñana mārga）：知性を通じて悟りに至る道。

──・ムドラー（Jñana mudrā）：人差指の先を親指の先につけ、その他の指は伸ばしたままにしておいたときの手の形。この形は知識（ニヤーナ）を象徴するものである。人差指は個人の魂、親指は至高の宇宙の魂を表し、それをつなぐことで真の知識を象徴している。

ニヤーネンドリヤ（Jñanendriya）：５つの感覚器官。目（視覚）、耳（聴覚）、口（味覚）、鼻（嗅覚）、皮膚（触覚）。

ニヤマ（Niyama）：鍛錬による自己浄化。パタンジャリのいうヨガの第２段階。

ニヤーヤ（Nyāya）：インド哲学の一学派で、論理を尊び、とくに理性と類推に基づいた思考法則を重んじる。

ニルヴァーナ（Nirvāna）：存在から解放された永遠の至福。

ニルヴィシャヤ（Nirviṣaya）：肉欲がないこと。

ニルッダ（Niruddha）：規制された、検査された、コントロールされた。

ニルビージャ（Nirbīja）：ビージャは「種」「芽」の意。ビージャ・マントラは聖なる祈りであり、プラーナーヤーマや瞑想の間に心の中で繰り返すことで、浮ついた心も安定した状態になる。心にまかれたこの種は、修練を積むことによって一点に向かって芽を伸ばす。こうしてプラーナーヤーマの実践は次第にニルビージャ（ニルは「〜なしで」の意）となり、求道者はビージャ・マントラの助けを借りる必要がなくなっていく。

——・ディヤーナ（Nirbīja dhyāna）：ビージャ・マントラの助けを必要としない瞑想。

——・プラーナーヤーマ（Nirbīja prānāyāma）：ビーシャ・マントラの助けを必要としないプラーナーヤーマ。

【ハ】

バーヴァ・ヴァイラーギャ（Bhava vairāgya）：煩悩がないこと。

バーヴァナー（Bhāvanā）：献身の心、信仰心。

バーヴァナム（Bhāvanam）：知覚、信頼、理解。

バガヴァッド・ギーター（Bhagavad-Gītā）：クリシュナとアルジュナの聖なる対話。神の歌。ヒンドゥー哲学の原典のひとつ。ウパニシャッドの真髄が書かれている。

バクティ（Bhakti）：祈り、崇敬、献心行、愛行。

——・マールガ（Bhakti mārga）：信仰の道。神に祈ることによって救いに至る道。

ハスティジフヴァー・ナーディ（Hastijihvā nāḍī）：ナーディのひとつで、イダー・ナーディの前側に位置し、右目につながっているとされる。視覚を調整する。

バストリカー（Bhastrikā）：かまどで使われるふいご。ふいごのように呼気、吸気が強く行われるプラーナーヤーマ。

ハタヨガ（Haṭha yoga）：厳しい修業によって悟りに至る道。

——・プラディーピカー（Haṭha-yoga-pradīpikā）：スヴァートマーラーマによって書かれた有名なハタヨガの教典。

パダールタ・アバーヴァ（Padārthābhavā）：事物（パダールタ）が存在しない（アバーヴァ）こと。現象が生じることがないこと。魂（つまり25番目のタットヴァであるプルシャ）の、世俗的存在の拘束からの最終的な解放。この解放は、他の24のタットヴァの正しい知識を伝えること、そしてそれらのタットヴァと魂をきちんと区別することによって起こる。

パタンジャリ（Patanjali）：哲学者、ヨガ哲学の主導者、『ヨガ・スートラ』の著者。ヨガに関する著作で心の平静さを、文法についての著作で言葉の明晰さを、医薬についての著作で身体の清浄さを生み出した。パニーニ文典の偉大な注釈書である『マハーバーシャ』の著者といわれる。

バッタ・コーナアサナ（Baddha Koṇāsana）：プラーナーヤーマや瞑想に適した座法。

パドマアサナ（Padmāsana）：結跏趺坐。足を交差させ、背筋を真っ直ぐに伸ばす座法。プラーナーヤーマや瞑想を行うのに理想的なもの。
バドラアサナ（Bhadrāsana）：プラーナーヤーマや瞑想に適した座法。
ハヌマーン（Hanumān）：叙事詩『ラーマーヤナ』のなかに出てくる強い力と武勇をそなえた猿の大将。アンジャナーと風の神ヴァーユの息子。ヒンドゥー神殿に住む不死のひとりといわれ、プラーナーヤーマとハタヨガの達人。
バーヒャ・クンバカ（Bāhya Kumbhaka）：息を吐ききって肺が完全に空になっているときに息を止めること。
バヤ（Bhaya）：恐れ。
パヤスヴィニー・ナーディ（Payaswini nāḍī）：ナーディのひとつで、右足の親指につながっている。プーシャー・ナーディとサラスワティー・ナーディの間に位置するとされる。
パラタットヴァ（Paratattva）：諸元素または原質を超えたもの。物質界を超越し、宇宙に遍在する至高の精神。
パラブラフマン（Parabrahman）：最高の精神、至上の精神。
パラマートマー（Paramātmā）：パラブラフマンに同じ。
パリチャヤ（Parichaya）：知り合い、仲がよいこと、頻繁な繰り返し。熟知。
──・アヴァスター（Parichayāvasthā）：熟知の段階。『シヴァ・サンヒター』に述べられているプラーナーヤーマの第３段階。
バンダ（Bandha）：束縛、足枷。身体の一部か内臓を収縮させ、コントロールする姿勢。

ビージャ（Bīja）：種、芽。
──・マントラ（Bīja mantra）：プラーナーヤーマを行っている間、あるいは瞑想している間心のなかで繰り返す神秘的な音節、または聖なる祈りの言葉。初心者は、マントラを唱えることで雑念、世俗的欲望が消え心が安定しやすい。聖なる祈りの言葉を繰り返すことによって、心のなかに植えられた種は一点に向かって伸びていく。
ピッタ（Pitta）：胆汁。４つの体液のひとつで、ヴァータ（息）、カパ（粘液）、ラクタ（血液）とともに身体を正常に維持するための働きをする。
ヒラニヤガルバ（Hiraṇyagarbha）：黄金の卵から生まれたブラフマンの名。また、微細体に覆われた魂のことも指す。
ピンガラー・ナーディ（Pingalā nāḍī）：右鼻孔から始まり頭上に至り、脊柱の最下部までおりてくるエネルギーの流れる径路。太陽エネルギーがこのなかを流れるので、スーリヤ・ナーディとも呼ばれる。ピンガラーとは「赤味をおびた」「黄褐色」という意味。
ビンドゥ（Bindu）：一点、一滴、小分子。部分も大きさも重さもない点。

ブヴァー（Bhuvaḥ）：空、空界、エーテル。三界の第２のもので、地界のすぐ上にある。これはまた不可思議な力をもち、発話の創造のきっかけとなるものでもある。

ブッディ（Buddhi）：知性、理性、識別、判断。

ブーフ（Bhuḥ）：地、地界。三界の最初のもの。ブヴァー（空界）、スヴァハ（天界）を参照。これはまた不可思議な力をもち、言葉を発する引き金となるものでもある。

プラーヴィニー・プラーナーヤーマ（Plāvini prāṇāyāma）：人間が浮いたり、泳いだりするのに役立つといわれているが、ヨガの教本を見ても、名前以外の詳細は書かれていない。プラーヴァは「泳ぐ」「あふれる」「洪水」という意味。

プラクリティ（Prakṛti）：自然。物質界の源。サットヴァ、ラジャス、タマスの３つの質から成る。

プラジャーパティ（Prajāpati）：創造物の王。

プラシュナ・ウパニシャッド（Praśnopaniṣad）：主要聖典のひとつ。

プラジュニャー（Prajñā）：知性、知恵。

プラティヤーハーラ（Pratyāhāra）：心と身体のコントロール。欲望や欲望の対象に心が支配されなくなり、解放されること。ヨガの第５段階。

プラティローマ・プラーナーヤーマ（Pratiloma prāṇāyāma）：左右の鼻孔を指でコントロールして吸気し、開いた鼻孔で呼気を行う。

プラーナ（Prāṇa）：息、生命、活力、風、気、エネルギー、魂をも意味する。

――・ヴァーユ（Prāna vāyu）：人間の身体全体に広がる生命気。胸部を動く。

――・ニヤーナ（Prāṇa jñana）：呼吸と生命についての知識。

プラナヴァ（Praṇava）：聖なる音節「アオム」を表すもうひとつの語。

プラーナマヤ・コシャ（Prāṇāmaya kośa）：生理的な相のこと。心的な相（マノマヤ・コシャ）と知的な相（ヴィニヤーナマヤ・コシャ）とともに、微細体（スークシュマ・シャリーラ）を構成する。この相には、呼吸器系、循環器系、消化器系、内分泌系、排泄系、生殖系が含まれる。

プラーナーヤーマ（Prāṇāyāma）：呼吸のコントロール。パタンジャリのいうヨガの第４段階。ヨガという車輪を回転させるハブとなるもの。

――・ヴィディヤー（Prāṇāyāma vidyā）：プラーナーヤーマについての知識、学び、教え、科学。

ブラフマ・ヴィディヤー（Brahma-vidyā）：至高の精神についての知識。

ブラフマチャリヤ（Brahmacharya）：節制禁欲、自己抑制。宗教を学ぶこと。

ブラフマ・ナーディ（Brahma nāḍī）：脊椎の中心を走るエネルギーの主要な径路。スシュムナー・ナーディの別名。プラーナがこのスシュムナー・ナーディを流れると、求道者をブラフマン（最高の心）へと導くので、この名で呼ばれるようになった。

ブラフマプリ（Brahmapurī）：ブラフマンの住む町（プリー）、つまり人間の身体。

ブラフマランドラ（Brahmarandhra）：死に際して魂がぬけていくといわれている頭頂のくぼみ。

ブラフマン（Brahman）：最高の存在、宇宙の根源、宇宙全体の心、神。

プラマーダ（pramāda）：無関心、無感覚。

ブラマラ（Bhramāra）：大きな黒いマルハナ蜂。
ブラマリー（Bhrāmarī）：蜂の羽音のような音を出しながら息を吐くプラーナーヤーマ。
ブラーンティ・ダルシャナ（Bhrānti-darśana）：間違った（ブラーンティ）見方や知識。妄想。
フリダヤム（Hṛdayam）：心臓、魂、心。物事の内面または核心。
フリダヤーンジャリ・ムドラー（Hṛdayāñjali mudrā）：心臓の前で手を合わせ、体内の神に祈ること。

ベダナ（Bhedana）：つきぬける、打ち破る、通りぬける。

【マ】
マダ（Mada）：自負心、肉欲。
マッジャー（Majjā）：骨髄。
マディヤマ（Madhyama）：中くらい、平均の、可も不可もない。
マナス（Manas）：個人の心。注意し、選択し、拒絶する力と働きをもっている。感覚の物差し。
——・チャクラ（Manas chakra）：心臓とへその間にある神経叢。
マナナ（Manana）：内省、瞑想。
マニプーラカ・チャクラ（Maṇipūraka chakra）：へそにある神経叢。
マノニヤーナ（Manojñana）：心や感情の働きに関する知識。
マノマヤ・コシャ（Manoyama kośa）：魂を覆っている身体の相のひとつで、個人の経験から引き出されたものでない自覚・感覚・動機を司る心的相。
マノラヤ（Manolaya）：心が動揺から解放され、川が海に流れこんでいるように、自然に内なる神に溶け込むこと。
マハー（Mahā）：偉大な、力強い、強力な、気高い、高貴な。
——・ヴィディヤー（Mahā vidyā）：偉大なる知識、高貴な知識。
——・ヴラタ（Mahā vṛata）：大いなる誓い、根本的な義務。
——・タパス（Mahā tapas）：偉大なる苦行者。
——・ナーラーヤナ・ウパニシャッド（Mahanarayanopanisad）：ウパニシャッド（聖典）のひとつ。
マハト（Mahat）：生産原理を有した、変化することのない原始の胚。物質界のあらゆる現象はここから生じる。サーンキヤ哲学においては、偉大なる原理、知性、25の要素（タットヴァ）のうちの２番目のものとされている。
マーンサ（Māṁsa）：肉。

ミーマーンサー（Mīmāṁsā）：インド哲学の諸体系。プールヴァ・ミーマーンサーは神の一般的概念を説くが、行動と儀式の大切さも強調する。ウッタラ・ミーマーンサーはヴェーダ的に神をとらえ、精神的知恵（ニヤーナ）を重視する。

ムクタ（Mukta）：自由になった。
ムクティ（Mukti）：自由になること、解放。生と死の連鎖からの魂の最終的な離脱。
ムドラー（Mudrā）：封印。身体にある穴を封じる姿勢。
ムーラ（Mūla）：根、基礎。
――・バンダ（Mūla bandha）：肛門からへそまでを収縮させ、背骨の方に向かってもちあげる姿勢。
ムーラーダーラ・チャクラ（Mūlādhāra chakra）：脊柱底部で肛門の上に位置し、骨盤のなかにある神経叢。身体の主な支柱である。
ムールチャー・プラーナーヤーマ（Mūrchhā prānāyāma）：気絶するぐらいまで息を止めるプラーナーヤーマ。

メダ（Medas）：脂肪。

モクシャ（Mokṣa）：輪廻からの解放、魂の最終的な自由を得ること。

【ヤ】
ヤシャスヴィニー・ナーディ（Yaśasvinī nāḍī）：ナーディのひとつ。
ヤージュニャヴァルキヤ（Yājñavalkya）：賢人、法典の作者。ジャナカ王の精神的指導者でもあった。、『ブリハッドアーラニヤカ・ウパニシャッド』には、ヤージュニャヴァルキヤと妻ガールジーの対話が収められている。
ヤジュル・ヴェーダ（Yajur Vēda）：ヒンドゥーの聖典である四大ヴェーダのひとつ。
ヤマ（Yama）：ヨガの８つの段階のうちの第１段階。死の神ヤマと求道者ナチケータスの対話が『カタ・ウパニシャッド』の基礎をなしている。信条、国境、年齢、時を超えて、世界共通の倫理的、道徳的戒律を守り、非暴力、真実、非盗、節制、無欲になることがヨガの第１段階である。

ヨガ（Yoga）：結合、交わり。ヨガという言葉は、「つなげる」「一緒にする」「注意を集中させる」を意味するyujという語から派生している。ヨガとは、個人の意思と神の意思の結合、魂のバランスであり、それによって人生のあらゆる側面を一様に見ることができる。ヨガの主要な目的は、人間の魂を宇宙に遍在する至高の魂と完全に結合させ、絶対性を確実に手に入れる方法を教えることである。
――・スートラ（Yoga Sūtra）：パタンジャリによって書かれたヨガの古典的聖典。簡潔な金言で成り立ち、深い瞑想（サマーディ）、ヨガの目的の達成方法（サーダナー）、修業中に獲得できる各種の力（ヴィブーティ）、自己解放（カイヴァリヤ）の４つの章に分かれている。
――・チューダーマニ・ウパニシャッド（Yoga Chudāmani Upaniṣad）：ヨガの主要

聖典のひとつ。

【ラ】

ラーヴァナ（Rāvana）：ランカーの悪王の名。ラーマの妻シーターを誘惑し、ラーマに殺された。ラーヴァナはたいへん頭がよく、怪力もそなえていた。シヴァの熱心な帰依者であり、ヴェーダのなかでもよく語られている。

ラトナーカラ（Ratnākara）：大海、宝石職人。『ラーマーヤナ』の高名な著者ヴァールミーキの追いはぎ時代の名前。ある日、追いはぎのラトナーカラは、財産をよこさないと殺してしまうぞと賢者ナーラダに迫った。そこで賢者は、追いはぎに、これまで犯してきた無数の不正行為の共犯になってくれるか、家に帰って妻と子どもに聞いてみるようにいった。追いはぎは家に帰ったが、妻や子どもにそんな罪は共有したくないと言われ、悔いた様子で戻ってきた。賢者は追いはぎにラーマの名を繰り返し唱えるようにいったが、ラトナーカラはいうことをきかなかった。そこでナーラダは、ラーマを反対にして「マラー」と繰り返すようにいって消えた。追いはぎは「マラー」を繰り返し唱えているうちに、ラーマについて考えることに没入し、そのうち身体が蟻の山（ヴァールミーカ）に被われてしまった。ナーラダがやってきて、追いはぎをその蟻の山から出してやったが、出てきたラトナーカラは賢人に変わっていたので、ヴァールミーキと名づけられた。ヴァールミーキは、シーターが身ごもり見捨てられていたとき、自分の庵に彼女の居をつくり、その双生男子を育てラーマに返した。

ラヤ（Laya）：溶解、心の統合、献身。

ララータ・チャクラ（Lalāta chakra）：ララータとは「額」のこと。額の上部にあるチャクラ。

リグ・ヴェーダ（Ṛg Vēda）：ヒンドゥーの聖典である４つのヴェーダのうちの最初のもの。

ル（Ru）：「グル」の第２の音節。光を意味する。

ルドラ（Rudra）：並外れた、恐ろしい。また、シヴァの別の名。

レーチャカ（Rechaka）：呼気。肺を空にすること。

レトゥス（Retus）：精子。

ロバ（Lobha）：貪欲。

ロマ（Loma）：髪の毛。

訳者略歴

沖　正弘（おき・まさひろ　1921-85）
大阪外国語大学卒業。モンゴル、中国、インド、アラブの各地に赴き、ラマ教、道教、イスラム教、ユダヤ教寺院で修行。諸外国から医学、哲学の学位授与。著書多数。

後藤　南海雄（ごとう・なみお）
南山大学卒業。

玉木　瑞枝（たまき・みずえ）
津田塾大学卒業。沖ヨガ・オランダ道場責任者。

増補新版《ぞうほしんぱん》　ヨガ呼吸《こきゅう》・瞑想百科《めいそうひゃっか》

2012年4月20日　第1版第1刷発行
2021年9月22日　第1版第4刷発行

著　者　B・K・S・アイアンガー
訳　者　沖《おき》　正弘《まさひろ》　後藤《ごとう》南海雄《なみお》　玉木《たまき》瑞枝《みずえ》
発行者　中村幸慈
発行所　株式会社 白揚社

〒101-0062　東京都千代田区神田駿河台1-7
電話 03-5281-9772　振替 00130-1-25400
装　幀　岩崎寿文
印　刷　株式会社 工友会印刷所
製　本　牧製本印刷 株式会社

ISBN 978-4-8269-7152-2